In

W0297726

Vorwort

Bei unserem Familientreffen im letzten Sommer traf ich nach langen Jahren Peter O. wieder. Als Kinder hatten wir oft gemeinsam die Ferien auf unserem Bauernhof oder in den Wäldern hinter dem Haus seiner Eltern verbracht. Als Jugendliche waren wir einander fremd geworden. Zunächst führte ich das auf unsere unterschiedlichen beruflichen Wege zurück. Dann aber beobachtete ich bedrückt, wie verquer sich nach dem Tod des Vaters seine Beziehungen zu seiner Mutter und zu seinen Geschwistern entwickelten. Die andauernden Spannungen waren auch für Außenstehende offensichtlich. Der inzwischen zwanzigjährige Peter klagte darüber, daß sich seine Mutter in alles einmische, daß sie ihm ständig zu nahe trete. Zugleich aber klammerte er wie ein Kind an ihr fest. Wenig später hörte ich, daß er Rundfunk- und Fernsehsendungen auf sich bezog. Schließlich floh er vor seinen vermeintlichen Verfolgern nach Spanien. Er war schizophren. Der Rückführung in die Bundesrepublik folgte eine Serie von Krankenhausaufenthalten in damals noch recht unzulänglichen psychiatrischen Kliniken. Peter O. und seine Familie hatten große Mühe zu begreifen, was da über sie hereingebrochen war. Endlich, im Gefolge einer zeitgemäßen Behandlung und unter unablässigen Bemühungen der Geschwister, Mutter und Sohn zu stützen, beruhigte sich die Krankheit.

Heute lebt Peter in einer eigenen Wohnung in der Nähe seiner Schwester. Bei unserem Wiedersehen hatte ich nicht den Eindruck, daß er unglücklich ist. Er ist mit 45 Jahren invalidisiert. Aber er ist nicht untätig. Er beschäftigt sich; und er läßt sich zur Hilfe in der weitverzweigten Familie motivieren. Er hat seine Intellektualität ebensowenig eingebüßt wie seinen politischen Standpunkt, den er – das muß ich einräumen – weniger versöhnlich vertritt als die meisten in der Familie. Gewiß ist nicht alles so, wie es sein könnte. Peter räumt ohne weiteres ein, daß er zuviel wiegt und daß er zuviel trinkt. Aber damit steht er nicht allein. Niemand, der ihn nicht seit langem gut kennt, käme auf den Gedanken, daß seine frühe Invalidität und die Beschränkung seiner sozialen Kontakte auf die Familie Spätfolgen einer weitgehend überwundenen schizophrenen Psychose sind.

Ich hatte damals gerade Arietis Buch über die Schizophrenie in die Hand bekommen und überlegte, wieviel Leid ihm, seiner Familie und seinen Freunden möglicherweise erspart geblieben wäre, wenn sie damals, beim Beginn seiner Erkrankung, über die Informationen verfügt hätten, die dieses Buch vermittelt.

»Den Schizophrenen verstehen und ihm helfen« – ist der Titel seiner amerikanischen Originalausgabe. Verstehen ist in der Tat die wichtigste Hilfe, die der Schizophrene erfahren kann. Denn das Schlimmste an seiner Krankheit ist ihr Stigma. Die Schizophrenie ist mit dem Odium des Unheimlichen, der Unheilbarkeit, der Unberechenbarkeit, ja der Gefährlichkeit behaftet. Schizophrene gelten als unintelligent, unkritisch und undifferenziert. Das auch von Fachleuten gehegte Vorurteil, ihr Leiden sei – im Gegensatz zu dem des neurotisch Gestörten – nicht einfühlbar, hat viel Unheil gestiftet. Die Auswirkungen des allgemeinen Vorurteils gegenüber der Krankheit reichen so weit, daß von Schizophrenie Betroffene und ihre Angehörigen bislang kaum Gelegenheit hatten, sich über die Krankheit, ihren Verlauf und ihre Behandlungschancen zu informieren. Lexika und Gesundheitsbücher helfen da nicht weiter. Sie vermitteln eher Angst und Hoffnungslosigkeit. Anders als bei den meisten chronischen körperlichen Erkrankungen gibt es kein Buch, das Betroffene und ihre Familien aufklärt und berät. Ein renommierter Fachverlag, der sich auf solche Literatur spezialisiert hat, begründete das Fehlen eines solchen Buches mit der lapidaren Behauptung: »Schizophrene lesen nicht.« Dagegen steht das fast verzweifelte Bemühen der rekonvaleszenten Kranken und ihrer Angehörigen, mehr über ihr Leiden zu erfahren, um es besser zu verstehen, um besser damit zu leben.

»Mit Schizophrenie leben« – für manchen mag diese programmatische Formel, die das Motto dieses Buches sein könnte, als Widersinn erscheinen – gibt doch Schizophrenie, wo immer sie auftritt, Anlaß zu Hoffnungslosigkeit und Verzweiflung. Arieti zeigt, daß das keineswegs so sein muß. Man *kann* mit Schizophrenie leben. Über eine halbe Million unserer Mitbürger müssen es. Die Schizophrenie ist gewiß eine schwerwiegende Krankheit. Aber der Diabetes, die chronische Arthritis, die Parkinsonsche Krankheit und viele andere körperliche Systemerkrankungen sind das auch. Gegenüber den genannten körperlichen Leiden hat die Schizophrenie sogar den Vorteil, daß ein beträchtlicher Teil der Betroffenen wieder vollkommen gesund wird. Aber auch bei den anderen ist keineswegs Hopfen und Malz verloren. Nachuntersuchungen nach dreißig Jahren und mehr von Christian Müller und Manfred Bleuler in der Schweiz und von Gerd Huber in der Bundesrepublik haben gezeigt, daß die Krankheit beim größten Teil der Erkrankten früher oder später zur Ruhe kommt, daß auch die meisten chronisch Kranken ein vielleicht eingeschränktes, aber durchaus befriedigendes soziales Leben führen können. Nur eine kleine Minderheit muß langfristig in Krankenhäusern oder anderen vollstationären Einrichtungen betreut werden.

Diese Ergebnisse sind bei Patienten erhoben worden, die zum ersten Mal erkrankten, als es alle die neuen pharmakotherapeutischen, psychotherapeutischen und sozialtherapeutischen Methoden noch nicht gab, über die wir heute verfügen. Angesichts dieser überraschend positiven Bilanz einer unzulänglichen Psychiatrie lohnt es, den Versuch zu unternehmen, den Schizophrenen besser zu verstehen und ihm besser zu helfen. Dazu gehört es, die Krankheit rechtzeitig zu erkennen, den Kranken früh genug adäquater Hilfe zuzuführen und ihn während seiner psychotischen Krise – vor allem aber in der Zeit nach Abklingen der akuten Symptome, besonders nach der Entlassung aus der Klinik – nicht allein zu lassen. Silvano Arietis Buch wird es den mitbetroffenen Angehörigen und Freunden erleichtern.

Ihn nicht allein zu lassen kann schwierig sein. Obwohl die Intelligenz von der Krankheit nicht betroffen ist, wird der Schizophrene uns während der akuten Phase seiner Erkrankung manchmal fremd, weil sich seine Gefühlswelt verändert, weil die wahnbedingte Verzerrung seiner Wirklichkeitswahrnehmung und seines Denkens es häufig schwermacht, Kontakt zu ihm zu finden. Aber das ändert sich wieder. Wenn die akuten Symptome sich zurückbilden, bleibt oft eine erhöhte Verletzlichkeit, leichte Verstimmbarkeit und das Gefühl des Alleingelassenseins zurück. Dann muß der Rekonvaleszente sich auch damit auseinandersetzen, was mit ihm geschehen ist, wie er die Krise, die er erlebt hat, in sein Leben integrieren will und kann. Er ist konfrontiert, sich nicht nur mit der Erfahrung seiner Krankheit auseinanderzusetzen, sondern auch mit der Last der Vorurteile gegenüber der Schizophrenie, die seine Umgebung hat und die er ja im

Grunde teilt. Und er muß damit leben, daß jede kleine Abweichung in seinem Verhalten – anders als in seinem früheren Leben – von seiner Umgebung ängstlich darauf überprüft wird, ob »es« nicht möglicherweise wieder losgeht. Aus Sorge darüber engen Eltern, seltener Partner, die Bewegungsfreiheit rekonvaleszenter Patienten manchmal unnötig ein und nehmen ihnen sogar die Selbständigkeit, die die Krankheit ihnen gelassen hat. Es ist nicht leicht, mit der Schizophrenie zu leben. Es ist aber auch nicht leicht, mit einem Schizophrenen, einem genesenden Schizophrenen oder einem Behinderten zu leben. Arieti gibt hier Rat. Ich möchte jedoch an dieser Stelle noch auf einige deutschsprachige Veröffentlichungen verweisen, die sich speziell an die Angehörigen psychisch Kranker wenden: Heinz Katschnig, »Die andere Seite der Schizophrenie«; Klaus Dörner u. a., »Freispruch der Familie«; und Matthias Angermeyer u. Asmus Finzen, »Die Angehörigengruppe«.

Gewiß hat die Wissenschaftsgeschichte zu manchem unglücklichen Mißverständnis über die Schizophrenie beigetragen. Als Emil Kraepelin, einer der frühen Systematiker der Psychiatrie, Ende des vergangenen Jahrhunderts die Abgrenzung der Schizophrenie von anderen psychischen Störungen vollzog, nannte er die von ihm beschriebene Krankheit in Verkennung wichtiger Leitsymptome *Dementia praecox* – vorzeitige »Verblödung«. Als Eugen Bleuler zehn Jahre danach Kraepelins Systematik erweiterte und teilweise revidierte, änderte er auch die Benennung. Er sprach von der Gruppe der Schizophrenien. Die irrige Vorstellung, die Krankheit wirke sich auch auf die Intelligenz aus – und nicht nur auf Gefühl, Wahrnehmung und zusammenhängendes Denken –, hatte sich aber schon so verfestigt, daß sie bis heute durchschlägt. In noch fatalerer Weise hat sich die Gepflogenheit ganzer Psychiatergenerationen ausgewirkt, die Schizophrenie nicht in erster Linie durch ihre Symptome zu definieren, sondern durch ihren – ungünstigen – Verlauf: Krankheitsbilder, die abklangen und nicht wiederauftraten, wurden lange nicht als schizophrene Psychosen angesehen. Ungewollt wurde die Unheilbarkeit zum Diagnosekriterium, die Diagnose so zu einem Urteil. Die barbarische Konsequenz war der Massenmord an psychisch Kranken im Dritten Reich. Der größte Teil der Opfer waren schizophrene Kranke. Das bittere Unrecht, das diese erlitten, wird bis heute ignoriert: Die Politik der »Wiedergutmachung« hat die Ächtung und Ermordung der psychisch Kranken außer acht gelassen. Die Krankheit wurde weiter als Makel erlebt und von den Betroffenen und ihren Familien ängstlich verborgen. Die Psychiatrie blieb die ersten Jahrzehnte nach dem Krieg so rückständig, daß ein angesehener Wissenschaftler unwidersprochen feststellen konnte, kein einziger Schizophrener, der in den sechziger Jahren in den öffentlichen Krankenhäusern eines Bundeslandes Aufnahme gefunden hätte, sei ausreichend und zeitgemäß therapiert worden.

Das hat sich glücklicherweise inzwischen geändert. Die Psychiatrie-Enquete, die der deutschen Psychiatrie in den siebziger Jahren einen Reformschub bescherte, hatte zur Folge, daß auch die Behandlungsmöglichkeiten der schizophrenen Kranken einschneidend verbessert wurden. Die Qualität der psychiatrischen Krankenhäuser hat sich – vor allem durch die steigende Zahl von Ärzten, Krankenpflegern und Schwestern, Sozialarbeitern, Beschäftigungstherapeuten und Psychologen – an den meisten Orten in einer Weise geändert, die in der Öffentlichkeit kaum bekannt ist. Die Zahl der Nervenärzte mit psychiatrischer Orientierung und psychotherapeutischer Ausbildung hat zugenommen. Ihre Praxen sind inzwischen auch außerhalb der Großstädte zu finden. Im stationären Bereich sind neben die traditionellen psychiatrischen Kliniken – die früher die Anstaltspsychiatrie repräsentierten – kleinere psychiatrische Abteilungen an städtischen und Kreiskrankenhäusern getreten. Fast hundert solcher psychiatrischer Abteilungen gibt es inzwischen, die durch ihre ortsnahe Lage und die Nähe zu den übrigen medizinischen Abteilungen manche Vorteile in sich vereinigen.

Wichtiger ist, daß zwischen die Klinik und die Nervenarztpraxis mannigfache andere psychiatrische Behandlungs- und Betreuungsangebote getreten sind, von denen schizophrene Kranke in besonderem Maße profitieren. Dazu gehören die Tageskliniken; das sind Einrichtungen, meist an Kliniken angeschlossen, die der Patient an fünf Tagen in der Woche jeweils sieben bis acht Stunden aufsucht. Er kann auf diese Weise ein volles Therapieprogramm in Anspruch nehmen, ohne sich von seiner Familie zu trennen und die Belastungen eines Krankenhausaufenthaltes auf sich zu nehmen. Die Tagesbehandlung bietet sich an, wenn eine ambulante Behandlung nicht ausreicht, ein strukturiertes Behandlungsprogramm während des Tages erforderlich ist oder wenn eine Entlastung des Patienten und seiner Angehörigen voneinander geboten scheint. Zu den neuen Einrichtungen gehören auch therapeutische Wohngemeinschaften, Übergangs- und Dauerwohnheime, in denen der alleinstehende Behinderte oder genesende Patient das Maß an Hilfe findet, das er benötigt.

Am wichtigsten aber ist der Aufbau sozialpsychiatrischer Dienste, der in den einzelnen Bundesländern unterschiedlich weit fortgeschritten ist. Diese Dienste schließen eine wichtige Lücke der ambulanten Versorgung und Behandlung, die von Hausärzten und niedergelassenen Fachärzten nicht abgedeckt werden kann. Es handelt sich dabei um öffentliche Einrichtungen, die sich in einem Landkreis oder Stadtbezirk um jene Kranken kümmern, die nicht die Kraft aufbringen, selber den Arzt aufzusuchen. Sie sind oft den Gesundheitsämtern angegliedert. Ihre Mitarbeiter sind im günstigen Fall Ärzte, Sozialarbeiter und Krankenschwestern oder -pfleger. Manchmal kommt ein Psychologe dazu. Sie versuchen, an Kranke und Behinderte sowie an deren Angehörige die Hilfen heranzutragen, die der Kranke braucht, wenn er die Chance wahrnehmen soll, in seiner Gemeinde weiterzuleben und sich nach seinen Möglichkeiten zu entwikkeln. Sie leisten im Wortsinne »nachgehende Fürsorge«, wie ein Begriff der klassischen deutschen Sozialpsychiatrie der zwanziger Jahre gelautet hat. In Krisensituationen beraten sie den Kranken und seine Familie auch über die Möglichkeit bzw. Notwendigkeit einer Krankenhausaufnahme.

Leider sind die sozialpsychiatrischen Dienste – vor allem im süddeutschen Raum – in den Brennpunkt einer gesundheitspolitischen Kontroverse geraten: Der Vorwurf wurde erhoben, sie entmündigten den Kranken. Sie würden unserem Gesundheitssystem, das die ambulante Versorgung durch den sogenannten Sicherstellungsauftrag an die niedergelassenen Ärzte gewährleistet, eine Aura von Staatsmedizin geben. In all jenen Regionen, die mit sozialpsychiatrischen Diensten bereits über längere Erfahrungen verfügen, hat sich allerdings gezeigt, daß diese keine Bedrohung für die Arbeit der niedergelassenen Ärzte sind, sie haben sich vielmehr – z. B. in Hannover – als wichtige Ergänzung von deren Arbeit erwiesen. Das schlägt sich z. B. darin nieder, daß neben den Hausärzten auch niedergelassene Fachärzte ihre Patienten an solche Dienste verweisen und daß die sozialpsychiatrischen Dienste umgekehrt Patienten an die Fachärzte verweisen, die der speziellen Möglichkeiten des aus verschiedenen

Berufsgruppen zusammengesetzten Teams nicht bedürfen und in der Lage und willens sind, ihren Arzt aus eigenem Antrieb aufzusuchen.

An dieser Stelle scheinen mir einige Worte über den günstigsten Weg zur kompetenten Hilfe zweckmäßig. Der erste und wichtigste Anlaufpunkt ist auch bei psychischen Störungen der Hausarzt, der den Kranken aus gesunden Tagen kennt. Er kann besorgniserregende Veränderungen des Verhaltens und der Persönlichkeit am raschesten feststellen. Da die Erkennung und Erstbehandlung schwerer psychischer Krankheiten in der Regel jedoch eine Angelegenheit für Spezialisten ist, wird der Hausarzt den Patienten an einen Facharzt weiterverweisen: einen Nervenarzt oder einen Psychiater. Dieser führt dann eine Therapie durch, oder er verweist den Patienten mit einer Behandlungsempfehlung an seinen Hausarzt zurück. In akuten Krisen ist manchmal eine Klinikeinweisung nicht zu umgehen. Sie kann sowohl vom Hausarzt, vom Nervenarzt wie vom herbeigerufenen Notarzt veranlaßt werden. Probleme treten auf, wenn der Patient die Krankenhauseinweisung verweigert, Arzt und Angehörige jedoch davon überzeugt sind, daß dieser Ausweg unumgänglich ist. Eine Einweisung gegen den Willen des Betroffenen ist eine ernste Angelegenheit. Sie darf nur getroffen werden, um schweren Schaden abzuwenden. Sie darf nicht auf die Vermittlung von rechtlichem Schutz für den Kranken verzichten und sollte nicht erfolgen, ohne daß ein in der Psychiatrie erfahrener Arzt oder ein sozialpsychiatrischer Dienst einbezogen werden. Oft läßt sich dann vermeiden, daß eine Krankenhauseinweisung gegen den Willen erfolgt.

Ich bin weit davon entfernt zu behaupten, die Behandlungsmöglichkeiten für psychisch Kranke in unserem Lande, insbesondere für schizophrene Kranke, seien optimal. Aber Mängel liegen heute – anders als vor zehn Jahren – darin, daß Möglichkeiten vorhanden sind, aber in der Praxis nicht wahrgenommen werden. Das wiederum hat seine Ursache nicht zuletzt darin, daß psychisch Kranke in der Politik keine Lobby haben, daß Betroffene und ihre Angehörigen immer noch eher dazu neigen, sich zu verstecken, als ihre Ansprüche zu formulieren. Im Zeichen der organisierten Selbsthilfe beginnt sich das glücklicherweise allmählich zu ändern. In England ist die »National Schizophrenia Fellowship« bereits seit über einem Jahrzehnt eine bekannte und mächtige Vereinigung von Betroffenen und ihren Familien, die Bedürfnisse und Forderungen von Kranken formuliert,

Unzulänglichkeiten und Mißstände aufdeckt und für Abhilfe sorgt. Zugleich vermittelt sie professionelle Berater und Selbsthilfegruppen an Kranke und ihre Angehörigen, die das Ziel haben, die mitbetroffenen Familienangehörigen darin zu unterstützen, besser mit der Krankheit des Familienmitgliedes und den damit verbundenen emotionalen und nicht selten auch wirtschaftlichen Belastungen fertigzuwerden. In Österreich* und mit einiger Verzögerung auch in der Bundesrepublik** haben sich ähnliche Vereinigungen gebildet. Aber erst 1984 ist es innerhalb des Dachverbandes psychosozialer Hilfsvereinigungen zu einem Zusammenschluß einer bundesweiten Angehörigenvereinigung gekommen. Diese vermittelt auf Anfrage auch die Anschriften von Regionalgruppen. Ihr Ziel ist das gleiche wie in Österreich oder in England: die Betroffenen, ihre Familien und ihre Freunde darin zu unterstützen, besser mit der Krankheit und den aus ihr folgenden Behinderungen, Belastungen zu leben und sich gegen Diskriminierung zu wehren.

Silvano Arieti (1915–1981) war einer der bedeutenden Psychiater der Gegenwart; jahrzehntelang galt sein besonderes Interesse der Erforschung der Schizophrenie. Als Herausgeber des »American Handbook of Psychiatry« und durch zahlreiche Veröffentlichungen zur Schizophrenie und Depression wurde er über die Fachwelt hinaus bekannt. Für »Interpretation of Schizophrenia« wurde er mit dem »National Book Award for Science« ausgezeichnet. Mehrere seiner Bücher wurden ins Deutsche übersetzt. Manches, was Arieti hier schreibt, ist spezifisch amerikanisch. Das gilt natürlich in besonderem Maße für die Institutionen der psychiatrischen Versorgung. Ich habe die anderen Verhältnisse bei uns – soweit erforderlich – skizziert. Im siebten Kapitel habe ich einen *kursiv* gedruckten Abschnitt eingefügt (S. 150f.). Ansonsten waren meine Eingriffe als Bearbeiter der deutschen Ausgabe eher sparsam. Sie beschränken sich auf die Streichung von Medikamenten, die bei uns nicht im Handel sind, und auf die Angleichung von Begriffen an die bei uns übliche Terminologie. Aber auch dabei konnte ich Zurückhaltung üben, weil Arieti die Fachsprache weitgehend meidet. Eine amerikanische Besonderheit –

* Hilfe für »psychisch Erkrankte« (HPE). Wilhelminenstraße 130, A-1160 Wien
** Angehörigenvereinigung im »Dachverband psychosozialer Hilfsvereine«. Thomas-Mann-Str. 49 A, 5300 Bonn 1

das sei zum Schluß betont – ist auch Arietis Hervorhebung der Bedeutung der Psychotherapie und der psychotherapeutischen Führung bei der Behandlung schizophrener Kranker. Hier haben wir viel nachzuholen. Das liegt inzwischen aber nicht mehr an mangelnder Einsicht in die Notwendigkeit der langfristigen psychotherapeutischen Leitung. Es fehlen ausgebildete Therapeuten in den Praxen und in den sozialpsychiatrischen Diensten, und es fehlt eine Gebührenordnung, die – orientiert an den Bedürfnissen des Patienten und seiner Therapie – den Aufwand an Zeit gegenüber dem Aufwand an Technik nicht benachteiligt.

Wunstorf, im Frühjahr 1985 Asmus Finzen

Einleitung

Dieses Buch möchte vor allem anderen dem nicht fachlich vorgebildeten Leser vermitteln, was wir über Schizophrenie wissen bzw. noch nicht wissen, eine seelische Krankheit, an der mehr als drei Millionen Amerikaner und über 40 Millionen Menschen in der ganzen Welt leiden. Was ich zu erhellen hoffe, ist die irreale Welt des Patienten, die verschiedenen Dimensionen seines Leidens, die Entwicklung seines speziellen Persönlichkeitstypus, seine Konfrontation mit seinen individuellen psychischen Problemen und seine mögliche Rückkehr zur Gesundheit.

Der erstaunliche Mangel an Wissen auf diesem Gebiet ermöglicht es, daß alte Irrtümer und Mißverständnisse erhalten bleiben, daß Befürchtungen (oft über ein vernünftiges Maß hinaus) anwachsen, Vorurteile weiterbestehen und Hilfsangebote verweigert oder nur zögernd und halbherzig ausgesprochen werden. Ich möchte zeigen, daß uns der Schizophrene selbst *vor* seiner Genesung viel näher steht, als es das Bild des Geisteskranken, das uns aus dem Fernsehen oder der Literatur bekannt ist, zuläßt. Es kann sich dabei um unseren nächsten Nachbarn und nicht um einen Fremden handeln.

Aber dieses erste Ziel bereitet nur auf das zweite und wichtigste Anliegen meines Buches vor: Den Angehörigen, Freunden und allen Interessierten einen Weg zu weisen, wie sie sich an der Aufgabe beteiligen können, dem Patienten bei der Wiedergewinnung seiner Gesundheit bzw. einer erheblichen Besserung seines Zustands zu helfen. Es ist wichtig zu lernen, welche ersten Schritte zu tun sind, welche Behandlungen zur Verfügung stehen und wie man sie erlangt, was ein Krankenhausaufenthalt bieten kann, vor allem aber, wie man mit dem Patienten Tag für Tag zusammenleben und wie man sich mit ihm verständigen kann und welche Vorkehrungen für ihn zu treffen sind.

Viele Jahre lang wurde die Rolle der Familie bei der Entstehung der Schizophrenie von einem speziellen, wahrscheinlich voreingenommenen Standpunkt aus betrachtet, und die Teilnahme der Familie an der Wiedereingliederung und Rehabilitation des Patienten wurde skeptisch beurteilt. In diesem Buch versuche ich, ein anderes Klima zu fördern, das mit neuesten Erkenntnissen in Einklang steht. Zum Glück ist die Familie nicht allein. Wie dieses Buch zeigen wird, stehen Psychiater und andere Angehörige der psychischen Heilberufe, halbprofessionelle Laienhelfer, Krankenhäuser, Übergangsheime und viele andere Menschen und Einrichtungen zur Verfügung, bereit, sich an der großen Aufgabe zu beteiligen; und die meisten von ihnen leisten ausgezeichnete Arbeit. Aber angesichts der Zahl von Patienten, die ein ernstes Problem bleiben, mag es erlaubt sein, ein Wort von Präsident Truman sinngemäß abzuwandeln: Das Problem landet immer wieder im Schoß der Familie. Es gibt keine andere oder bessere Instanz, an die man sich wenden könnte, keinen Ort, wo Aufklärung und Hilfestellung dringender benötigt und mehr geschätzt werden.

Ein drittes Ziel dieses Buches ist es, die grundlegenden Bemühungen darzustellen, die wir unternehmen können, um psychische Störungen zu verhüten, und schließlich zu zeigen, daß uns selbst ein krankhafter Geisteszustand Erkenntnisse vermitteln kann, die sich für andere Aspekte des Lebens als brauchbar erweisen.

Dieses Buch erhebt natürlich nicht den Anspruch, das gesamte riesige Gebiet abzudecken. Viele Themen, die kein unmittelbares Interesse für den fachfremden Leser haben, wurden ausgespart. Wer eine tiefergehende Erörterung der Thematik oder eine Darstellung verwandter Probleme wünscht, kann diese in meinem Buch *Interpretation of Schizophrenia* oder in einem der vielen anderen Werke über dieses Thema finden. Über alle wichtigen Standpunkte und Behandlungsformen wird in diesem Buch referiert. Dem Leser wird jedoch klarwerden, welche Auffassungen ich teile oder welchen ich größere Bedeutung beimesse. Mich zu zwingen, gegenüber allen möglichen Interpretationen und Behandlungen einen völlig objektiven Standpunkt einzunehmen, hätte eine Distanziertheit erfordert, die mit meiner Einstellung zur Schizophrenie nicht vereinbar ist.

Manchen Lesern wird auffallen, daß auf viele Fragen keine eindeutige Antwort gegeben wird. Ihnen muß ich entgegnen, daß Schizophrenie nicht wie Mumps oder Masern ist. Die Begrenztheit unseres Wissens über ein Leiden, das alle Aspekte der menschlichen Existenz umfaßt, hängt weitgehend mit der Tatsache zusammen, daß das Mysterium des Lebens nicht ausschöpfbar ist. Aber wenn die Reise kein Ende hat, so gilt dies auch für unsere Möglichkeit zu verstehen, zu wachsen und dazuzulernen.

Ich betrachte mich nicht als den einzigen Autor dieses Buches. Nicht nur muß ich anerkennen, viel durch die Arbeit einer großen Anzahl von Kollegen gelernt zu haben, ich möchte auch hinzufügen, daß ich meine vielen Patienten, die mir all die Jahre ihr Vertrauen geschenkt haben, als meine Mitverfasser betrachte. Ihnen gilt mein Dank. Mit ihnen verbindet mich die Freundschaft und Zusammengehörigkeit, die entstehen, wenn man Gedanken, Gefühle, neue Erkenntnisse, Überraschungen und Hoffnungen miteinander teilt.

Silvano Arieti

1. Kapitel
Wir können die Schizophrenie nicht ignorieren

Sieben Uhr morgens. Der Wecker schreckt Joseph Monrot aus dem Schlaf. Er rasselt weiter, immer lauter, und scheint nicht aufzuhören. Joseph steht auf. Das Rasseln ist jetzt fast ohrenbetäubend. Er hält sich die Ohren zu, aber er hört es immer noch. Er weiß nicht, was er davon halten soll. Er geht zum Fenster und öffnet es, und das laute Gerassel des Weckers dringt nach draußen, so daß es scheinbar jeder hören kann. Zuerst klingt es wie die Sirene eines Rettungswagens, dann wie die eines Polizeiautos, dann wie die Feuerwehr; schließlich dröhnt es so laut, als wäre es ein Warnsignal für die ganze Stadt. Auch die Straßen sind an diesem Morgen ungewöhnlich. Die Gebäude haben komische Gestalten angenommen. Alles ist bunt gefärbt wie in Technicolor. In den 24 Jahren seines jungen Lebens hat Joseph Monrot noch nie ähnliche Vorzeichen drohenden Unheils erlebt.

Es dämmert, und Ann Marie Rufell ist auf dem Weg zu ihrer Wohnung, die sich ein paar Straßen weiter befindet. Aber die Dämmerung ist dunkler als am Beginn anderer Abende, und die Lichter, die aufleuchten, sind schwächer als sonst. Die Geräusche der Stadt klingen anders – ein unaufhörliches Rauschen mit einem Unterton der Bedrohung, das wellenartig abklingt und dann wieder anschwillt. Ein Flüstern liegt in der Luft, diffus und unverständlich. Allmählich werden Worte klar unterscheidbar. Sie beziehen sich auf sie. Sie schaut zurück, und da sind sie, merkwürdige Männer mit grotesken Gesichtern, die ihr folgen. Was wollen sie von einem armen, unschuldigen, zweiundzwanzigjährigen Mädchen? Sie spionieren ihr nach. Vielleicht wollen sie sie einholen und sie entführen. Von Panik ergriffen läuft sie keuchend nach Hause. Ihre zitternden Hände versuchen das Schlüsselloch zu finden; sie öffnet die Tür, bricht in Tränen aus und schreit: »Mutter, Mutter, sie verfolgen mich, sie laufen mir nach!«

Joseph Monrot und Ann Marie Rufell stehen am Beginn einer akuten schizophrenen Krise.

Wenn Joseph oder Ann Marie Mitglieder Ihrer Familie wären, dann würde ihr Leiden sofort zu Ihrem Leiden, und ihre Schwierigkeiten würden zu Ihrem vordringlichsten Problem. Sie würden dann so viel wie möglich über diese sonderbare Krankheit erfahren wollen, damit Sie versuchen können zu verstehen, was dieser Mensch erlebt und wie Sie mit dieser Situation fertigwerden können, besser noch, wie Sie diesem Menschen helfen können. Sie würden wissen wollen, wie diese Krankheit entsteht und was man tun kann, um sie zu behandeln.

Wenn ein Mitglied Ihrer Familie vor kurzem aus einem Krankenhaus entlassen worden wäre, dann würden Sie wissen wollen, wie Sie Tag für Tag mit ihm zusammenleben können, wie die Anzeichen eines bevorstehenden neuen schizophrenen Schubs zu erkennen sind, zu welchen Krisen es kommen könnte und wie Sie sich verhalten sollen, wenn diese eintreten. Wenn Sie das Glück hatten, daß Ihre Familie von dieser Krankheit verschont geblieben ist, dann haben Sie vielleicht eine Freundin oder einen Nachbarn, die daran leiden; vielleicht wollen Sie wissen, wieviel Fortschritt im Verständnis dieser Krankheit in den letzten Jahren erzielt wurde und was noch der Klärung bedarf.

Selbst wenn Sie niemanden kennen, der von dieser Krankheit befallen wurde, sind Sie vielleicht Patienten begegnet, die entlassen wurden und jetzt wieder in Ihrem Dorf, ihrer Gemeinde oder in Ihrem Viertel leben. Vielleicht haben Sie den Wunsch, mehr über diese Krankheit zu erfahren, weil Sie an den Mitmenschen Anteil nehmen, die davon betroffen sind. Sie wollen vielleicht wissen, wie bei ihrer Wiedereingliederung in die Gesellschaft Vorurteile überwunden werden können, speziell wenn Sie manche der bedauernswertesten Fälle als Stadtstreicher und menschliche Wracks durch die Straßen irren sehen. Tatsache ist, daß in den Vereinigten Staaten in den letzten Jahren psychiatrische Patienten, vorwiegend Schizophrene, in großer Zahl aus öffentlichen Krankenhäusern entlassen wurden (in einem einzigen Jahr wurden allein im Bundesstaat New York 50000 psychiatrische Patienten entlassen).

Vielleicht haben Sie auch einiges über die Schizophrenie gelesen oder gehört und sind aufgrund Ihrer Informationen zu der Überzeugung gekommen, daß Erkenntnisse über die Schizophrenie ein Schlüssel zum Verständnis der menschlichen Befindlichkeit und des menschlichen Dilemmas per se sein könnten.

Sind Sie jedoch selbst der Mensch, der an Schizophrenie gelitten hat oder noch daran leidet, dann werden Sie vielleicht wissen wollen, wie Patienten in vielen Fällen von dieser Krankheit genesen sind oder sich ihr Zustand gebessert hat und wie die Krankheit, obwohl sie manche Funktionen einschränken kann, in vielen Fällen dem Leben auch neue Dimensionen verliehen hat.

Alle diese Fragen, von denen viele bisher ignoriert wurden, werden auf den folgenden Seiten erörtert werden.

Wir können die Schizophrenie nicht ignorieren. In den letzten Jahren ist jedoch anderen Krankheiten weit mehr Aufmerksamkeit gewidmet worden. Herzerkrankungen, Krebs, Diabetes – diese Leiden haben das öffentliche Interesse auf sich gezogen. Zahlreiche Kampagnen wurden gestartet, um diesen Krankheiten vorzubeugen, zu therapieren und zu rehabilitieren, und erhielten unmittelbare Unterstützung seitens der Öffentlichkeit. Die Schizophrenie hat keine vergleichbare Anteilnahme hervorgerufen. Und dennoch sind trotz der Entlassung unzähliger Schizophrener aus den Krankenhäusern immer noch mehr Klinikbetten von Schizophrenen belegt als von Menschen, die an irgendeiner anderen Krankheit leiden. Keine andere Krankheit verursacht so hohe wirtschaftliche Belastungen für den Staat oder die Familie. Vor einigen Jahren wurden die jährlichen Kosten der Schizophrenie für den öffentlichen Haushalt der Vereinigten Staaten auf vierzehn Milliarden Dollar geschätzt; heute ist dieser Betrag wahrscheinlich mehr als doppelt so hoch. Wenige Erkrankungen behindern Menschen über so lange Zeiträume hinweg. Obwohl es stimmt, daß die schizophrene Erkrankung auch sehr kurz dauern kann – es wurden Episoden beschrieben, die nur 24 oder 48 Stunden anhielten – gibt es auf der anderen Seite auch Fälle, zum Glück in rasch abnehmender Zahl, wo die Krankheit zu Beginn der Pubertät oder kurz danach einsetzte und das ganze Leben des Patienten hindurch andauert, der über 90 Jahre alt werden kann.

Selbst wenn wir die öffentliche Anteilnahme an der Schizophrenie nur mit der an anderen psychiatrischen Erkrankungen vergleichen, läßt sich leicht nachweisen, daß etliche andere psychische Störungen – darunter Alkoholismus, Drogenabhängigkeit und Depression – in letzter Zeit mehr Aufmerksamkeit in der Öffentlichkeit und bei der Presse auf sich gezogen haben. Wenn wir die Schwere einer Erkrankung nur nach der Zahl der Menschen bemessen, die davon befallen sind, dann verdient der Alkoholismus die größte Aufmerksamkeit.

Aber wenn wir die Bedeutung am Schweregrad der seelischen Störung oder am Grad der Beeinträchtigung der psychischen Funktionen ablesen, dann müssen wir zu dem Schluß kommen, daß kein anderes Problem gravierender ist als die Schizophrenie.

Wenn wir uns den Schaden ansehen, den die Schizophrenie in der gegenwärtigen Generation angerichtet hat (es gibt etwa 40 Millionen Schizophrene in der ganzen Welt), dann drängt sich der Schluß auf, daß kein Krieg in der Geschichte so viele Opfer gefordert und so viele Verwundete hinterlassen hat. Kein Erdbeben hat einen so hohen Zoll gekostet; keine andere Krankheit, die wir kennen, hat so viele Menschen ihrer Hoffnungen auf ein erfülltes Leben beraubt.

Warum hat die Schizophrenie dann in der Presse und in anderen Medien, die sich an die breite Öffentlichkeit wenden, so relativ geringe Aufmerksamkeit gefunden? Darauf gibt es nicht nur eine Antwort. Aber wir können eine Kombination von Faktoren aufzählen, die sich wechselseitig verstärkt haben. Viele Menschen nehmen, entmutigt durch die zahlreichen Probleme, die die Schizophrenie mit sich bringt, eine verleugnende Haltung ein; das heißt sie tun so, als ob die Schizophrenie nicht existierte oder als ob sie es für das beste hielten, sie zu ignorieren.

Manche Menschen – darunter leider auch einige Fachleute – beharren darauf, daß es die Schizophrenie nicht gibt, daß es sich um eine Fiktion handle, und es gelingt ihnen durch das Sensationelle ihrer Behauptungen, beträchtliche Aufmerksamkeit in der Öffentlichkeit und bei der Presse zu erregen. Manche dieser Kommentatoren, die das Vorhandensein der Schizophrenie leugnen oder die sich weigern, sie als eine Krankheit zu betrachten, meinen es gut. Sie sind vom Vorhandensein dieser ernsten psychischen Störung nicht zu überzeugen, entweder, weil sie nicht glauben können, daß es eine Krankheit ohne sichtbare körperliche Veränderungen geben kann, oder weil sie sich weigern, die (insbesondere seit Freud) allgemein anerkannte Vorstellung zu akzeptieren, daß viele psychiatrische Erkrankungen psychosomatisch begründet sind, das heißt zumindest teilweise das Resultat emotionaler Faktoren. Sie weigern sich, die Revolution anzuerkennen, die sich in der Medizin vollzogen hat, als man erkannte, daß nicht jede Krankheit eine abnorme anatomische Veränderung bestimmter Zellen des Körpers voraussetzt. Obwohl dieses Konzept, das ursprünglich von dem deutschen Pathologen Virchow formuliert wurde, für die Mehrzahl aller Krankheiten gilt, trifft es auf andere nicht zu, darunter diejenigen, bei denen eine Veränderung der Zellen erst *nach* einer emotionalen Störung eintritt. Bei wieder anderen Krankheiten findet die Veränderung nicht in der anatomischen *Struktur* der Zellen statt, sondern in der Art und Weise, wie manche Zellen *funktionieren*. Man spricht dann von einer *funktionellen* Krankheit. Bei einer solchen kann sich die Biochemie in erheblichem Maße verändern und abnorm werden, obwohl sich an der anatomischen Grundstruktur nichts ändert.

Andere leugnen die Existenz der Schizophrenie mit der Begründung, daß diese Geistesstörung nicht definiert werden könne, da sich ihre Symptome so grundlegend von denen anderer Krankheiten unterschieden und ihre Ursachen so zweifelhaft seien. Aber dagegen läßt sich sagen, wenn man etwas genau definieren kann, dann bedeutet das, daß man das betreffende Phänomen bis ins letzte kennt. Wenn wir mit unserer Definition beispielsweise der Elektrizität oder des Atoms gewartet hätten, bis wir alles darüber wußten, was es darüber zu wissen gibt, dann hätte die Wissenschaft keinen Fortschritt gemacht. Auch heute noch könnte man argumentieren, daß wir eigentlich nicht wissen, was Elektrizität ist, obwohl wir viele ihrer Eigenschaften und die Gesetze kennen, wie die elektrische Energie funktioniert. Das Wort *Atom* kommt aus dem Griechischen und bedeutet: ›etwas, das nicht weiter geteilt werden kann‹. Dies ist eine völlig falsche Definition des Atoms, doch ohne solche Arbeitsdefinitionen hätte die physikalische Chemie keine Fortschritte erzielt.

Über das Thema Schizophrenie wissen wir bereits eine ganze Menge. Mit Büchern über diese Krankheit kann man inzwischen Bibliotheken füllen, und die Erfolge, die wir heute bei der Behandlung dieser Krankheit erzielen, würden Emil Kraepelin in Erstaunen versetzen, den ersten Psychiater, der die Schizophrenie beschrieb und sie als *Dementia praecox* bezeichnete. Als er 1896 sein Hauptwerk verfaßte, glaubte Kraepelin, jeder Fall von Schizophrenie sei unweigerlich zu einer fortschreitenden Verschlechterung ohne Möglichkeit der Genesung oder Besserung verdammt. Zum Glück ist diese Annahme nicht zutreffend.

Wenn wir unter die Oberfläche schauen und nach unbewußten Gründen für die Leugnung eines offensichtlichen und sehr verstörenden Phänomens suchen, wird uns schließlich klar, daß diese Leugnung auf einem verbreiteten und alten Vorurteil gegenüber Geistesstörungen beruht – die als Wahnsinn, Verrücktheit oder Irrsinn bezeichnet wurden – und deren typischster Vertreter die Schizophrenie ist. Die Furcht vor Geisteskrankheit oder die Vorstellung, daß diese etwas sei, dessen man sich schämen oder vor dem man entsetzt sein müsse, führt zu ihrer Verleugnung. Die Sorge, auch wir könnten, wenn wir uns exzentrisch verhalten oder einen extremen, umstrittenen oder unpopulären Standpunkt einnehmen, fälschlich als schizophren bezeichnet werden, führt zu ihrer Verleugnung. Die Furcht, daß wir insgeheim an dieser Störung leiden könnten, führt zu ihrer Verleugnung. Die absurde Angst, daß wir die *unmittelbare und einzige Ursache* der Schizophrenie von Betroffenen, insbesondere unserer Kinder, sein könnten, und daß wir uns dann in der Folge davon mit der Schuld auseinandersetzen müßten, führt zu ihrer Verleugnung. Der absolut unbegründete Glaube, daß man nichts dagegen tun kann, führt ebenfalls dazu, die Krankheit zu verleugnen. Tatsache ist, daß etwa jeder dritte Patient wieder völlig gesund wird und sich der Zustand von mehr als einem Drittel der Patienten hinreichend bessert, so daß diese ein angemessenes Leben führen können.

Man muß allerdings festhalten, daß sich das Vorurteil gegenüber Geisteskrankheiten rasch abbaut und heute weitaus weniger ausgeprägt ist, als das früher der Fall war; es überlebt jedoch noch, insbesondere in bestimmten sozialen Schichten und in manchen geographischen Gegenden. Dieses Vorurteil taucht immer dann auf, wenn Geisteskrankheit als *Stigma* bezeichnet wird, das heißt als abwertendes Merkmal. In der Vergangenheit, als man noch davon ausging, daß Schizophrene stärker zu Gewalttätigkeit und aggressivem, asozialem Verhalten neigen – eine Vorstellung, die sich als falsch erwiesen hat –, war die Belastung viel größer. Gewalttaten sind unter Schizophrenen nicht häufiger als unter der übrigen Bevölkerung. Bestimmte Eigenschaften des Schizophrenen zählen jedoch zu denjenigen, die in jeder Gesellschaft unwillkommen sind. Der Schizophrene verhält sich nicht immer in einer Weise, die als den Umständen angemessen gilt oder mit den Erwartungen der Gesellschaft in Einklang steht. Die Gesellschaft vertraut der Ordnung, der Solidarität und der Konformität gegenüber ihren eigenen Sitten und Gebräuchen. Wie der große Soziologe Emile Durkheim erklärte, dient jede diskriminierende Haltung gegenüber dem Abweichler der Absicht, jene Mitglieder der Gesellschaft zu beruhigen, die deren Stabilität erhalten und Bedrohungen derselben verhindern wollen. Der Schizophrene schläft häufig während des Tages und ist nachts auf; er kleidet sich bei vielen Anlässen unpassend, nimmt etwa an einem Begräbnis in Jeans teil; und er wendet die Augen ab, wenn man mit ihm spricht. Menschen, die Schizophrene untersucht und beobachtet haben, wissen jedoch, daß deren Nonkonformismus keine Bedrohung für die Anpassung der anderen, sondern vielmehr ihr privates Problem ist. Der Kranke versucht nicht missionarisch zu wirken, er will kein Reformer sein. Was als Unangemessenheit, Bizarrheit, Gleichgültigkeit oder Apathie betrachtet werden könnte, geschieht nicht aus böser Absicht, sondern ist vielmehr Ausdruck der Devianz, der Abweichung von der Norm.

Die Öffentlichkeit begreift allmählich, daß die Abweichung von der Norm beim Schizophrenen keine Gefahr für die Gesellschaft darstellt. Dennoch bleibt die Tatsache bestehen, daß der Patient, weil er anders ist, in seiner eigenen Familie ein Fremder zu sein scheint, ein Mensch, mit dem man sich nur sehr schwer identifizieren kann. Denken wir z. B. an den Alkoholiker oder den Depressiven, dann fällt es uns viel leichter, uns in seine Lage zu versetzen. Die meisten Menschen trinken gelegentlich gern, und jeder von uns ist zu irgendeinem Zeitpunkt seines Lebens schon einmal depressiv gewesen.

Dem Schizophrenen wird Mißtrauen entgegengebracht, weil er, wenn er sich in sein Schneckenhaus zurückzieht, den Eindruck macht, entweder vor der Welt Angst zu haben oder die Welt abzulehnen. Gelegentlich scheint er eine Haltung einzunehmen, als habe er mit seiner Umwelt nichts zu tun oder als betrachte er das ganze Universum mit grenzenloser Geringschätzung. Wie ich später zeigen werde, ist dies sehr weit von der Wahrheit entfernt. Es ist lediglich der Eindruck, den der Schizophrene anderen und oft auch sich selbst vermittelt. Sein geheimer Wunsch ist es, wieder Teil der menschlichen Gemeinschaft zu werden. Wenn der paranoide Schizophrene behauptet, ihm geschehe von allen Seiten Unrecht, oder wenn er an allem etwas auszusetzen hat, dann tut er das nur in seinen sichtbaren Handlungen, bzw. an der Oberfläche seines Denkens. Seine Krankheit hat ihn dazu gebracht, diese Haltung zum Schutz gegen das Mißtrauen zu entwickeln, von dem er selber erfüllt ist.

Schizophrenie ist nichts, wofür wir uns schämen oder schuldig fühlen müßten, so wenig wir uns wegen eines Erdbebens zu schämen oder schuldig zu fühlen brauchen, das sich an unserem Wohnort ereignet. Und zum Unterschied vom Erdbeben ist die Schizophrenie ein Phänomen, gegen das wir eine Menge unternehmen können. Wenn wir uns wegen irgend etwas schämen oder schuldig fühlen sollten, dann ist es wegen unserer Verleugnung des Problems oder weil wir nichts tun, um gegen diese Krankheit anzukämpfen oder sie zu verhindern. Selbst wenn Schizophrenie teilweise oder indirekt mit irgendwelchen ungünstigen oder ungerechten Gegebenheiten unserer Gesellschaft zusammenhängt, sollten wir uns nicht bloß schämen oder uns der Gleichgültigkeit bezichtigen, sondern herauszufinden versuchen, um welche Gegebenheiten es sich handelt, und versuchen, sie zu beseitigen. Die Tatsache, daß es die Schizophrenie immer noch gibt, sollte uns als zusätzlicher Ansporn dienen, die Art und Weise zu verbessern, wie wir unsere Umwelt und unsere sozialen Institutionen gestalten, wie wir in der Familie zusammenleben und wie wir miteinander umgehen.

Ich habe mich bisher mit den Folgen der Schizophrenie für die Allgemeinheit befaßt, aber ihre eigentliche Tragik entfaltet diese Krankheit beim einzelnen Betroffenen.

Schizophrenie verursacht im allgemeinen keine körperlichen Beschwerden, aber die psychischen Qualen, die sie mit sich bringt, können so groß werden, daß der Patient gern an ihrer Stelle physische Schmerzen in Kauf nehmen würde. Manche Patienten fügen sich selbst körperliche Verletzungen zu, in der Hoffnung, daß der Schmerz die seelische Pein in den Hintergrund treten läßt. Dieser Pein, die im Anfangsstadium der Krankheit besonders ausgeprägt ist, geht ihrerseits eine längere unerkannte, unbehandelte und oft unvermutete Störung voraus, die unter Umständen bis in die frühe Kindheit zurückreicht. Während des Anfangsstadiums und danach macht der Patient oft das qualvolle Gefühl durch, die Verbindung zur Welt verloren zu haben. Er versteht die anderen nicht, und die anderen verstehen ihn nicht mehr. Er fühlt sich einsam und isoliert und doch nicht isoliert genug, weil er überzeugt ist, von finsteren Mächten, undefinierbaren bösen Kräften oder bestimmten Menschen verfolgt zu werden, die ihm Böses zufügen wollen. Wenn er nicht gesund wird oder wenn sich sein Zustand nicht bessert – und ich möchte wiederholen, daß die Chance 2:1 zu seinen Gunsten steht, daß das geschieht –

dann ist mit einem fortschreitenden Verlust seiner Funktionsfähigkeit zu rechnen. Er wird immer weniger imstande sein, das Leben zu genießen, zu empfangen und zu geben, zu hoffen und etwas zu schaffen. Die Zeit geht für ihn nicht mehr weiter. Sie kann ebensowenig voranschreiten, wie sie sich zurückdrehen kann. Der Kranke verharrt in einem gegenwärtigen Zustand heilloser Zerrüttung.

Es ist wichtig, Mitgefühl für die Kranken zu empfinden, ihr Leiden zu verstehen und Vorurteile ihnen gegenüber zu überwinden. Aber es ist noch wichtiger, daß wir ein Gefühl der Verwandtschaft mit dem Patienten entwickeln, weil erst dieses Verwandtschaftsgefühl auch ein Mitgefühl und die Beseitigung von Vorurteilen miteinschließt. Wenn uns das gelingt, wird auch die Wahrscheinlichkeit größer, daß wir helfen können. In vielen Fällen werden wir vielleicht sogar etwas wie Bewunderung für den Patienten empfinden.

Wenn ich merkwürdige Behauptungen aufzustellen scheine, dann nicht, weil ich glaube, daß der Schizophrene im Besitz der letzten Wahrheit oder einer höheren Wahrheit wäre, die den übrigen Menschen verborgen bleibt. Diesen extremen Standpunkt vertritt Ronald D. Laing, ein britischer Psychiater, der unter Nichtfachleuten eine weitaus größere Popularität erlangt hat als unter seinen Kollegen. Kein Mensch verfügt über die letzte Wahrheit, sicher nicht der Schizophrene, der oft nicht zwischen Realität und Phantasie unterscheiden kann. Ich glaube vielmehr, daß wir den Schizophrenen bewundern können, weil er ein Mensch ist, der die Welt ernst nimmt, und weil er nicht akzeptieren kann, was ihm im Leben unannehmbar erscheint. Er wird jedoch mit der Situation nicht fertig und bekommt das Gefühl, nicht akzeptiert zu werden und nicht akzeptabel zu sein. Er will gegenüber der ihm schlecht erscheinenden Umwelt nicht kapitulieren, aber er hat das Gefühl, daß ihm die Kraft zu einem wirksamen Protest fehlt.

Warum sollten wir uns ihm verwandt fühlen? Weil jeder von uns in irgendeiner Hinsicht zur Abweichung von der Norm neigt. Aber im Gegensatz zum Schizophrenen fürchten wir uns, dies zu zeigen. Er brüstet sich mit seinem Hang zur Abweichung; wir verbergen den unseren, so gut es geht. Auch wir fühlen uns manchmal abgelehnt oder neigen umgekehrt dazu, andere abzulehnen, sind schnell bereit, anzuklagen oder uns angeklagt zu fühlen. Nicht selten verspüren wir dieselbe Neigung zum Protest wie der Schizophrene, aber wir bleiben stumm.

Der Schizophrene mag schreien, aber sein Schrei ist das Echo seiner Krankheit, und sein Protest nimmt seltsame Formen an, wie der Protest Joseph Monrots, der sich im Schrillen des Weckers äußerte, der die ganze Stadt wachrüttelte, oder der Protest Ann Marie Rufells, der die Form einer Panikreaktion beim Anblick grotesker Menschen annahm, die sie verfolgten und ihr etwas antun wollten.

Wenn der Leser den Schizophrenen zu verstehen beginnt, wird er nicht nur auf menschliche Abgründe und menschliche Tragik stoßen, sondern auch die Kraft, die Vielfalt und den Reichtum des menschlichen Geistes entdecken. Wie kann das beim Studium einer Krankheit geschehen? Das Studium der Schizophrenie führt uns in Bezirke des Irrationalen; aber auch das Irrationale ist menschlich und hat seine eigene »Rationalität« und seinen eigenen Reichtum. Was ist irrationaler als ein Traum? Sicher können wir einen Traum, in dem wir gleichzeitig in verschiedenen Zeiten leben, Örtlichkeiten verwechseln, Menschen falsch identifizieren oder Dinge tun, die wir im Wachzustand nie tun würden, nicht »wörtlich nehmen«. Und doch zeigte sich gerade durch Freuds großartige Entdeckung, wie Trauminhalt und Traumbedeutung zusammenhängen, die rationale Arbeit, die der Verstand vollzieht, wenn er träumt. Was uns Freud über Träume enthüllte, hat uns neue Dimensionen des menschlichen Geistes erschlossen. In ähnlicher Weise erforschen wir mit der Schizophrenie eine Welt der Imagination, wo nicht die Realität die Übermacht gewinnt, sondern eine Metapher oder ein Universum bestehend aus Metaphern. Während die sogenannten normalen Menschen Gefangene der Realität bleiben, wird der Schizophrene zu einem Flüchtling aus der Realität. Während wir mit den Füßen fest auf der Erde bleiben, ist er wie ein Astronaut, der sich aufmacht, bessere Welten zu erkunden; aber im Gegensatz zu wirklichen Astronauten hat der Schizophrene ernste Schwierigkeiten, zu unserem bescheidenen Planeten zurückzukehren. Sein Versuch, der Menschheit bzw. dem Menschsein zu entfliehen, ist vergeblich, weil er immer ein Mensch bleiben wird. Gerade weil er so sehr Mensch und so sehr in diese Welt verstrickt ist, wird er schizophren. In diesem Buch wollen wir ein Verständnis dafür entwickeln, wie dies geschieht. Wir werden auch den Patienten in die geheimnisvollen und doch menschlichen Welten seiner Imagination begleiten.

In einem anderen Werk, *Creativity: The Magic Synthesis,* habe ich gezeigt, daß der Schizophrene nicht der einzige Realitäts-Flüchtling ist. Auch der kreative Mensch fühlt sich als Gefangener inmitten von Dingen, die so sind, wie sie sind, und er will sie verändern, indem er etwas erschafft, wodurch die Welt schöner, verständlicher oder beherrschbarer werden soll. Wie ich gezeigt habe, bedienen sich Wissenschaftler, Dichter, bildende Künstler, Dramatiker und andere schöpferische Menschen ähnlicher geistiger Prozesse wie der Schizophrene – und der normale Mensch tut das, wenn er träumt. Schöpferische Menschen sind imstande, diese seltsamen geistigen Prozesse mit den üblichen logischen Mechanismen des Verstandes zu verschmelzen, und das Resultat ist schöpferische Arbeit, sind schöpferische Produkte. Der Schizophrene kann diese mühsame Synthese nicht vollziehen. Er benutzt imaginative Prozesse in destruktiver Weise. Dennoch tritt, wie ich in diesem früheren Buch gezeigt habe, durch das Studium dieser Mechanismen die Komplexität des schöpferischen Menschen klarer zutage. Mit der Schizophrenie beschäftigen wir uns nicht bloß als mit einer medizinischen und sozialen Aufgabe. Es stimmt zwar, daß unsere Betroffenheit und unser Engagement aus unserer großen Sorge um die Menschen erwächst, die an dieser Krankheit leiden. Aber darüber hinaus gibt uns das Studium dieser Krankheit die Möglichkeit, das Labyrinth des menschlichen Geistes aus ungewöhnlichen Perspektiven zu sehen – jenes in ständiger Entwicklung befindliche, niemals vollendete Phänomen, das alles in der Welt, was der Wissenschaft bekannt ist, an Komplexität übertrifft. Durch das Studium der Schizophrenie lassen wir uns auf die Erforschung des großen Mysteriums Mensch ein, sein ewiges Pendeln zwischen Wahrheit und Illusion; die Notwendigkeit, sich immer wieder neu der Liebe vergewissern zu müssen, das Hin- und Hergerissensein zwischen Liebe und Haß; seinen Konflikt zwischen dem Wunsch, die Mitmenschen zu umarmen und seiner Furcht vor ihnen; und seine beschwerliche Gratwanderung zwischen wachsendem Mißtrauen und absolutem Glauben, zwischen seinem unersättlichen Hunger nach anderen Menschen und seiner tiefen, ungeheuren Isolierung und Einsamkeit. Diese Extreme umfassen das ganze weite Panorama der menschlichen Existenz.

Immer wieder habe ich in diesem Kapitel von einem Krankheitsbild gesprochen, das ich noch nicht definiert habe. Was ist Schizophrenie? Schizophrenie ist nicht so leicht zu definieren wie Lungenentzündung, Mumps oder selbst Depression. Ich werde noch genauere Definitionen anbieten, entsprechend den Erkenntnissen, die durch andere Kapitel beigesteuert werden. Im Augenblick wollen wir Schizophrenie als einen abnormen Seelen- und Geisteszustand bezeichnen, von dem nur Menschen befallen werden: der ihre Art und Weise zu denken, zu fühlen und sich mit der Welt auseinanderzusetzen, drastisch verändert; *der bewirkt, daß sie Phantasie und Realität verwechseln;* und der sie zu fehlangepaßten Lebensweisen veranlaßt.

2. *Kapitel*
Anzeichen einer beginnenden Schizophrenie

Wenn Warnsignale übersehen werden

Joseph Monrot und Ann Marie Rufell, von denen ich im ersten Kapitel erzählt habe, waren plötzlich akut erkrankt, und für alle, die sie kannten, war dies ein nachhaltiger Schock. Diese beiden jungen Menschen schienen mitten im Leben zu stehen und wirkten so angepaßt. Kam ihre Schizophrenie aus heiterem Himmel, wie Blitz und Donner aus einem wolkenlosen Firmament?

Die schizophrene Erkrankung tritt manchmal unerwartet auf, in anderen Fällen nach einem unbedeutenden Ereignis – etwa einem kleinen Unfall –, das der Durchschnittsmensch ohne außergewöhnliche Beschwerden bewältigen oder ertragen könnte. Stimmt es wirklich, daß sich die Schizophrenie durch keinerlei warnende Anzeichen ankündigt?

Sehen wir uns mehrere Fälle an, die verschiedene Möglichkeiten eröffnen. Obwohl die Schizophrenie in jedem Alter auftreten kann, wollen wir uns in diesem Kapitel auf ihren Ausbruch in jungen Erwachsenenjahren (etwa zwischen 18 und 24), die anfälligste Periode, konzentrieren. Ich möchte betonen, daß alle in diesem Buch beschriebenen Fälle einschließlich derjenigen von Joseph Monrot und Ann Marie Rufell authentisch sind und so berichtet werden, wie sie sich tatsächlich ereigneten. Nur die Namen der Patienten wurden geändert.

Ich erinnere mich an einen Patienten, den ich vor Jahren untersuchte, ziemlich bald nach dem Ende des Zweiten Weltkriegs. Er war, nachdem er erst zwei Tage zuvor als Busfahrer eingestellt worden war, in einen geringfügigen Unfall verwickelt gewesen. Der Unfall war wirklich keine große Sache: Der Bus stieß mit einem Auto zusammen, das einen minimalen Schaden davontrug. Niemand wurde verletzt. Der Patient hatte sich dennoch stark aufgeregt und mußte nach Hause zurückkehren. Seine Frau brachte ihn sofort in meine Praxis.

Sie erzählte mir, daß der Unfall vor sieben Stunden stattgefunden hätte und daß ihr Mann seither Unsinn redete. Wie sie sagte, hätte der Mann vor dem Unfall in keiner Weise abnorm gewirkt. Sie war schwanger, und am vorangegangenen Abend hätten sie über ihre Zukunftspläne und das erwartete Kind gesprochen und seien sehr glücklich gewesen. Der Patient war sehr erregt und konnte nicht ruhig sitzen bleiben. Es war ihm klar, daß ihn etwas Wichtiges verstörte, aber er konnte nicht sagen, was es war. Während unseres Gesprächs läutete zweimal das Telefon. Jedesmal dachte er, jemand rufe seinetwegen an. Sie seien hinter ihm her. Sicher wüßten sie, wo er sei. Da er die Stimme einer Frau am anderen Ende gehört hatte, nahm er an, daß es die Stimme seiner Tante sei. Er glaubte, sie redete mit mir über ihn. Er wußte nicht, was vorging. Alles war in Bewegung, wirr und sonderbar.

Nachstehend einige seiner Aussagen, die ich wörtlich notierte: »Die Welt bewegt sich sehr schnell; sie dreht sich um eine Axt [wörtlich], aber bewegt sich immer weiter. Wenn die Menschen etwas schneller gehen, versuchen sie mit der Welt Schritt zu halten, aber das sollten sie nicht. Es ist meine verzweifelte Meinung, daß sich die Menschen beeilen, langsam, langsam, und wenn sie einen bestimmten Punkt erreichen, beginnen sie zu erkennen, daß sie schnell oder langsam gehen, und sie können die Welt nicht beurteilen, wie sie sich dreht. Die Welt hat sich verändert, sie bewegt sich schnell, bewegt sich ständig weiter. Ich konnte nicht mit ihr Schritt halten.«

Nach Abschluß der Untersuchung empfahl ich sofortige Einweisung ins Krankenhaus, und der Patient erholte sich nach einigen Monaten. Ist es wahr, daß er vor dem Unfall keinerlei Anzeichen einer Verstörung aufgewiesen hatte?

Tatsächlich war der Patient schon früher, kurz nach seiner Rückkehr aus dem Krieg, bei mir gewesen. Es war ihm damals schwergefallen, sich wieder an das Leben eines Zivilisten zu gewöhnen, und er hatte geschwankt, ob er sich für die Armee weiterverpflichten sollte. Er hatte mich auf Anraten des Amtes für Rehabilitation der Veterans Administration konsultiert. Der Patient war damals verlobt, aber beschäftigungslos. Nach seinem zweiten Besuch bei mir glaubte er, keine weitere Behandlung zu benötigen, und es gelang mir nicht, ihn zu überreden, sie fortzusetzen. Ich versuchte ihm zu erklären, daß er sehr ängstlich wirke und daß seine Angst übertrieben erscheine, obwohl ein gewisses Maß an Sorge berechtigt sei, weil er keine Arbeit habe und dennoch heiraten wolle. Ich schlug ihm vor, wir sollten gemeinsam versuchen herauszufinden, warum er sich so unsicher fühlte, und was man dagegen tun könnte. Er lehnte ab, nicht zuletzt auch deshalb, weil ihn seine Familie darin bestärkt hatte, daß er in Ordnung sei, daß seine einzige Schwierigkeit sein Beschäftigungsmangel sei und daß alle seine Probleme gelöst wären, sobald er Arbeit gefunden hätte.

Obwohl er hervorhob, daß es seine Familie war, die ihn von alldem überzeugt hätte, verbot er mir, mit ihr Kontakt aufzunehmen. Als einen Grund unter anderem für den Abbruch der Behandlung gab er an, er müsse zu wohlhabenden und einflußreichen Verwandten fahren, die ihm wahrscheinlich eine gute Stellung verschaffen könnten. Es waren keine Anzeichen von Schizophrenie feststellbar, als mich dieser Patient konsultierte; dennoch wußte ich, daß sein Zustand bedenklich war.

Drei Monate später erhielt ich den Anruf von seiner Frau. Als mich die beiden in der Praxis aufsuchten, erfuhr ich von ihr, daß sie erst seit einem Monat mit dem Patienten verheiratet war. Seine Verwandten hatten ihr Versprechen nicht gehalten, aber der Patient hatte sich mit Gelegenheitsarbeiten durchgebracht, und »alles schien in Ordnung zu sein«. Zwei Tage zuvor hatte er die Stelle als Busfahrer erhalten.

Ich glaube, es läßt sich beurteilen, was hinter dieser »überraschenden« schizophrenen Krise steckt. Nach seiner Rückkehr aus der Armee hatte der Patient versucht, sich wieder an das Zivilleben anzupassen. Aber alte persönliche Schwierigkeiten, wie seine Schüchternheit und Ängstlichkeit, seine Unentschlossenheit und sein Mangel an Initiative – die während seines Armeedienstes nicht so offen zutage getreten waren – zeigten sich aufs neue, sobald er wieder Zivilist geworden war. Sie hinderten ihn daran, wieder Fuß zu fassen. Gleichzeitig mit dem Wiederauftreten seiner persönlichen Schwierigkeiten versetzten ihn die Anforderungen, die an ihn gestellt wurden oder die er selbst an sich stellte, in einen Zustand der Unruhe. Er glaubte, die Frau, mit der er so lange verlobt gewesen war und die auf seine Rückkehr gewartet hatte, so schnell wie möglich heiraten zu sollen. Seine Verwandten enttäuschten ihn, und es erwies sich als Fehler, daß er sich auf sie verlassen hatte. Er hätte sich natürlich nicht auf sie, sondern auf seine eigenen Fähigkeiten verlassen sollen. Er hatte jedoch kein Vertrauen zu sich selbst; er fühlte sich unsicher, insbesondere, da er über keine speziellen Fertigkeiten verfügte, die er einem potentiellen Arbeitgeber hätte anbieten können. Er hatte weder einen Beruf noch ein Handwerk erlernt, weil ihn ein tiefsitzendes Minderwertigkeitsgefühl glauben ließ, daß er in keiner Schule Erfolg haben würde. Auch jetzt hinderte ihn sein Gefühl der Unsicherheit daran, sich mit Hilfe der G. I. Bill of Rights (gesetzlicher Anspruch ehemaliger Armeeangehöriger auf ein staatliches Stipendium – Anm. d. Übers.) eine Ausbildung zu verschaffen. Eine Reihe ungewöhnlicher und unerfreulicher Umstände in seiner Kindheit hatte ihm dieses Gefühl der Unzulänglichkeit vermittelt.

Trotz alledem hatte sich der Patient eine gute Stelle als Busfahrer gesichert; zwei Tage später erlitt er den Unfall. Er glaubte, daß er nun die Stelle verlieren würde, und diese Überzeugung verstärkte sein tiefsitzendes Gefühl der Wertlosigkeit. Der Unfall war für ihn ein Beweis seiner Untüchtigkeit. Für ihn war das besonders schlimm, weil ihm die Arbeitsmöglichkeit so viel bedeutete. Fast seine gesamte Sicherheit beruhte darauf, daß er eine einträgliche Stelle hatte – eine wacklige Basis. Jetzt würde niemand mehr Vertrauen zu ihm haben. Seine Verwandten hatten recht, daß sie ihm keine Stelle anvertraut hatten. Er war hoffnungslos untüchtig; er war nicht imstande, mit dem Leben Schritt zu halten. Diese Gedanken versetzten seiner Selbstachtung und seinem Identitätsgefühl einen Schlag, den er nicht aushalten konnte. Er begann irrational zu denken, und seine Gedanken verwirrten sich. Er sah die Welt in ungewöhnlicher Weise – in schneller Bewegung, so schnell, daß er damit nicht Schritt halten konnte. Das diffuse und doch alles durchtränkende Gefühl von Unzulänglichkeit veränderte sich durch die Krankheit in das Empfinden, physisch nicht imstande zu sein, mit der Bewegung der Welt Schritt zu halten. Der Unfall mit dem Auto löste wahrscheinlich diese Vorstellung von Bewegung aus. Abwegige Ideen (wie die, daß seine Tante mich anrufen könnte), erfüllten ihn offensichtlich einige Stunden nach Ausbruch der Krankheit, und eine Wahnvorstellung jagte die andere. Er sah die Dinge bereits in anderer, verwirrter Weise und versuchte, die Realität umzudeuten.

Manche Leser könnten mit Recht einwenden, daß doch wohl die meisten Menschen bloß wegen eines kleinen Unfalls wie dem oben beschriebenen nicht Schizophrenie bekommen hätten. Selbst wenn sich ein Unfall nach einer Reihe unangenehmer und demoralisierender Lebenserfahrungen ereignet, sind die meisten Menschen imstande, damit fertigzuwerden. Manche würden die Hypothese vertreten, die Krankheit des Exsoldaten sei die Folge einer biochemischen Veränderung des Gehirns, und der Unfall sei bloß der Tropfen gewesen, der das Faß zum Überlaufen brachte.

Ich möchte mich an diesem Punkt nicht auf eine Erörterung der Ursachen von Schizophrenie einlassen. Dies ist ein kompliziertes Thema, mit dem ich mich in späteren Abschnitten auseinandersetzen werde. Im Hinblick auf diesen Patienten können wir jedoch sagen, daß er wahrscheinlich außergewöhnlich sensibel war und deshalb manche Umstände weniger gut bewältigen konnte und auf bestimmte Situationen mit größerer Betroffenheit reagierte. Wie wir später sehen werden, könnte man sogar sagen, daß er bei sehr unangenehmen Erlebnissen zu biochemischen Reaktionen des Gehirns in Quantitäten neigte, die sich von denen der Durchschnittsmenschen unterscheiden. Viele andere Eigenheiten können jedoch nicht leichtgenommen werden. Was es mit der speziellen Sensibilität oder Verletzbarkeit des Patienten auch auf sich gehabt haben mochte, sie hätte nicht ausgereicht, die Störung auszulösen, wenn sie nicht Gelegenheit gehabt hätte, seine negativen Einstellungen zum Leben bis zum Crescendo zu verstärken. Die ungünstigen psychologischen Faktoren erhöhten ihrerseits die Sensibilität und Verletzbarkeit des Patienten.

Wir können es auch nicht für einen Zufall halten, daß sich der Ausbruch der Krankheit am Tage des Unfalls ereignete. Hätte jede andere Art von Mißgeschick den Anfall an diesem Tag auslösen können? Wenn der Patient beispielsweise auf dem Gehsteig gestürzt wäre und sich ein Bein gebrochen hätte, wäre er dann auch schizophren geworden? Die Antwort ist nein. Auf dem Gehsteig auszurutschen und sich ein Bein zu brechen, hätte nicht dieselbe Bedeutung für ihn gehabt. Der psychisch traumatisierende Unfall mußte etwas sein, was als Beweis seiner Unzulänglichkeit interpretiert werden konnte und daher seiner Selbstachtung einen Schlag versetzte. Der Patient war mir bei seinen ersten Besuchen sehr verletzbar erschienen. Ich hatte in seiner Unsicherheit Anzeichen kommender Schwierigkeiten erkannt, und deshalb hatte ich ihn gedrängt, die Behandlung fortzusetzen; aber es war mir nicht gelungen, gegen den

Einfluß seiner Verwandten, bzw. gegen seine eigenen Wünsche anzukommen.

Dieser Fall ist in mehrfacher Hinsicht aufschlußreich. Zunächst einmal mußte ich mich fragen, ob ich Fehler gemacht hatte. Ich glaube inzwischen, daß ich die Fortsetzung der Behandlung trotz des starken Widerstands viel nachdrücklicher hätte empfehlen sollen. Ich muß jedoch sagen, daß ich vor mehr als dreißig Jahren, als sich dieser Vorfall ereignete, in Einklang mit den damals verfügbaren Erkenntnissen handelte. Außerdem wissen wir, daß selbst in Fällen, in denen wir Anzeichen bevorstehender Schwierigkeiten erkennen, diese Schwierigkeiten vielleicht nicht eintreten. Ich war auch damals wie heute der Auffassung, daß ein Psychiater – selbst wenn er Anzeichen von Gefahr bemerkt – nur Empfehlungen aussprechen kann und die endgültige Entscheidung dem Patienten und seinen nächsten Verwandten überlassen muß. Wenn der Patient nicht imstande ist, selbst zu entscheiden, sollte die Familie die Empfehlungen des Psychiaters genau befolgen, wenn nicht gewichtige Gründe dagegen sprechen. In diesem Fall hätte der Ausbruch der Schizophrenie verhindert werden können, wenn der Patient die Behandlung fortgesetzt hätte. Falls er eine anlagebedingte Schwäche hatte, so war diese nicht augenfällig. Niemand hatte je den Verdacht gehegt, dieser junge Mann könnte ernsthaft gefährdet sein, bis er krank wurde. Die Weichenstellung zur Schizophrenie hätte auch vor langer Zeit, in seiner Jugend, geändert werden können, wenn etwas zur Veränderung seines negativen Selbstbildes unternommen worden wäre.

Kehren wir nochmals zu dem im ersten Kapitel erwähnten Beispiel von Joseph Monrot zurück. Alle waren entsetzt über die Plötzlichkeit seines Zusammenbruchs, doch war vielen bewußt gewesen, daß er unzufrieden war. Seine Familie hatte gespürt, daß er bemüht war, seine Unzufriedenheit zu beherrschen und nicht darüber zu sprechen, als schäme er sich deswegen. Seine Eltern und seine Schwester hatten bemerkt, daß es ihm immer schwerer fiel, morgens aufzustehen, aber niemand hatte erkannt, daß die eigentliche, ständig zunehmende Schwierigkeit für Joseph darin bestand, jedem neuen Tag ins Auge zu sehen. Eines Morgens schien der Wecker dann so laut zu rasseln, daß er das Gefühl hatte, aufstehen zu müssen, gleichgültig wie schwer der Tag auch sein würde. Alle mußten aufstehen. Der Wecker riß die ganze Stadt aus dem Schlaf und konfrontierte sie mit einer harten, furchtbaren Realität. Seine Eltern hatten eine Veränderung an ihm bemerkt, aber sie wollten ihm nicht zu nahe treten. Sie glaubten, kein Recht zu haben, ihn zu fragen, und sie fanden nie heraus, was ihn belastete. Josephs Unfähigkeit, dem Tag ins Auge zu sehen, hatte eine lange, traurige Vorgeschichte. Der Wunsch seiner Eltern, »ihm nicht zu nahe zu treten«, war eine Rationalisierung; sie fühlten sich ihm nicht nahe genug, um ihm persönliche Fragen zu stellen.

Ann Marie Rufell hatte gegenüber ihren Eltern geäußert, sie fühle sich nicht begehrenswert, kein Mann würde sie je lieben und heiraten, und sie würde nie eine Beschäftigung finden, die ihren Wunschträumen entspräche. Aber ihre Bemerkungen wurden von ihrer Familie immer als pessimistisch, in keiner Weise den Umständen angemessen und keiner ernsten Überlegung wert erachtet. Deshalb behielt Ann Marie alles für sich, was sie verstörte. Sie ließ keine Warnsignale an die Oberfläche dringen, denn die waren unangenehm, nicht nur für andere, sondern auch für sie selbst, und sie wollte sie nicht wahrnehmen.

Akute Anzeichen

In diesem Kapitel werde ich auf andere Beispiele eingehen, auf Situationen, in denen akut warnende Anzeichen eines bevorstehenden Ausbruchs von Schizophrenie auftreten, sowie auf einige, in denen sie sich nur langsam manifestieren. Ich werde auch einige Symptome beschreiben, die irrtümlich für schizophrene Symptome gehalten werden und die Angehörigen unbegründete Angst einjagen.

Eine Situation, die ich oft erlebt habe, ist die folgende. Ein junger Mensch in der Ausbildung, ein Schüler oder Student im ersten Studienjahr ruft seine Eltern an. Es geht ihm nicht gut; er hat das Gefühl, das Studium, bzw. das Pensum nicht zu schaffen. Er glaubt »durchzudrehen«, »den Verstand zu verlieren«. Wie sollen Eltern reagieren? Ist der Anruf als echte Warnung zu interpretieren, daß der junge Mann tatsächlich »den Verstand verliert«, als Omen einer drohenden Schizophrenie? Nicht notwendigerweise. Eltern wissen, daß es Jugendlichen, die zum ersten Mal von zu Hause weg sind, überaus schwerfallen kann, sich an eine neue Umgebung anzupassen, in der sie für sich selbst sorgen, neue Freundschaften schließen und hohen, beispielsweise akademischen, Anforderungen genügen müssen. Die Eltern sollten dem Sohn oder der Tochter Mut zusprechen und ihnen sagen, daß diese Schwierigkeiten verbreitet sind und allmählich überwunden werden müssen. Die Eltern sollten den jungen Mann oder das junge Mädchen auch auffordern, sich bald wieder zu melden, und sie sollten selbst am nächsten Tag wieder anrufen, um sich zu vergewissern, daß der akute Angstzustand vorüber ist.

Wenn sich die Angst jedoch nicht gelegt hat, wenn sie ohne Grund zugenommen hat, wenn der Jugendliche, bzw. der Student mit Panik verratender Stimme immer wieder anruft, und wenn er immer wieder beschwört, daß er das Gefühl habe durchzudrehen, dann müssen seine Worte als ein Appell gewertet werden, als eine Botschaft, daß er vielleicht ernsthaft bezweifelt, mit einer Situation fertigwerden zu können, die an diesem Punkt, da er zum ersten Mal von zu Hause fort ist, so mit Angst befrachtet ist. Zu Hause mag er gut zurechtgekommen sein und den Eindruck erweckt haben, für ein Studium reif zu sein, aber diesen Eindruck machte er nur in der schützenden Umgebung der Familie, wo Vater und Mutter viele Dinge für ihn erledigten.

Was können Eltern in so einem Fall tun? Verschiedene Verhaltensweisen kommen in Frage – so kann man beispielsweise Freunde oder Bekannte, die in der Nähe der Universität wohnen, bitten, den Studenten zu besuchen, ihm Mut zu machen und den Eltern über ihre Einschätzung der Situation zu berichten. Am besten ist es freilich, wenn die Mutter oder der Vater (oder beide) sofort kommen und zwei oder drei Tage bei ihm zubringen, um die Sache abschätzen zu können. Wenn ihm nichts weiter fehlt als Ermutigung und Liebesbeweise seitens der Eltern, die er so sehr vermißt, Ratschläge, wie er mit all den neuen Anforderungen fertigwerden kann, mit denen er sich herumschlagen muß, und wenn er danach das Gefühl hat, seinen Seelenfrieden wiedergefunden zu haben, dann sollten ihn die Eltern wieder verlassen, froh, etwas sehr Wichtiges erreicht zu haben.

Aber wenn der Student in seinem Angstzustand verharrt und sich dagegen sträubt, die Eltern wieder wegfahren zu lassen, wenn seine Unsicherheit zu eskalieren scheint, und wenn er den Beschwichtigungsversuchen der Eltern ständig widerspricht und sie zu überzeugen versucht, daß ihm ihr Zuspruch nichts nützt, weil ihm weitere

Gefahren drohen, dann sollten die Eltern ernsthaft überlegen, ihn mit nach Hause zu nehmen, vorzugsweise nachdem sie einen Fachmann konsultiert haben.

Das bedeutet nicht, daß der Junge oder das Mädchen auf ein Studium bzw. eine Ausbildung verzichten müssen. Vielleicht muß es nur aufgeschoben werden, möglicherweise bloß um ein halbes Jahr, in dem er oder sie sich einer Psychotherapie unterziehen und die Ursachen der Angst analysieren können. Es ist immer eine ernste Entscheidung, ein Studium oder eine Ausbildung zu unterbrechen, ernst sowohl für die Eltern als auch für den jungen Menschen, nach so vielen freudigen Vorbereitungen und hochfliegenden Plänen; aber so unerfreulich es auch sein mag, es ist eine Entscheidung, die Menschen manchmal treffen müssen, um schwerer wiegende Probleme abzuwenden.

An diesem Punkt mögen sich manche Leser fragen, ob ich das Weggehen von zu Hause und den Beginn eines Studiums oder einer Ausbildung als solche für ausreichend erachte, eine der schwersten Geistesstörungen auszulösen. Natürlich nicht. Mehr als 99 Prozent aller Hochschulstudenten machen keinen solchen Zustand völliger Verunsicherung durch. Aber in Fällen, wie den oben beschriebenen, war der Boden bereitet für das, was man als präschizophrene Panik bezeichnet. Viele Umstände, einschließlich einer Kette spezieller psychologischer Ereignisse, die zuvor nicht als schädlich angesehen worden waren, und andere Faktoren (die an späterer Stelle behandelt werden) wie bestimmte biochemische Mechanismen des Organismus oder eine spezielle Empfindlichkeit des Nervensystems mögen dazu beigetragen haben, ein Klima der Unsicherheit und Instabilität zu schaffen, durch das die Studentin oder der Student in große Gefahr geraten ist. Diese Anfälligkeit, die in der häuslichen Umgebung nicht gravierend ist, hat sich in der neuen Situation sprunghaft erhöht. Könnte diese Anfälligkeit nicht zutage treten, wenn der junge Student mit anderen Schwierigkeiten zu kämpfen hat?

Nehmen wir an, daß der Student sein Studium nicht fortsetzt, sondern einen Job findet. Auch diese neue Aufgabe stellt eine Herausforderung dar. Könnte er nicht bei seinen Versuchen, sie zu bewältigen, zusammenbrechen? Mit anderen Worten, wird der oder die Betreffende immer jemand sein, der äußerst behutsam behandelt und geschont werden muß und dem keinerlei Belastungen zugemutet werden dürfen? Das ist gewiß nicht zwangsläufig so. Jeder Fall muß individuell untersucht werden.

Psychiater, die sich mit den psychischen Voraussetzungen der Schizophrenie beschäftigt haben, wissen, daß es bestimmte Situationen gibt, die zwar von fast allen als belastend empfunden werden mögen, aber nur bei wenigen Menschen ernste Konsequenzen auslösen. Mit anderen Worten, die Schwelle, die überschritten werden muß, damit ein Zustand präschizophrener Panik eintritt, ist nicht für alle gleich. Eine niedrige Schwelle kann manchmal auf biochemische oder ererbte Faktoren zurückgeführt werden, häufiger auf eine Kette psychologischer Ereignisse. Das Gefühl, es beruflich »nicht zu schaffen«, das der zu Beginn dieses Kapitels erwähnte Exsoldat erlebte und das auch bei manchen Studenten auftritt, ist wegen der besonderen Bedeutung, die der Patient dem das Gefühl auslösenden Ereignis zuschreibt, besonders destruktiv. Wenn ein Vorfall als ernster Schlag gegen das eigene Selbstbild erlebt wird, ist die Wahrscheinlichkeit eines psychischen Zusammenbruchs größer.

In Hinblick auf den Exsoldaten bemerkte ich, daß eine Situation gefährlich ist, wenn sie den Patienten an seiner verletzbaren Stelle berührt. Diese verletzbare Stelle wird manchmal selbst von einem kompetenten Psychiater nicht entdeckt. Meistens wird sie jedoch deshalb nicht entdeckt, weil die Frühsymptome ignoriert wurden. Die Eltern beachten diese Anzeichen manchmal nicht oder weigern sich, sie zu sehen. Ihre Absichten sind gut und ihre Gefühle verständlich. Es ist schmerzlich für Eltern zuzugeben, daß die Freunde ihrer Kinder reif für ein Studium sind, ihr eigener Sprößling hingegen nicht. Sie ignorieren seine Appelle um Hilfe. Es gibt viele mögliche Konsequenzen: Der Student könnte krank werden oder nach Fluchtmöglichkeiten suchen, um seiner Angst zu entgehen. Zwei Fluchtwege werden relativ häufig eingeschlagen. Der erste ist sexuelles Verhalten, das mit der bisherigen Persönlichkeit, den Prinzipien oder Zielen des Patienten nicht in Einklang steht und zu noch größerer Unzufriedenheit führt. Der zweite ist der unmäßige Gebrauch nicht nur von Marihuana oder Haschisch, sondern möglicherweise von Meskalin oder LSD. Während der erste Weg, so anstößig er den Eltern erscheinen mag, den Ausbruch einer Psychose verzögern kann, wird er durch den zweiten oft beschleunigt.

Die Abwesenheit von zu Hause – aus welchem Grund auch immer

– nicht nur wegen eines Studiums – kann das Risiko einer Schizophrenie stark erhöhen. Die Panik, die ich bei Studenten beschrieben habe, tritt mindestens ebenso häufig bei Kindern auf, die an einem Ferienlager teilnehmen. Ihr Auftreten im Lager ist jedoch aus zwei Gründen weniger gefährlich. Erstens haben die Lagerteilnehmer noch nicht das Alter erreicht, in dem eine Schizophrenie gewöhnlich auftritt. Die Persönlichkeit ist in der Regel noch nicht differenziert genug, um sich in die tiefen Konflikte zu verstricken, die zur Schizophrenie führen können. Zweitens sind die Eltern eher bereit, das Kind notfalls aus einem Ferienlager nach Hause zu holen, sowohl, weil es noch jünger ist, als auch, weil sie dem Lageraufenthalt geringere Bedeutung beimessen als dem Studium.

Bei Auslandsaufenthalten leiden Jugendliche oft unter Heimweh, sie fühlen sich in dem fremden Land verloren und sehnen sich danach, zu ihrer Familie zurückzukehren. Sie leiden vielleicht darunter, fern von vertrauten Personen zu sein oder den Kontakt zu diesen zu verlieren; und diese Gefühle können Furcht auslösen. Wenn die Unruhe anhält, sollte man den jungen Leuten raten, bei der ersten Gelegenheit nach Hause zurückzukehren.

Ein anderer Umstand, durch den sich eine oft unvermutete Anfälligkeit für Schizophrenie drastisch erhöhen kann, ist die Mutterschaft. Die Geburt eines Kindes ist ein Ereignis, dem in der Regel mit Freude entgegengesehen wird. Die Frau kann das Gefühl haben, daß ihre weibliche Identität in den Vordergrund treten wird, sobald sie ein Kind zur Welt gebracht hat, und daß ihr die Mutterliebe Gelegenheit geben wird, einen weiten Bereich ihrer Persönlichkeit zu entfalten. Sobald das Kind da ist, kann ihr die Realität jedoch ganz anders erscheinen. In solchen Fällen beginnt sich die junge Mutter etwa drei Tage nach der Entbindung ängstlich, mißtrauisch und nervös zu fühlen; dann wird sie in einer typisch schizophrenen Art irrational und inkohärent. Zum Glück kommt dies nicht häufig vor, aber auch in diesen Fällen hätten kleine Warnsignale zeigen können, daß die Frau noch nicht bereit für Geburt und Mutterschaft ist, und das Unheil hätte sich abwenden lassen.

Vielleicht hat die Frau einem Druck nachgegeben, der von ihrem Mann, ihren Eltern oder Schwiegereltern oder von der Gesellschaft auf sie ausgeübt wurde; in Wirklichkeit aber hatte sie ernste Zweifel: Wird sie eine gute Mutter sein? Zieht sie einen unbewußten Vergleich zwischen ihrer Mutter und sich? Wird es ihr gelingen, eine ebenso gute Mutter zu sein, wie es ihre eigene Mutter war? Oder, und das ist häufiger, wird sie ihrem Kind eine ebenso schlechte Mutter sein, wie ihre Mutter es ihr gegenüber war? Will sie wirklich ein Kind haben? Will sie wirklich ihren Beruf aufgeben, um für ihr Kind zu sorgen? Sie glaubt es nicht. Sie wollte eigentlich gar nicht Mutter sein; sie hält sich nicht für fähig, eine gute Mutter zu sein. Sie sieht sich als eine Frau, die versagt hat, oder gar als ein Scheusal, das keine Mutter sein kann.

Verzerrungen der Realität, unangemessene Befürchtungen, Übertreibungen und falsche Vorstellungen können sie in einen Zustand der Verzweiflung treiben, in dem sie anfällig für geistige und psychische Störungen ist, sei es eine tiefe Depression oder Schizophrenie. Hätte sie ihre Unsicherheit vor oder selbst während der Schwangerschaft einem Therapeuten anvertraut, dann wäre sie entsprechend geleitet worden, und die Krankheit hätte sich wahrscheinlich abwenden lassen. Selbst eine offene Aussprache mit ihrem Mann oder einer engen Freundin hätte ihr geholfen. Viele Frauen kennen solche Konflikte nicht. Manche leiden darunter, aber sind imstande, sie zu bewältigen. Einige wenige werden jedoch, aus welchen biochemischen oder psychologischen Gründen auch immer, nicht mit ihnen fertig. Die Konflikte nehmen nach der Geburt, wenn die Patienten mit dem Kind konfrontiert sind, weiter zu.

Wenn es uns gelingt, die Bedingungen zu beseitigen oder zu verändern, die Streß verursachen und die Anfälligkeit der Patientin erhöhen, dann können wir die Krankheit vielleicht abwenden. Wenn wir die Bedingungen zu verbessern suchen, nachdem die Krankheit ausgebrochen ist, wird es uns vielleicht nicht möglich sein, die Patientin zu heilen. Sobald die Krankheit eingesetzt hat, ist viel mehr erforderlich als die Beseitigung der belastenden Situation. Eine aufwendige Behandlung, die oft eine ausgedehnte Psychotherapie, unterstützt durch Medikamente, erfordert, ist notwendig, um die Geistesstörung zu neutralisieren bzw. zu überwinden.

Eine kleine Minderheit von Fachleuten ist der Ansicht, daß es besser sei, eine schizophrene Episode durchzumachen und davon zu genesen, als sie zu vermeiden und die Krankheit in einem latenten Zustand zu halten. Der Ausbruch einer Krankheit stärkt ihrer Meinung nach die Persönlichkeit. Ich stimme dieser Auffassung keinesfalls zu.

Obwohl es stimmt, daß manche Patienten infolge der Krankheit und insbesondere der Behandlung eine stärkere Persönlichkeit entwikkeln, ist dieses Resultat ungewiß. Das Risiko bleibt groß. Das beste, was wir in bezug auf die Schizophrenie tun können, ist, die Geistesstörung zu verhindern, wie wir im elften Kapitel im einzelnen genauer sehen werden.

Schleichende Anzeichen

Bisher habe ich Fälle beschrieben, in denen warnende Anzeichen von Schizophrenie akut und plötzlich auftreten, oft infolge eines besonderen und ungewöhnlichen Ereignisses, und sich in einer Weise manifestieren, die leicht zu entdecken ist.

In den meisten Fällen sind diese Warnsignale jedoch weniger offenkundig und entwickeln sich über lange Zeiträume. Der Korrektheit halber muß ich erwähnen, daß diese schleichenden, langsam sich entwickelnden Anzeichen oft auch in Fällen wie den eben beschriebenen vorhanden waren, wo schließlich akute Auslöser hinzukamen. Ich möchte nun eine knappe Darstellung dieser weniger offensichtlichen Signale geben. (Diese Frage wird in einem späteren Kapitel, das sich mit der Vorbeugung gegen Schizophrenie befaßt, erneut aufgegriffen werden.)

Zunächst möchte ich ausdrücklich klarstellen, daß keines dieser Anzeichen ein sicheres oder auch nur mutmaßliches Symptom von Schizophrenie ist. Tatsache ist, daß bei den meisten solchermaßen auffälligen Personen niemals eine Schizophrenie auftritt. Wir müssen jedoch sagen, daß verglichen mit der übrigen Bevölkerung das Risiko, an Schizophrenie zu erkranken, für diese Menschen um ein Vielfaches höher ist. Ich werde mehrere Möglichkeiten in der Reihenfolge ihrer Gefährlichkeit anführen.

1. Die Persönlichkeit des oder der Betreffenden hat sich in auffallender Weise verändert. In manchen Fällen hat sich der Wandel so langsam vollzogen, daß die Menschen, die mit dem Betreffenden zusammenleben, es nicht bemerkt haben. Ein Verwandter oder eine Freundin, die in einer anderen Stadt leben und den Patienten nach relativ langer Zeit wiedersehen, finden, daß er nicht mehr derselbe

Mensch zu sein scheint. Er wirkt weniger wach, zögernder, unentschiedener. Wenn er ein guter Schüler war, ist er jetzt weitaus weniger fleißig und in Gefahr, zu versagen und die Schule verlassen zu müssen. Er scheint sich für viele Dinge nicht mehr zu interessieren, die ihm früher sehr viel bedeuteten.

In anderen Fällen tritt das Gegenteil ein. Der Patient ist viel extravertierter, manchmal geradezu impertinent. War er zuvor eher schüchtern und in mancher Hinsicht sehr konservativ gewesen – beispielsweise in seinen sexuellen Einstellungen – so macht er jetzt anderen Anträge oder provoziert sie mit anzüglichen Worten oder Gesten. In manchen Fällen sagt der Betreffende seinen Angehörigen und seinen Freunden offen, daß er seine Impulse nicht unter Kontrolle halten könne. Er müsse gewisse Handlungen ausführen, für die er eigentlich verantwortlich sei, und dennoch habe er das Gefühl, daß es im Grunde nicht er sei, von dem diese Handlungen ausgingen. Manche dieser Patienten werden gelegentlich mit »Psychopathen« oder »Soziopathen« verwechselt – Menschen mit einer Persönlichkeitsstörung, die sie zu asozialem Verhalten wie Diebstahl zur Befriedigung ihrer Wünsche veranlaßt. Menschen mit einem hohen Schizophrenierisiko sind jedoch keine Psychopathen; selbst wenn sie schizophren werden, ist ihre Heilungschance besser als die eines Psychopathen.

2. Der oder die Betreffende ist ruhelos, immer aktiv, stellt viele überflüssige Fragen, wird sehr empfindlich und mißdeutet harmlose Bemerkungen von Familienmitgliedern oder anderen oder versteht sie als abwertende Anspielungen. Wenn eine Mutter beispielsweise ihre Tochter fragt, warum sie ein bestimmtes Kleid trage, kann die Tochter diese Bemerkung als unerträgliche Kritik und Verletzung ihrer Selbstachtung interpretieren, als hätte die Mutter sagen wollen: »Wie unpassend, dieses Kleid zu tragen.« Besonders beunruhigend ist die Tatsache, daß diese Mißverständnisse immer häufiger und speziell in Situationen auftreten, in denen sie niemand erwartet hätte.

Den anderen werden (fälschlicherweise) bestimmte Absichten zugeschrieben. Diese Mißverständnisse treten manchmal wegen unzulänglicher Kommunikation zwischen Menschen auf, die einander nicht voll und ganz akzeptieren. So ereignen sich Mißverständnisse häufig zwischen Schwiegermüttern und Schwiegertöchtern oder zwischen Stiefmüttern und Stiefkindern, seltener zwischen Stiefvätern und Stiefkindern. Wenn sich diese Mißverständnisse jedoch bis zur Absurdität häufen, dann ist dies ein Zeichen dafür, daß der Betreffende akut gefährdet ist.

So meinte ein siebzehnjähriges Mädchen beispielsweise, ihre Stiefmutter spiele absichtlich Mozart und Vivaldi auf der Stereoanlage, um sie zu ärgern. Die Stiefmutter hätte wissen müssen, daß sie nur Rockmusik mochte. Diese kleine Episode sagt uns mancherlei. Natürlich stand hinter dieser Fehldeutung – die der Stiefmutter eine böse Absicht unterstellte – die Rivalität mit der Stiefmutter und der Groll darüber, daß der Vater des Mädchens kurz nach dem Tod ihrer Mutter wieder geheiratet hatte. Es ist auch möglich, daß die Stiefmutter ihre Stieftochter ablehnte und sich über deren Bedürfnisse und Wünsche – beispielsweise, gelegentlich Rockmusik zu spielen – hinwegsetzte. Die Tatsache, daß das junge Mädchen der Stiefmutter diese böse Absicht zuschrieb, ging jedoch über gewöhnliche Mißverständnisse hinaus und hätte besondere Aufmerksamkeit verdient.

Manchmal ereignen sich diese Mißverständnisse bei der Arbeit. Der Betreffende hat das Gefühl, sein Chef sei unfair, verlange zuviel oder mache unangebrachte Bemerkungen.

3. Ein Verhaltensmuster, das früher viel verbreiteter war, aber auch heute noch häufig vorkommt, ist ein allmählicher Rückzug aus dem Leben. Der Betreffende wird immer reservierter und verschlossener, ein in sich gekehrter Mensch. In manchen Fällen scheint er sich zu bemühen, so unauffällig wie möglich zu wirken. Es ist, als lebe er in einem Elfenbeinturm oder als trenne ihn eine unsichtbare Schranke vom Rest der Welt. Er wirkt weniger spontan oder sogar gleichgültig gegenüber den Vorgängen um ihn herum und erweckt den Anschein, als wolle er seine Bedürfnisse, seine Kontakte mit anderen und seine eigenen Unternehmungen auf ein absolutes Minimum reduzieren. In manchen Fällen, in denen er noch persönliche Beziehungen aufrechterhält, scheint er sich von anderen manipulieren zu lassen.

4. Der Betreffende ist sehr unsicher und ängstlich. Obwohl er sich immer große Sorgen gemacht hat, ist seine Angst jetzt von einem Element des Zweifels durchsetzt. Er hegt immer geringere Hoffnung, daß er bei irgend etwas Erfolg haben könnte. Er erwägt die Möglichkeit, daß nichts, was er unternimmt, gelingen könnte. Er hat das Gefühl, er werde vielleicht bei allem scheitern. Er redet nicht

einmal darüber, weil ihn die Menschen mißverstehen könnten. Tatsächlich halten ihn die anderen für einen pessimistischen oder depressiven Menschen, der die Hoffnung aufgegeben hat. Aber die Wahrheit ist, daß er nicht depressiv ist; er hat nicht aufgegeben. Weil er jedoch nicht aufgegeben hat, muß er den hohen Preis zahlen, unter furchtbarer Angst zu leiden. Manchmal scheint er in bezug auf alles Angst zu haben; er kann sogar unter irrationalen Ängsten leiden.

Zwei Umstände, die Eltern oder Verwandten Sorgen machen sollten, sind exzessiver Alkoholgenuß, in wiederholten Fällen bis zum Vollrausch, und die Benutzung psychedelischer Drogen.

Übermäßiger Alkoholkonsum ist immer zu vermeiden. Aber in den Fällen, von denen wir sprechen, hat der Patient mehr als ein Alkoholproblem. Ohne sich dessen bewußt zu sein, versucht er, mit Hilfe von Alkohol eine Angst zu betäuben oder zu vertreiben, die so stark ist, daß sie einen Vorläufer der Schizophrenie darstellt. Auch psychedelische Drogen können als Fluchtwege benutzt werden, aber der Ausweg, den sie bieten, ist eine Illusion. Gegen die Angst muß entsprechend angegangen werden, oft mit professioneller Hilfe.

Die Warnsignale, die ich bisher erwähnt habe, sind besonders häufig bei Personen zwischen knapp 20 und Anfang 30. Es ist jedoch wichtig, verdächtige Anzeichen in der frühen Jugend bzw. in der Kindheit zu entdecken, wenn noch keine Gefahr droht, an Schizophrenie zu erkranken.

Erste Anzeichen drohender Gefahr werden aber leider nicht immer schon in der Jugend entdeckt. Die Adoleszenz ist ein Alter, dessen prägende Wirkung während des ganzen weiteren Lebens des Individuums zu spüren ist. Während die psychoanalytische Forschung jahrzehntelang betonte, die Kindheit sei das Alter, in dem alle Weichen gestellt werden, wodurch alle späteren Entwicklungsstadien weitgehend bestimmt werden, schreibt die heutige Forschung auch der Adoleszenz großes Gewicht für die Formung der Persönlichkeit zu. Die Adoleszenz ist ein Lebensabschnitt, der sich durch die unterschiedlichsten Eigenheiten und Verhaltensmuster auszeichnet – von dem starken Wunsch, die Erwachsenen nachzuahmen, die der Jugendliche bewundert, bis zu dem entschiedenen und wiederholten Versuch, anders zu sein und einen ganz ungewöhnlichen, unkonventionellen und wilden Lebensweg einzuschlagen. Diese starken Unterschiede sind nicht notwendigerweise präschizophren, obwohl sie den Abweichungen ähneln können, die in der Schizophrenie auftreten. Tatsächlich gibt es einige Theoretiker, die die Schizophrenie als ein mit der Adoleszenz vergleichbares Wachstumsstadium interpretieren. Andere betrachten die Adoleszenz als eine Art von Schizophrenie, von der die meisten Menschen wieder genesen. Mir scheint, diese Aussagen sind irreführend, man kann sie bestenfalls bildlich verstehen. Es stimmt, daß die Adoleszenz ein Alter ist, in dem sich neue Horizonte eröffnen und neue Gefühle entwickeln; dementsprechend ist sie ein Entwicklungsstadium, das durch Unsicherheit, Aufbegehren und auch ungewöhnliche Verhaltensmuster gekennzeichnet ist. All das mag an Schizophrenie erinnern, aber während die Adoleszenz selbst in stürmischen Perioden zu Persönlichkeitswachstum führt, bewirkt die Schizophrenie im allgemeinen eine Desintegration oder Einschränkung des Lebens.

Es gibt Fälle, in denen sich der Jugendliche sehr intensiv darum bemüht, persönliche Kontakte herzustellen. Er entwickelt daran ein Interesse, das sich bis zur Besessenheit steigern kann. Diesem plötzlichen und unersättlichen Hunger nach neuen Erfahrungen kann das genaue Gegenteil folgen, indem die sozialen Kontakte rasch fallengelassen werden, um später, in einem sich wiederholenden Kreislauf, aufs neue aufzuleben. Solche Verhaltensmuster geben zu berechtigter Sorge Anlaß. Wir müssen uns vergewissern, ob diese endlose Suche ein echtes Bedürfnis nach Wachstum und eine Erkundung des Lebens oder ein Anzeichen dafür ist, daß der Jugendliche nicht akzeptieren kann, was er erhält, oder nicht fähig ist, angemessenen Gebrauch davon zu machen. Im Zweifelsfall empfiehlt es sich, Fachleute zu Rate zu ziehen.

Manchmal treten warnende Anzeichen schon viel früher auf. Manche Jugendliche, die in der späten Adoleszenz einen überraschenden Ausbruch von Schizophrenie erleiden, sind immer »brave Kinder« gewesen, die kaum je weinten, logen oder Wutanfälle hatten. Sie machten ihren Eltern niemals Schwierigkeiten; sie gehorchten immer und fügten sich allen Anforderungen, die an sie gestellt wurden. Wenn Verhalten dieser Art anhält und durch seine Passivität auffällig wird, sollten wachsame Eltern darüber nachdenken, ob das Kind wirklich seinen inneren Frieden hat oder ob es bloß nicht aufzumukken wagt. Fügt es sich, um zu gefallen, oder um nicht zu mißfallen? Ist es wirklich ein zufriedener Mensch oder bloß jemand, der seine Unzufriedenheit nicht zeigen möchte? Oft verbirgt sich unter der Bezeichnung »braver Junge« oder »braves Mädchen« großes Leid. Passive Hinnahme des Lebens, wie es ist, ohne einen Funken von Individualität und Originalität, kennzeichnet einen Zustand, der einer näheren Untersuchung bedarf.

Falsche Anzeichen

Andererseits gibt es Verhaltensweisen und Gewohnheiten, die Eltern ohne Grund Angst einjagen. Es ist wichtig, die häufigsten zu erwähnen. Eine scheint kaum der Rede wert, weil heute fast jeder weiß, daß der alte Aberglaube jeglicher Grundlage entbehrt. Und dennoch hält sich in vielen rückständigen Winkeln der Welt die Vorstellung, daß übermäßige Masturbation zu Schizophrenie führe oder Zeichen für eine drohende Schizophrenie sei. Selbst in Lehrbüchern der Psychiatrie, die noch zu Beginn dieses Jahrhunderts erschienen, wurde immer wieder die Behauptung aufgestellt, daß exzessive Selbstbefriedigung zu Geisteskrankheit führe. Wenn es heute noch Eltern geben sollte, die das akzeptieren, dann sollten sie versuchen, diesen Glauben zu überwinden, der auf einer jahrhundertealten Tradition basiert, aber sie sollten sich nicht schämen, daran geglaubt zu haben.

Eine Eigenschaft, die manche Menschen in Alarmzustand versetzt und sie an Schizophrenie denken läßt, ist merkwürdigerweise Leichtgläubigkeit. In seltenen Fällen konsultieren erschrockene Eltern Psychiater, weil ihre Sprößlinge behaupten, an Dinge wie fliegende Untertassen, interplanetarische Kommunikation, Wiedergeburt, Astrologie, Kontaktaufnahme mit Geistern und ähnliches zu glauben. Die Möglichkeit, daß solche Gedanken irrational und ein Anzeichen von Schizophrenie sein könnten, muß in Betracht gezogen werden. Im allgemeinen ist jedoch leicht festzustellen, ob das Kind von irgendwelchen speziellen Gruppen beeinflußt wurde oder durch Dinge, die es in Zeitungen, Zeitschriften oder Büchern gelesen oder in Science-fiction-Filmen oder im Fernsehen gesehen hat. Leichtgläubigkeit kann auf mehrere verschiedene Ursachen zurückzuführen sein. Zu den häufigsten zählt das Bedürfnis, einer Gruppe anzugehören oder von ihr akzeptiert zu werden – beispielsweise einer Gruppe, die an Astrologie, übernatürliche Kräfte oder exotische Kulte glaubt. Manchmal ist Leichtgläubigkeit die Folge eines Zustands der Unsicherheit, der die kritische Urteilsfähigkeit beeinträchtigt und die Suggestibilität und Beeinflußbarkeit erhöht. Viel weniger häufig sind beschränkte Geistesgaben die Ursache solcher Vertrauensseligkeit. Auf der anderen Seite kann eine gewisse Naivität sogar eine notwendige Voraussetzung der Kreativität sein. Schöpferische Menschen neigen dazu, auch für die ausgefallensten Möglichkeiten offen zu sein; sie gestatten ihrem Denken und ihrer Phantasie, seltsame und außergewöhnliche Wege einzuschlagen. Sie lassen unglaubhafte Ideen erst dann fallen, wenn sich diese definitiv als falsch erwiesen haben.

Der Verweis auf die Kreativität bringt mich auf damit zusammenhängende Probleme. Viele Kinder und insbesondere Halbwüchsige fallen durch Eigenschaften auf, die Eltern und Freunden unnötigerweise Sorgen machen. Diese Jugendlichen wollen täglich mehrere Stunden lang allein sein; sie geben sich Tagträumen hin, lesen oder denken viel nach, statt sich mit Gleichaltrigen zusammenzutun; sie stellen Übereinstimmungen oder Ähnlichkeiten zwischen scheinbar unzusammenhängenden Dingen fest; und sie haben ein reiches Phantasieleben. Tatsächlich verfügt die Mehrzahl dieser Jugendlichen über ein schöpferisches Potential. Manche Eigenheiten, wie Mangel an Geselligkeit, Alleinsein und Tagträumen geben ihnen die Chance, sich jenseits der ausgetretenen Pfade zu tummeln. Obwohl die meisten Eltern wollen, daß ihre Kinder kreativ sind, scheinen sie großen Wert darauf zu legen, daß diese beliebt und »so wie andere Jungen und Mädchen« sind, und sie sind sehr besorgt über das, was sie für übermäßiges Faulenzen, Träumerei, Introversion und sogar Anzeichen drohender Schizophrenie halten. Diese Einstellung ist natürlich falsch. Das Alleinsein des potentiell kreativen Menschen unterscheidet sich von der quälenden Selbstisolierung des Jugendlichen, der sich aus seiner Umgebung zurückzieht. Die erste Verhaltensweise ist von dem Wunsch motiviert, sich auf den eigenen inneren Reichtum und seine seelischen Kräfte zu konzentrieren, die zweite von Furcht und dem Mißbehagen, das man in den persönlichen Beziehungen empfindet.

Manche Eltern teilen den Ärzten völlig andere Beobachtungen mit. Sie sagen, daß mit dem Kind vom Augenblick seiner Geburt an etwas nicht in Ordnung schien. Der Säugling wirkte nervös, schrie die ganze Zeit, hatte Verdauungsprobleme und so weiter. Noch in der frühen Kindheit sei mit dem Kleinen nicht auszukommen gewesen. »Selbst eine Heilige wäre mit dem Kind nicht fertiggeworden.« Manche Eltern befürchten, diese Kinder könnten in Gefahr sein, schizophren zu werden. Aller Wahrscheinlichkeit nach weist die Mehrzahl dieser sogenannten unmöglichen Kinder minimale Gehirnschäden auf und ist infolgedessen hyperaktiv. Solche Kinder rücken Möbel, öffnen Laden, fassen alles an, sind ständig in Bewegung. Zum Glück wachsen die meisten dieser Kinder spätestens in der Adoleszenz aus ihren Symptomen heraus. Während sich viele Eltern an diese Besonderheiten ihres Kindes insbesondere mit ärztlicher Hilfe anpassen können, gelingt dies anderen nicht. Solche Eltern reagieren zunehmend beunruhigt und ängstlich, und statt auf ihre Angst mit größerer Zuwendung zu antworten, versagen sie in ihrer Elternrolle. Ein Teufelskreis der Angst vom Kind zu den Eltern und von den Eltern wieder zurück zum Kind ist die Folge. Wenn dem nicht gegengesteuert wird, kann diese Situation zu Schwierigkeiten führen, die weit schwerer ins Gewicht fallen als die ursprünglichen, durch den leichten Gehirnschaden verursachten; in seltenen Fällen können sie sogar zu Schizophrenie führen. Bei entsprechender Behandlung überwinden praktisch alle diese Kinder ihre Probleme und führen als Erwachsene ein normales Leben.

Phobien (das heißt, irrationale Ängste wie die Furcht vor Dunkelheit, vor dem Alleinsein in einem Raum, die Furcht, von Tieren gebissen oder von der Mutter getrennt zu werden, etwa durch den Schulbesuch) führen im allgemeinen nicht zu Schizophrenie. Sie sollten jedoch einem Arzt zur Kenntnis gebracht werden. Phobien deuten auf ernstere Störungen hin, wenn das gefürchtete Objekt nicht ein Ding, ein Tier oder eine besondere Situation ist, sondern ein Mensch. Irrationale Ängste geben auch dann zu größerer Sorge Anlaß, wenn sie von anderen Symptomen wie Insichgekehrtheit und Mißtrauen begleitet werden.

Andere Anzeichen, die Eltern gelegentlich Sorgen machen, sind die kleinen Rituale, die Kinder erfinden. Vor dem Schlafengehen muß das Kind beispielsweise das Kissen in eine bestimmte Stellung bringen. Beim Treppensteigen überspringt es vielleicht jede zweite Stufe oder vermeidet alle Fugen auf dem Boden und so weiter. Viele Kinder weisen in irgendeinem Stadium ihrer Entwicklung diese kleinen zwanghaften Symptome auf, die jedoch kein Anzeichen einer bevorstehenden Schizophrenie sind. Eine ausgeprägte Zwanghaftigkeit sollte jedoch therapeutisch behandelt werden.

Abschließende Bemerkungen

Zusammenfassend ist zu sagen, daß wir in diesem Kapitel auf Anzeichen eingegangen sind, die im Vergleich mit der übrigen Bevölkerung auf ein erhöhtes Risiko hindeuten, an Schizophrenie zu erkranken. Wir haben auch andere Symptome erörtert, die zwar belastend sind und therapeutisch behandelt werden sollten, aber nicht mit Schizophrenie zusammenhängen. Schließlich sind wir auf verschiedene Merkmale eingegangen, die zwar Angehörige vor ein Rätsel stellen und von diesen manchmal irrtümlich für ein Anzeichen künftiger Schizophrenie gehalten werden, die aber nicht als abnorm anzusehen sind.

In diesem Kapitel haben wir uns auch klargemacht, daß Schizophrenie, die gewöhnlich im frühen Erwachsenenalter ausbricht, keine völlig neue Entwicklung, sondern die Fortsetzung eines abnormen Entwicklungsverlaufs ist, der sich unterhalb der Bewußtseinsschwelle der Familie und des Patienten vollzog. Eindeutige Anzeichen oder Tests zur Diagnose einer vorhandenen oder bevorstehenden Schizophrenie – vergleichbar mit den Laboruntersuchungen von Blut und Urin zur Feststellung von Stoffwechselstörungen, Bluterkrankungen oder Infektionen – gibt es nicht.

Viele Theoretiker sehen in der Schizophrenie ein massives Unvermögen, sich von Funktionsweisen zu trennen, die für die Kindheit normal sind. Mit anderen Worten, die Schizophrenie wäre demnach die Unfähigkeit, »erwachsen zu werden«. Diese Auffassung wird scheinbar durch die Tatsache bestätigt, daß beim Ausbruch der Krankheit eine Regression zu unreifen Denk- und Handlungsweisen erfolgt, die denen der Kindheit gleichen. Es wäre jedoch völlig falsch, den Schizophrenen als einen Menschen zu betrachten, der unreif bleibt oder der unfähig ist, sich über ein Kindheitsniveau hinauszuentwickeln.

Obwohl manche dieser Patienten gewisse unreife Züge beibehalten, haben die meisten ein fortgeschrittenes psychisches Entwicklungsstadium erreicht, bevor sie krank werden; selbst während der Krankheit manifestieren sie einen erheblichen Grad an Reife, vermischt mit manchen wiederkehrenden Zügen von Unreife.

An diesem Punkt können wir die im vorigen Kapitel versuchte Definition um die Aussage erweitern: Schizophrenie ist eine Krankheit mit einer langen, dem offenkundigen Ausbruch vorausgehenden Vorgeschichte.

3. *Kapitel*
Eine Beschreibung der Schizophrenie

In diesem Kapitel werden wir nicht nur erfahren, wie sich die Schizophrenie für den Beobachter darstellt, sondern auch, wie sie vom Patienten zu dem Zeitpunkt erlebt wird, da er diese psychische Verwandlung durchmacht. Die Schizophrenie hat tausend Gesichter. Wir können unmöglich alle ihre Aspekte schildern. Trotz der unerhörten Mannigfaltigkeit der Symptomatologie haben Psychiater jedoch zwischen mehreren verschiedenen Formen differenziert, und wir werden auf die häufigsten davon eingehen. Zuvor wollen wir jedoch einen Blick auf das Gesamtbild werfen.

Die Krankheit Schizophrenie manifestiert sich im allgemeinen in zwei Hauptformen. Die eine ist gekennzeichnet durch eine psychische Abkapselung, die von der Einstellung des Patienten gegenüber der Welt zeugt: von der ungeheuren Furcht vor der Welt, dem maßlosen Mißtrauen gegenüber den Menschen, dem beherrschenden Wunsch, allem zu entfliehen. Dieser Wunsch nach Flucht wird vom Patienten oft mit dem Gedanken oder Gefühl gerechtfertigt, daß es die Welt nicht verdiene, daß man sie wahrnimmt oder sich in sie begibt; sie ist seiner Teilnahme an ihr nicht würdig. Manchmal starrt der Kranke ausdruckslos vor sich hin, als wolle er seinen Blick nicht auf all die schrecklichen Dinge richten, die er um sich herum sieht.

Die andere Hauptform ist gekennzeichnet durch etwas, das Psychiater mit einem von Freud geprägten Begriff als *Projektion* bezeichnen. Der Patient ist besessen von einem Bündel oder System falscher Überzeugungen. Schreckliche Gefahren drohen ihm; Verfolger schmieden tausend verschiedene Komplotte gegen ihn. Die Gefahren werden so intensiv erlebt, als seien sie real, und der Patient erfährt sie als quälende Fakten.

Betrachten wir diese beiden Formen nun eingehender. Wie entstehen sie?

Der meist noch junge Patient (zwischen Pubertät und Anfang dreißig, seltener in irgendeinem anderen Alter) hat angefangen, ungewöhnliche Verhaltensweisen zu zeigen. Wie wir im zweiten Kapitel gesehen haben, können auch schon früher unübliche Wesenszüge an ihm aufgetreten sein, aber sie blieben unbemerkt oder wurden nicht beachtet. Jetzt werden sie auffällig und drängen sich in den Vordergrund, obwohl manchmal plausible Erklärungen zu finden sein mögen. Wichtige Entscheidungen, die der Patient in letzter Zeit getroffen hat, erscheinen sonderbar, obwohl auch sie in manchen Fällen zu rechtfertigen sind. Ein Student verläßt beispielsweise plötzlich die Universität, weil er überzeugt ist, sein Studium nicht zu schaffen. Ein Arbeiter kann das Gefühl haben, der Chef oder seine Kollegen seien unfair zu ihm, lehnten ihn ab oder verhielten sich ihm gegenüber respektlos. Sie wollten ihn in Schwierigkeiten bringen, ihn in ein schlechtes Licht rücken oder ihm eine schwierige Aufgabe zuschanzen. Aus bestimmten oder noch häufiger aus unbestimmten Gründen hätten sie eine Antipathie gegen ihn. In manchen Fällen weigert sich der Patient, zur Arbeit zu gehen, und verbohrt sich in unwichtig erscheinende Dinge. Diese ungewöhnlichen Wesenszüge werden schließlich unübersehbar, manchmal in einer langsamen, schleichenden, sich allmählich verstärkenden Weise; in anderen Fällen plötzlicher, wie bei den zu Beginn des ersten Kapitels erwähnten Patienten. Wie wir im vierten Kapitel noch eingehender sehen werden, verschmilzt in vielen Fällen die spezielle Ausprägung der Persönlichkeit, die die Angehörigen vor der Erkrankung bei dem Patienten festgestellt hatten, fast unmerklich mit den Anzeichen der Krankheit, so daß es unmöglich wird, genau zu erkennen, wann die Krankheit tatsächlich einsetzte.

In manchen Fällen beginnt die Krankheit mit einer Periode der Verwirrung, Erregung und Agitation. Der Patient scheint darauf erpicht, Kontakte herzustellen, alle Menschen zu erreichen, die er kennt, seine Verbindung mit einer Welt wiederherzustellen, die ihm zu entschwinden droht. Er sucht nach etwas, das er nicht finden kann. Aber manchmal weiß er nicht einmal, daß er sucht. Er will aktiv sein und manifestiert einen verstärkten Hunger nach Leben, nach Erfahrungen aller Art, aber seine Konfusion ist deutlicher erkennbar als seine Suche. Seine Erregung kann zunehmen, seine Sprache zusammenhanglos und die Störung unübersehbar werden.

In anderen Fällen fängt der Patient an, sich hypochondrisch Sorgen zu machen und spricht oft von seinen zahlreichen Krankheiten. Oder er nimmt Anstoß an seiner äußeren Erscheinung, der Form seiner

Nase, seinen Ohren, seinen vorstehenden Zähnen, seiner Brust, seinem Haar und so weiter. Während auch diese Klagen zunächst plausibel erscheinen mögen, erweisen sie sich bald als unbegründet oder als maßlose Übertreibungen und Verzerrungen der Realität.

In vielen Fällen scheint der Patient weniger interessiert am Leben, als er es früher war. Er konzentriert sich statt dessen auf irgendwelche bestimmten Probleme. Er beginnt zu glauben, daß sich bestimmte Dinge auf ihn beziehen oder eine besondere Bedeutung haben. Diese Vorstellungen bezeichnet man als Beziehungsideen. Wenn der Patient beispielsweise eine bestimmte Person auf der Straße trifft, so glaubt er, der Grund dafür sei, daß ihm der Betreffende nachspioniere. Er scheint nicht glauben zu können, daß etwas zufällig oder willkürlich passieren kann; was geschieht, geschieht nur, weil es von Menschen arrangiert und inszeniert wird. Wenn er also zufällig an ein bestimmtes Thema denkt und dieses Thema dann in der Zeitung oder in Filmen vorkommt oder wenn im Fernsehen oder im Rundfunk davon die Rede ist, dann hält er dieses Faktum nicht für einen bloßen Zufall, sondern für einen Umstand, der seinen Argwohn erregen muß.

Das Mißtrauen gegenüber anderen Menschen nimmt zu. Der Patient glaubt, daß sie ihn in einer merkwürdigen Weise anschauen; sie machen sich über ihn lustig und reden vielleicht auch hinter seinem Rücken über ihn. Er steht unter dem Einfluß obskurer Gruppen oder Organisationen wie politischer Parteien, ethnischer Minderheiten, der Mafia oder selbst Bewohnern anderer Planeten. »Sie« bewirken, daß er merkwürdige Empfindungen hat; »sie« sind schuld daran, daß er in einer Weise zu denken beginnt, die ihm fremd ist; »sie« benutzen ihn als Versuchskaninchen; »sie« zwingen ihn, in einer Weise zu handeln, über die er keine Kontrolle hat. Er erklärt nicht, wer »sie« sind. Es sind unbestimmte aggressive Menschen, entweder ein einzelner oder eine Gruppe.

Schließlich interpretiert der Patient Fakten oder Umstände in einer Weise, die sich nicht mit den Beobachtungen anderer Personen deckt. Das Haus ist verkabelt; Diktiergeräte sind versteckt, mit denen die Gedanken des Patienten aufgezeichnet werden; das Essen ist vergiftet; mit ihm werden heimlich telepathische oder hypnotische Experimente durchgeführt. Dies sind falsche Annahmen oder Wahnvorstellungen; sie sind insofern meist negativer Art, als sie den Patienten zu überzeugen scheinen, daß irgendwelche Menschen oder äußeren Kräfte ihn verfolgen und ihm etwas Böses zufügen wollen oder daß sie ihn zumindest beobachten und Unheil gegen ihn im Schilde führen. Da ist jemand, der seine Handlungen oder Gedanken kontrolliert oder die Kontrolle über sie erlangen will. Der Patient empfängt besondere Botschaften, die oft in einem Geheimcode übermittelt werden. Worte, die von Menschen benutzt werden, nehmen besondere Bedeutungen an und erscheinen ihm als Wortspiele oder Alliterationen. Manche Patienten entdecken überall solche Wortspiele; andere interpretieren die Gesten von Menschen, mit denen sie in Kontakt kommen, und selbst unbedeutende und zufällige Geräusche in besonderer Weise.

Im späteren Stadium werden die Inhalte dieser Wahnvorstellungen jedoch manchmal angenehm oder sogar grandios. Die Patientin ist eine Königin, eine Millionärin; ein berühmter Schauspieler wird sie heiraten. Der Patient mag glauben, er habe eine große Erfindung gemacht, die Geheimnisse des Universums entdeckt oder ein philosophisches System entwickelt, das die Grundfragen des Lebens erklärt. Er ist es jetzt, der durch telepathische oder hypnotische Mittel andere Menschen, das Wetter, die Börse oder die Bevölkerungsexplosion steuern kann.

Auch die Art und Weise, wie der Patient Außenreize wahrnimmt, verändert sich, denn er hört oder sieht Dinge in verzerrter Weise. Seine vertraute Umgebung erscheint ihm jetzt merkwürdig oder ungewöhnlich. Dinge und Menschen haben einen anderen Aspekt und treten in einer Weise zu ihm in Beziehung, die anders ist als früher. Die Menschen verändern ihre Dimensionen und erscheinen ihm außergewöhnlich groß oder klein. Bewegungen werden anders empfunden; der Rhythmus des Lebens ist zu schnell oder zu langsam geworden. Manchmal werden Dinge mit anderen verwechselt *(Sinnestäuschungen)*. Auch Menschen werden verwechselt. Seltsame Ähnlichkeiten werden festgestellt. Ein alter Mann auf der Straße sieht genauso aus wie der Großvater des Patienten (vielleicht ist es der Zwillingsbruder des Großvaters, von dem der Patient bisher nichts wußte).

Ebenso häufig wie Sinnestäuschungen und in manchen Fällen noch häufiger sind *Halluzinationen* oder Wahrnehmungen, die auftreten, ohne daß irgendwelche Reize in der Außenwelt sie ausgelöst haben könnten. Der Patient hört Stimmen, die mit ihm sprechen oder seinen Namen erwähnen, aber da ist niemand, der mit oder über ihn spricht. Er kann Menschen und Dinge sehen, die nicht vorhanden sind. In vielen Fällen geht den Halluzinationen das Gefühl voraus oder tritt gleichzeitig mit diesem auf, daß die eigenen Gedanken hörbar geworden sind, daß sie von Menschen, die sich in der Nähe oder sogar weit weg befinden, gehört werden können. In sehr vielen Fällen hört der Patient Stimmen, die ihn beschuldigen, ein Spion oder ein Mörder, homosexuell oder pervers zu sein, und doch ist niemand da, der diese Dinge sagt. Halluzinationen können jedes Sinnesorgan erfassen, wobei der Gehörsinn in der Regel während des ganzen Krankheitsverlaufs am häufigsten betroffen ist. Halluzinationen des Geruchs-, Geschmacks- und Tastsinns sind weitaus seltener.

In manchen Fällen wirken das allgemeine Verhalten und Gebaren des Patienten weiterhin einigermaßen normal, und die einzigen auffallenden Symptome sind seine abnormen Ideen. In anderen Fällen ist die äußere Erscheinung des Patienten ungewöhnlich und abstoßend, weil der Patient Grimassen schneidet, Worte vor sich hinmurmelt, die Lippen seltsam verzerrt oder sonderbare stereotype und manirierte Bewegungen macht und ein merkwürdiges, theatralisches oder ausgefallenes Gehabe zur Schau trägt. In manchen Fällen gestikuliert er impulsiv, weint, schreit oder brüllt vor Lachen.

Mancher Patient verhält sich in einer Weise, die in krassem Gegensatz zu seinen früheren Gewohnheiten steht. Während er vorher sexuell zurückhaltend war, wird er jetzt kühn und neigt zu unkonventionellem Verhalten. Vielleicht macht er sogar in unangebrachter und taktloser Weise sexuelle Annäherungsversuche. Wenn er zuvor unterwürfig oder zurückhaltend war, kann er jetzt streitsüchtig, ja sogar angriffslustig werden. Viele Patienten sind unfähig, aufmerksam zuzuhören, wenn sie mit anderen sprechen. Sie wiederholen dieselbe Frage, als hätten sie die bereits gegebene Antwort nicht gehört.

Emotional wirkt der Patient stark verändert. Er reagiert leicht ängstlich und furchtsam, gerät rasch in Wut oder ist mißtrauisch und zynisch. Manchmal scheint er ganz gefühlskalt, selbst wenn er über Dinge spricht, die andere Menschen gefühlsmäßig berühren würden. Oft wirkt er gleichgültig oder völlig apathisch.

In anderen Fällen besteht das Bild hauptsächlich aus der allgemeinen Insichgekehrtheit, die wir bereits erwähnt haben. Der Patient scheint nicht nur sein Verständnis für die Realität verloren zu haben, sondern auch sein Interesse und seine Teilnahme daran. Er hat sich in ein Schneckenhaus, in seine eigene private kleine Welt zurückgezogen. Seine Tätigkeiten sind auf ein Minimum reduziert und werden oft in einer automatisierten, stereotypen Weise ausgeführt. Oft muß er gedrängt werden, Dinge zu tun. Er kann so abgeneigt sein zu handeln, daß er sein Äußeres zu vernachlässigen beginnt. Spezielle Formen der Schizophrenie werden in einem späteren Abschnitt dieses Kapitels beschrieben werden.

Perspektiven der Schizophrenie

An dieser Stelle ist es wichtig, sich zu überlegen, was aus der Sicht der Familie und des Patienten selbst geschehen ist. Die Familie ist zunächst nur überrascht. Manche Eigenarten des Patienten erscheinen etwas merkwürdig, aber werden nur für einen Ausdruck der Individualität des Patienten oder seines Wunsches gehalten, anders zu sein oder seinen Willen durchzusetzen. Dann wird das, was zunächst als eine Marotte des Patienten erschien, für ihn zu einem beherrschenden Thema. An diesem Punkt reagiert die Familie mit Bestürzung. Es dämmert den Angehörigen, daß die Befindlichkeit des Patienten nicht mehr normal ist und daß ein Arzt zu Rate gezogen werden muß. Eine Kampagne beginnt, um den Patienten zu überzeugen, einen Arzt zu konsultieren.

Wenn die Mitglieder der Familie etwas über Schizophrenie wissen, müssen sie an diesem Punkt versuchen zu verstehen, daß für den Patienten die Notwendigkeit besteht, die Welt in anderer Weise zu sehen. Es ist sinnlos, ihm klarmachen zu wollen, daß er unrecht hat, und noch schlimmer ist es, sich wegen seiner »bizarren« Denkweise über ihn lustig zu machen. Die Familienmitglieder könnten zu dem Patienten etwa sagen: »Thomas, es muß einen Grund geben, weshalb du Dinge siehst, die wir nicht sehen. Vielleicht kann ein Fachmann auf diesem Gebiet uns allen helfen, den Grund zu finden.«

Die im vorigen Abschnitt gegebene Darstellung ist vorwiegend die eines Beobachters oder auch eines untersuchenden Arztes, der den Patienten auffordert, zu beschreiben, was mit ihm geschehen ist. Der untersuchende Arzt hat jedoch seine Objektivität bzw. eine vorläufige klinische Distanz gewahrt und hat bisher noch nicht versucht, in die Geisteswelt des Patienten einzudringen.

Obwohl der Patient eine Veränderung durchgemacht hat, die ihn krank werden ließ, ist er sich nicht im klaren darüber, daß eine Verwandlung *in ihm* stattgefunden hat. Er glaubt vielmehr, daß sich die äußere Welt verändert habe. Um einen – sehr unvollkommenen – Vergleich zu gebrauchen: er ist wie ein Mensch, der eine Brille trägt, die alles verzerrt, was er sieht. Dieser Mensch weiß nicht, daß er diese Brille aufhat und glaubt, daß das, was er sieht, der Realität entspricht. Die Veränderung in der Welt des Schizophrenen betrifft jedoch nicht nur das, was der Patient sieht und hört, sondern insbesondere das, was er durch seine neue Betrachtungsweise deuten muß und was durch seine Emotionen gefärbt ist.

In typischen akuten Fällen kann das Anfangsstadium der Krankheit in drei weitere Stadien unterteilt werden. Das erste ist gekennzeichnet durch ein extrem starkes Angstgefühl, das von nirgends herzukommen scheint. Im zweiten Unterstadium können viele Dinge geschehen, die alle von großer Verwirrung zeugen. Manchmal ergreifen irgendwelche plausiblen Ideen im Bewußtsein des Patienten die Vorherrschaft. Er ist nicht imstande, anderen Dingen Aufmerksamkeit zu schenken oder Fragen zu beantworten, die nicht unmittelbar mit seiner beherrschenden Idee zusammenhängen. Er hat Gefühle des Mißbehagens. Er sehnt sich nach ermutigendem Zuspruch, aber niemand scheint ihm helfen zu können. Er hört nicht einmal die Antworten auf seine Fragen, so sehr ist er in Anspruch genommen. Er wiederholt deshalb dieselbe Frage immer wieder und scheint sehr zu leiden.

Manchmal gelingt es ihm, seinem gequälten Zustand zu entfliehen und zur Normalität zurückzukehren. In manchen Fällen kann er sich sogar ein paar Stunden oder tagelang besser fühlen, aber dann kehrt die Panik wieder, noch stärker als zuvor. Der Patient hat das Gefühl, daß etwas Schreckliches mit ihm geschieht. Vielleicht ist er im Begriff, wahnsinnig zu werden. Etwas später hat er das Gefühl, andere Menschen glaubten, er habe den Verstand verloren. Er hat die Empfindung, eine Schlacht zu verlieren, eine ihm unbekannte Schlacht. Er wird immer mutloser. Seine Verwirrung und Angst werden immer größer; sie überwältigen und begraben ihn wie große Wellen. Die

Dinge erscheinen ihm sonderbar; nicht nur die Wahrnehmung verändert sich, sondern auch ihre Bedeutung wird unklar. Manchmal merkt der Patient, daß er sich Phantasien hingibt, die er selbst als falsch erkennt, die aber so lebhaft sind, daß sie ihm wirklich erscheinen. Er versucht eine Erklärung für all dies zu finden, aber er vermag es nicht. In vielen Fällen hat der Patient das Gefühl, daß die Menschen Theater spielen, um ihn zu verwirren. Die Welt wird für ihn zu einer großen Bühne.

In typischen Fällen tritt nach dieser Periode der Verwirrung ein drittes Unterstadium ein, in dem der Patient das Gefühl hat, alles zu verstehen. Mit einem Mal wird ihm blitzartig alles klar. Das Licht ist zurückgekehrt. Dinge, die ihm wirr und unverständlich erschienen, haben einen Sinn und einen Zweck. Er fühlt sich außergewöhnlich hellsichtig. Er versteht jetzt alles; die merkwürdigen Ereignisse waren kein Zufall, sondern absichtlich arrangiert. Irgendjemand irgendwo ist hinter ihm her, ist gegen ihn. Von jetzt an und für lange Zeit wird der Patient versuchen, logisch zu demonstrieren, was ihm unbezweifelbar erscheint. Er entwickelt das Phänomen, das ich als *psychotische Einsicht* bezeichnet habe. Die Krankheit hat sich jetzt in einer paranoiden Form festgesetzt.

Warum sollten wir dieses Phänomen psychotische Einsicht nennen? Einsicht bedeutet eine plötzliche Entdeckung von Beziehungen und Bedeutungen zwischen verschiedenen Dingen und Fakten. Bestimmte Dinge, die dem Patienten zuvor zusammenhanglos und beziehungslos erschienen waren, werden von ihm jetzt als Teile eines Ganzen gesehen. Aber die Einsicht ist psychotisch, weil nur der Patient diese Verbindungen sieht. Er »stellt Verbindungen her«; er ist imstande, »die einzelnen Teile eines Puzzles zusammenzufügen«. Aber nur er ist imstande, das Puzzle zu entdecken. Er ist imstande, die Welt in anderer Weise zu sehen, weil er neue Denkweisen angenommen hat. Er gibt das logische Denken auf und eignet sich neue Denkmuster an, die wir später schildern werden. Er hat das Gefühl, noch nie so klar und scharf gedacht zu haben wie jetzt. Ein solcher Eindruck überträgt sich gelegentlich auch auf den Laien.

Es ist wichtig, hervorzuheben, daß der Patient diese neuen und abnormen Interpretationsweisen oft nicht annimmt, ohne einen innerlichen Kampf mit sich auszufechten. Wenn diese neue Denkweise im Hintergrund lauert und an die Oberfläche zu kommen droht, versucht der Patient anfangs, sich dagegen zu wehren. Er nimmt den Kampf in seinem Inneren wahr, den er als Versuch erlebt, »gegen eine Tendenz zu kapitulieren, Widerstand zu leisten«. Der Patient befürchtet jedoch, daß er früher oder später unterliegen wird. Wir haben bereits auf die Tatsache hingewiesen, daß er das Gefühl hat, eine Schlacht zu schlagen, die er nicht gewinnen kann. Also erscheint ihm letztlich die Kapitulation doch als verlockender, weil sie in einem Zustand der Verwirrung Erleichterung verspricht. Der Psychiater W. J. Stein hat den Patienten in diesem Substadium folgendermaßen beschrieben: »Obwohl er dieses Gefühl äußerster Machtlosigkeit hat oder das Gefühl, er muß passiv bei seiner eigenen Zerstörung zuschauen, versucht er doch immer noch von Zeit zu Zeit vergeblich, sich gegen dieses Sterben zu wehren – so wie ein Ertrinkender, der nicht schwimmen kann, trotzdem verzweifelt gegen den Untergang kämpft.«

Wenn der Patient schließlich kapituliert und das Stadium der psychotischen Einsicht erreicht, kehrt sich der Vorgang um: Er sucht aktiv nach Beweisen, die seinen Argwohn bestätigen, und er schärft seine Sinne. Wenn er ein Geräusch hört, wenn ein Bekannter ein bestimmtes Wort benutzt, wenn ein Fremder in der Straße auf und ab geht, all dies sind für ihn Beweise, daß seine Vermutungen richtig sind.

In anderen Fällen manifestiert sich diese psychotische Einsicht in einer anderen Weise. Der Patient versucht nicht, die Richtigkeit seiner Ideen zu demonstrieren. Er »weiß«; das genügt ihm. Sein Wissen stammt aus einer inneren, nicht in Frage gestellten Gewißheit, die keiner Demonstration bedarf. »Er weiß.«

Nun kann all dies nicht für bare Münze genommen werden; es bedarf der psychologischen Interpretation. Ich muß jedoch darauf hinweisen, daß die psychologischen Interpretationen, selbst wenn sie im großen ganzen zutreffen, nicht die Gesamtheit des schizophrenen Krankheitsbildes erhellen. Ich meine damit folgendes. Der Patient hat ein starkes psychisches Bedürfnis, das er befriedigen muß: Er muß seine psychischen Probleme lösen. Er versucht das durch seine Symptome zu erreichen. Er würde jedoch wahrscheinlich nicht versuchen, seine Probleme auf diese abnorme Weise zu lösen, wenn er nicht dazu neigen würde, entweder aufgrund einer biologischen Anfälligkeit oder weil ungewöhnlich viele psychische Faktoren zusammenkommen oder weil beide physische und psychische Faktoren eine Rolle spielen. Wie dem auch sei, selbst wenn diese Faktoren eine notwendige Voraussetzung sind, ist es wichtig zu verstehen, daß er die Symptome aus psychischen Gründen braucht.

Es ist vielleicht hilfreich, wenn man diesen Zusammenhang an einem Beispiel aus der Allgemeinmedizin erläutert. Fieber ist oft das Symptom für eine Infektionskrankheit. Obwohl es das Symptom für einen anomalen Zustand ist, hat Fieber jedoch eine nützliche Funktion. Es ist der Versuch des Organismus, die Krankheit mit eigenen Mitteln zu bekämpfen. Mit der erhöhten Körpertemperatur setzt sich der Organismus gegen Mikroorganismen oder deren Produkte (Giftstoffe), die in den Körper eingedrungen sind und ihn krank gemacht haben, zur Wehr. Auch in der Schizophrenie mögen die Symptome eine nützliche Funktion haben, obwohl keine Invasion von Mikroorganismen erfolgt ist. Die Eindringlinge sind vielmehr Gefühle in bezug auf die eigene Person, die eigene Zukunft, das Leben und die Welt im Verhältnis zum Patienten.

Das Bild, das wir auf den vorangegangenen Seiten entworfen haben, ist, obwohl es allgemein gehalten ist, typischer für die paranoide Form der Schizophrenie. Wozu sind diese Symptome da, mit anderen Worten: Was bedeuten sie – zum Beispiel das Gefühl, angeklagt zu sein, die Tendenz des Patienten, andere zu beschuldigen, bestimmte Personen oder Gruppen, die nicht leicht zu identifizieren sind? Dies ist der Mechanismus der Projektion, von dem wir bereits gesprochen haben. Projektion ist ein anderes Wort für Externalisation. Durch Projektion wird ein psychisches Problem oder ein Konflikt, der *im* Patienten vorhanden ist, von diesem statt dessen der äußeren Welt zugeschrieben.

Bevor der Patient unübersehbar krank wurde, war er nicht gesund, sondern hatte bereits ernste psychische Probleme entwickelt. Er hatte nur sehr wenig Achtung vor sich selbst, hielt sich für unzulänglich, wertlos, tölpelhaft, ungeliebt und nicht liebenswert, nicht akzeptiert und nicht akzeptierbar. Er beschuldigte sich, unzulänglich und von Natur aus minderwertig zu sein und nicht getan zu haben, was er hätte tun sollen, um sich zu bessern. Er war überzeugt, die Menschen hätten zu Recht eine schlechte Meinung von ihm.

Auch wenn er dieses Bild seiner selbst weitestgehend zu leugnen und sogar aus seinem Bewußtsein zu verdrängen sucht, kommt doch der Augenblick, wo ihm das nicht mehr gelingt. Er externalisiert in einer Weise, die nicht durch Logik gestützt wird. Jetzt beschuldigt er nicht mehr sich selbst, die Bezichtigungen stammen jetzt von anderen. Um diese Kehrtwendung zu vollziehen, muß er sich in eine primitive Denkweise flüchten, die sich, wie wir später noch detaillierter sehen werden, nicht gerade durch Genauigkeit auszeichnet. Diese spezielle Denkweise scheint aus Übertreibungen und Verzerrungen zu bestehen; der Patient stellt Verbindungen durch Analogien her und verwechselt Analogien mit Identitäten. Das schaut dann so aus, daß diese mysteriösen, imaginären Personen, die den Patienten beschuldigen, ihn nicht mehr lediglich »unzulänglich, nicht liebenswert, unachtsam« schimpfen, sondern sie steigern in der Phantasie des Patienten den Vorwurf in einem solchen Grad, daß sie ihn oder sie als einen »Perversen, Spion, Mörder, als Prostituierte« beschimpfen. Dieses Symptom ist einer der Mechanismen, die Freud als *Abwehr* bezeichnete.

Für einen Nichtfachmann, der keine psychodynamische Psychiatrie studiert hat, ist es schwer zu verstehen, wie man solche Symptome als Abwehrmechanismen bezeichnen oder für nützlich halten kann. Ist es nicht eine Beleidigung und kein Schutzmechanismus, auf solche Weise bezichtigt zu werden oder das Objekt einer Verschwörung oder Verfolgung zu sein? Das stimmt; und ein Patient, der sich derart in die Opferrolle gedrängt fühlt, leidet tatsächlich sehr. Er hat allerdings aufgehört, sich selbst zu beschuldigen. Er hat jetzt eine hohe Meinung von sich selbst. Er ist ein Märtyrer, das unschuldige Opfer der Bösartigkeit anderer Menschen. Er konnte es nicht länger ertragen, eine so geringe Selbstachtung zu haben. Das war ein Gefühl, das ihn im tiefsten Inneren verletzte. Um diese Verletzung zu beseitigen, bedient er sich eines Mechanismus, der es ihm gestattet, seine innere Verletzung gegen eine andere einzutauschen, die von der Außenwelt kommt. Die Bedrohung von außen mag schädlich sein, aber sie setzt den Patienten nicht in seiner Meinung von sich selbst herab.

Natürlich ist dieser Mechanismus der Projektion *nicht normal*. Die Tatsache, daß der Patient an eine äußere Bedrohung glauben wollte, statt an eine innere, der er nicht ins Auge zu sehen vermochte, genügt nicht, um den Mechanismus der Projektion auszulösen. Wie wir im fünften Kapitel sehen werden, kann es dazu anderer Faktoren bedürfen. Aber gleichgültig, was die Ursache oder die Kombination von Ursachen sein mag, die für die Projektion nötig sind, es ist wichtig, sich daran zu erinnern, daß das Symptom eine Bedeutung hat, eine Bedeutung, die es für den Patienten durch seine Funktion oder angebliche Funktion erhält. Natürlich ist es wichtig herauszufinden, warum der Patient vor dem manifesten Ausbruch seiner Krankheit eine so geringe Meinung von sich hatte, aber dieser Frage wollen wir jetzt nicht nachgehen.

Die Formen von Schizophrenie

Wie wir erwähnt haben, sind die Formen, in denen Schizophrenie auftritt, je nach den Hauptmerkmalen, die sie kennzeichnen, auf vielerlei Weise klassifiziert worden. In der Praxis finden wir viele Mischformen, die sich nicht sauber in irgendein Schema einordnen lassen. Wir werden im folgenden die vier Haupttypen erörtern, die seit der Zeit von Emil Kraepelin beschrieben wurden, dem Psychiater, der als erster in der medizinischen Literatur über schizophrene Psychosen, die er *dementia praecox* nannte, berichtet hatte. (Die Bezeichnung *Schizophrenie* wurde von dem Schweizer Psychiater Eugen Bleuler geprägt.) Diesen vier Hauptformen werden wir eine fünfte hinzufügen, die heute verbreiteter ist als in früherer Zeit: die schizoaffektive Ausformung.

Der paranoide Typus

Patienten, die an der paranoiden Form von Schizophrenie leiden, stellen die größte Gruppe dar. Im Grunde bieten sie das im ersten Abschnitt dieses Kapitels beschriebene Bild mit einigen zusätzlichen Eigenheiten. Obwohl viele Fälle bereits in der Pubertät auftreten, kann diese Krankheit auch erst im vierten oder fünften Lebensjahrzehnt ausbrechen.

Paranoide Patienten sind in der Regel intelligenter als die anderen. Vom Beginn der Krankheit an sind sie mißtrauisch und neigen zu einer Fehldeutung von Dingen und Ereignissen in einer für sie selbst herabsetzenden Weise. Der paranoide Schizophrene externalisiert sofort sein vorherrschendes Gefühl in bezug auf sich selbst und nimmt es als negative Wertung wahr, die andere von ihm haben. Der Patient kann sich beispielsweise als unbeholfen und lächerlich minderwertig empfinden. Bei ihm entsteht dann der Eindruck, daß ihn die anderen auslachen. Dieser Eindruck wird bald zur Gewißheit. Er ist überzeugt, daß sie ihn für schlecht und einen Taugenichts halten. Aber schlecht und ein Taugenichts zu sein, bedeutet für ihn, homosexuell zu sein. Deshalb bezeichnen ihn die anderen als »sie«. Der Patient hört beispielsweise seine Kollegen sagen: »Sie macht ihre Arbeit nicht richtig.« »Sie«, weil sie den Patienten nicht für einen Mann halten.

Das Phänomen der *Bedeutungsausbreitung* ist häufig. Eine bestimmte Bedeutung wird vielen Dingen zugeschrieben, weil die Umwelt so uminterpretiert wird, daß sie den Grundgedanken des Patienten entspricht.

Der Patient behauptet nicht nur, daß ihn andere der Eigenschaften beschuldigten, die er an sich selbst nicht mag, sondern er schreibt schließlich anderen auch die Charakterzüge zu, die er bei sich selbst nicht akzeptieren kann. War er zunächst argwöhnisch, so ist er bald überzeugt, daß andere Menschen gegen ihn Komplotte schmieden und konspirieren. Die angeblichen Beweise dafür sieht und sammelt er. Er kann entweder die verbitterte, zornige, feindselige und trotzige Haltung eines Menschen annehmen, der unfairerweise zum Opfer gemacht wird, oder die Haltung des Fügsamen, der sich helfen lassen will, aber nicht weiß, was er tun soll, weil »seltsame Dinge passieren«.

Wahnvorstellungen sind beim paranoiden Typus der Schizophrenie häufiger als bei den anderen Formen. Es kann sich um Verfolgungs- oder Größenwahn handeln, um Hypochondrie oder die Idee, verwandelt, angeklagt, beeinflußt, hypnotisiert, telepathisch gesteuert, vergiftet, zum Opfer von Experimenten gemacht zu werden und so weiter.

In einer beträchtlichen Anzahl von Fällen werden die Wahnvorstellungen *systematisiert*. Das bedeutet, daß sie der Patient nicht als mehr oder weniger zufällige Überzeugungen akzeptiert, sondern sie mehr oder weniger logisch in Einklang mit seinem übrigen Leben oder dem, was er in der Welt beobachtet, zu erklären versucht. Ein

Wahnsystem kann um die Idee errichtet werden, daß der Patient wegen seiner Ideologie, Philosophie oder Religion verfolgt wird. Er kann diesem Überzeugungssystem einen scheinbar wissenschaftlichen, philosophischen oder theologischen Anstrich geben.

Wahnvorstellungen können die verschiedensten Inhalte haben. Es ist unmöglich, alle Dinge aufzuzählen, auf die sie sich beziehen können. Sie spiegeln die familiären, kulturellen und sozialen Umstände des Patienten. Manchmal manifestiert sich der kulturelle Einfluß in paradoxer Weise. So hat beispielsweise die Religion insgesamt heute einen geringeren Einfluß auf das Leben der Menschen als in früheren Zeiten. In letzter Zeit hat jedoch die Zahl der Patienten zugenommen, die an Größenwahn mit religiösem Inhalt leiden. Die Vorstellung, Jesus Christus zu sein, ist sowohl bei christlichen Patienten als auch bei jüdischen Patienten, die in vorwiegend christlichen Ländern leben, am häufigsten. Der Wahn, St. Paulus, die Jungfrau Maria, St. Petrus und so weiter zu sein, ist ebenfalls ziemlich verbreitet. Im Gegensatz zu dem, was in populärwissenschaftlichen Büchern über Psychiatrie zu lesen oder in Witzen häufig zu hören ist, habe ich nie einen Patienten gesehen, der behauptet, Napoleon Bonaparte zu sein. Eifersuchtswahn (die Überzeugung, daß der Partner untreu ist) ist ebenfalls recht häufig, insbesondere im vorgerückten Lebensalter. Er tritt jedoch häufiger bei Zuständen auf, die als paranoide Psychose, Involutionsparanoia und Paranoia bezeichnet werden, als bei der Schizophrenie.

Wahnvorstellungen und Halluzinationen sollten nicht als unsinnige Überzeugungen oder Fehldeutungen betrachtet werden, die zu ignorieren sind. Wie bereits angedeutet, haben sie einen Zweck und daher einen Sinn, der von Fachleuten häufig sogar aufgedeckt werden kann. Freud hat uns gezeigt, daß der scheinbar unsinnige Inhalt eines Traumes eine Bedeutung hat, die zu wissen wichtig ist. C. G. Jung wandte dieselbe Technik, die Freud bei Träumen verwendete, auf die Symptome der Schizophrenie an und wurde der erste Psychiater, dem eine umfassende psychologische Deutung schizophrener Wahnvorstellungen gelang. Er schrieb sinngemäß: »Man lasse den Träumer umhergehen und handeln, als ob er wach wäre, und es ergibt sich sofort das klinische Bild der *dementia praecox* [Schizophrenie].«

Die meisten Wahnvorstellungen und Halluzinationen können als metaphorisch (insbesondere der Verfolgungswahn) oder kompensatorisch (insbesondere der Größenwahn) betrachtet werden. Sehen wir uns einige Beispiele an. Ein Patient glaubt, seine Frau mische Gift in seine Nahrung. Sooft er etwas ißt, »schmeckt er das Gift«. Der Patient glaubt wirklich, daß seine Frau, sinnbildlich gesprochen, sein Leben vergiftet. Die eheliche Situation ist sehr unglücklich. Der Patient zieht es vor zu glauben (oder ist gezwungen zu glauben), daß sein Essen vergiftet ist. So unerfreulich es für ihn sein mag zu glauben, daß er von seiner Frau vergiftet wird, so kann er doch eher den Gedanken akzeptieren, daß seine Nahrung vergiftet wird, als den, daß sein Leben vergiftet wird. Wenn er der Tatsache ins Auge sähe, daß seine eheliche Beziehung so ruinös ist, dann müßte er außerdem einen Teil der Verantwortung dafür übernehmen. Vielleicht ist er kein guter Ehemann und selbst die Ursache der Disharmonie und der Feindseligkeit seiner Frau.

Ein anderer Patient hat eine Geruchshalluzination, das heißt, er glaubt einen unangenehmen Geruch wahrzunehmen, der von seinem Körper ausgeht. Er glaubt an die Realität der Halluzination, obwohl ihm gesagt wird, daß niemand außer ihm den Geruch wahrnimmt. Tatsächlich glaubt er innerlich, er sei ein verdorbener Mensch, er »stinke« als Mensch. Aber dieses Symptom erfüllt den Zweck für ihn, seine Scham von seiner eigenen Persönlichkeit abzulenken. Es ist viel einfacher oder erträglicher für ihn, schlecht von seinem Körper zu denken.

Menschen, die glauben, Jesus Christus oder die Jungfrau Maria zu sein, sind in Wirklichkeit Personen mit sehr geringer Selbstachtung und einem vernichtenden Bild von sich selbst. Diese kompensieren sie durch ihren Größenwahn. Sie werden zu ihren eigenen Idealen, ihren Symbolen der Vollkommenheit.

Der hebephrene Typus

Es mag schwierig sein, einen Hebephrenen von einem Paranoiker zu unterscheiden. Viele der Symptome, die beim paranoiden Typus auftreten, sind auch beim hebephrenen zu sehen, aber sie erscheinen in einer fortgeschritteneren Form und mit einer weniger organisierten und kohärenten Struktur. Der offenkundigste Unterschied gegenüber dem paranoiden Typus ist, daß der Hebephrene verwirrter und im allgemeinen weniger fähig ist, normal zu funktionieren. Die Krankheit beginnt in der Regel in einem früheren Lebensabschnitt. Manche Hebephrene scheinen eine paranoide Phase durchgemacht zu haben und zu einem hebephrenen Lebensstil übergegangen zu sein, wenn sie nicht behandelt wurden.

Die Stimmung kann leicht depressiv sein; häufiger ist sie durch Apathie und Zurückgezogenheit gekennzeichnet, gelegentlich unterbrochen durch Anwandlungen von Humor oder Scherzhaftigkeit. Der Patient lächelt oft in Situationen, in denen es völlig unangebracht erscheint. So kann beispielsweise eine Frage ein damit unvereinbares Lächeln statt einer verbalen Antwort hervorrufen. Obwohl Hebephrene manchmal logisch denken können, ist ihr Denken weitaus häufiger unzusammenhängend, abschweifend und konfus. Im Gegensatz zu den Symptomen des paranoiden Typus gibt es keine komplexen Systematisierungen oder Verbindungen der wahnhaften Ideen zu einem philosophischen oder religiösen System. Der Patient legt keinen Wert darauf, wie das beim Paranoiden oft der Fall ist, zu demonstrieren, daß seine Ideen richtig sind. Er hat kein Bedürfnis, sich gegen Angriffe anderer zu verteidigen. Ebenso wie der Paranoide glaubt er manchmal, daß er verfolgt werde, aber er scheint nicht verbittert darüber. Häufiger als der paranoide Schizophrene hat er größenwahnhafte, absurde und unlogische Wahnvorstellungen. Die Wahnideen des Hebephrenen sind im allgemeinen realitätsferner. Sie beziehen sich häufig auf den Körper, der als verletzt oder beeinträchtigt angesehen wird. Der Patient glaubt vielleicht, sein Gehirn sei geschmolzen, sein Herz habe die Stellung verändert oder andere physische Unmöglichkeiten.

Der katatone Typus

Zum Glück ist der katatone Typus heute weitaus weniger häufig als früher. Nach einer gewissen Periode der Erregung, die in vielen Fällen sogar fehlen kann und die durch unruhiges, scheinbar zielloses Verhalten gekennzeichnet ist, wird der Patient langsamer und erreicht früher oder später einen Zustand totaler Passivität, Zurückgezogenheit und fast völliger Unbeweglichkeit. In den typischsten Fällen gleicht er einer Statue. Tatsächlich nimmt er standbildhafte Stellungen ein, in denen er entweder stunden- oder tagelang verharrt oder solange, bis ihn jemand anderer bewegt, um ihn zu füttern, ins Bett zu bringen oder sich um seine physischen Bedürfnisse zu kümmern. Der Patient scheint völlig abgehoben von der Welt. Man kann ihm die bestürzendsten Nachrichten mitteilen – zum Beispiel, daß ein ihm sehr nahestehender Mensch plötzlich gestorben ist –, und er wird nicht einmal mit der Wimper zucken.

Diese Distanziertheit beschränkt sich jedoch auf die Oberfläche. Innerlich tobt in dem Patienten ein Vulkan an Gefühlen. Obwohl Patienten teilnahmslos auf das zu reagieren schienen, was ihnen mitgeteilt wurde, und ihr Gesicht keinerlei Gefühlsregung verriet, waren viele nach dem Ende der katatonen Episode imstande, genau zu wiederholen, was sie gehört hatten. Sie bewiesen somit, daß sie durchaus in Kontakt mit der Welt geblieben waren, aber auf diesen Kontakt nicht mit äußerem Verhalten reagieren konnten, nicht einmal mit den reduzierten Bewegungen, die zum Sprechen nötig sind.

Wenn sich der Patient nicht bewegen kann, so nicht deshalb, weil er gelähmt ist oder weil mit seinem Bewegungsapparat etwas nicht in Ordnung ist. Was gestört ist, ist seine Fähigkeit zu wollen, seinen Gliedmaßen zu befehlen, sich in einer Weise zu bewegen, die für eine bestimmte Handlung erforderlich ist. Manchmal ist er sehr gehorsam und suggestibel, weil er dem Willen von jemand anderem gehorcht. Wenn der Arzt dem Patienten beispielsweise im Verlauf einer Untersuchung sagt: »Zeigen Sie mir die Zunge; ich möchte Sie mit einer Nadel stechen«, dann wird sich der Patient vermutlich bereitwillig fügen. Der Untersuchende kann den Körper des Patienten in die ausgefallensten Stellungen verrenken, und der Patient wird stundenlang in diesen Positionen verharren. Das ist das Phänomen der *wachsartigen Biegsamkeit*.

Ein dieser Suggestibilität scheinbar entgegengesetztes Phänomen ist der *Negativismus*. Statt zu tun, wozu man ihn auffordert, tut der Patient das Gegenteil. Wenn ihn der Untersuchende beispielsweise anweist, ihm die Zunge zu zeigen, preßt er die Lippen zusammen oder wendet sein Gesicht ab. Wenn man ihn ersucht aufzustehen, lehnt er sich auf seinem Stuhl zurück. In vielen Fällen werden einige Tätigkeiten beibehalten, aber sie werden in mechanischer, stereotyper Weise ausgeführt. Alle spontanen oder neuen Aktivitäten unterbleiben. Es gibt jedoch bemerkenswerte Ausnahmen. Im Gegensatz zu seiner gewöhnlichen Immobilität kann der Patient wiederholt Handlungen ausführen, die eine besondere Bedeutung für ihn haben oder einem speziellen Zweck dienen. Eine 22jährige Frau entkleidete sich immer wieder, gleichgültig, ob andere Patienten oder Pflegepersonal (beiderlei Geschlechts) anwesend waren.

Wahnideen und Halluzinationen sind in vielen Fällen vorhanden. Solange sich sein Zustand nicht gebessert hat, kann sie der Patient jedoch nicht dem Arzt mitteilen. Oft betreffen diese Wahnvorstellungen und Halluzinationen den ganzen Kosmos, zum Beispiel: »Die Welt wird zerstört.« Manchmal ist der Patient imstande, auf Fragen zu antworten, aber die Antworten sind einsilbig: ja oder nein.

Es ist wichtig, die psychologischen Faktoren und die Kindheitsereignisse zu verstehen, die das spätere Auftreten einer katatonen Psychose begünstigen. Zur Katatonie neigen Menschen, die in früher Kindheit kein Vertrauen zu ihren eigenen Handlungen und zu ihrer Fähigkeit entwickelten, eine Wahl, bzw. Entscheidungen zu treffen. In der Kindheit erwarben diese Patienten die sehr ausgeprägte Gewohnheit, den elterlichen Anordnungen zu folgen, und sie übten nicht ausreichend ihre Fähigkeit, ihren freien Willen zu gebrauchen. Als sie anfangen mußten, ihre eigenen Entscheidungen zu treffen, erwiesen sie sich als ambivalent, von Zweifeln geplagt und entschlußunfähig. Oft litt der spätere Patient an Schuldgefühlen, wenn er seine eigenen Wünsche in die Tat umsetzte. Er könnte ja schließlich eine falsche Entscheidung treffen. Im späteren Leben rufen im allgemeinen jene Entscheidungen ein Höchstmaß an Angst hervor, die sich auf sexuelle Beziehungen, Heirat, Liebesaffären, Scheidungen, berufliche Veränderungen, Übersiedlungen in andere Städte und ähnliches beziehen.

Trotz dieser Handicaps ist der spätere Patient imstande, mit den schwierigsten Situationen fertigzuwerden, aber früher oder später sieht er sich mit einer Krise konfrontiert, die ihm unüberwindbar erscheint. Oft bekämpft er seine Angst, indem er zu Zwängen und Obsessionen Zuflucht nimmt. Aber es gelingt ihm nicht, der Angst auf diese Weise Herr zu werden, und er entgleitet nach und nach in die katatone Unbeweglichkeit.

In Fällen, die sich sehr rasch entwickeln, erstarrt der Patient zu völliger Regungslosigkeit, ohne die Zwischenstadien zu passieren. Eine verheiratete Frau Ende zwanzig verfiel beispielsweise wenige

Minuten bevor sie ein Taxi bestieg, das sie zum Flughafen bringen sollte, in einen Zustand völliger Immobilität. Sie sollte zu ihrem Mann nach Europa fliegen, der sich schon seit einem Jahr dort befand. Diese Reise hätte zu einer Konfrontation mit ihm geführt, nachdem sie von einem anderen Mann schwanger geworden war und eine damals noch verbotene Abtreibung vornehmen ließ. Die Situation, die die Patientin zu vermeiden suchte, war, Treue heucheln zu müssen. Diese Heuchelei rief bei ihr stärkere Schuldgefühle hervor als die Untreue als solche.

Wenn der Katatone den Zustand völliger Unbeweglichkeit nicht erreicht oder wenn er nur mäßig Fortschritte macht, wird er sich fast in seinem gesamten Verhalten weiterhin schrecklich unsicher und unfähig zeigen, seinen Willen zu gebrauchen. Er hält vielleicht mitten in einer Bewegung inne oder führt, sich abwechselnd, eine Reihe einander entgegengesetzter Bewegungen aus. Sein Wunsch, sich außerhalb der Welt aufzuhalten, steht in Konflikt mit seinem Wunsch, am Leben teilzunehmen; und seine ungewöhnlichen Bewegungen und Körperstellungen sind die Folge davon, daß beide Wünsche gleichzeitig wirksam sind.

Die Chancen, von einem katatonen Schub zu genesen, sind gut, aber ständige Aufmerksamkeit ist nötig, um künftige Wiederholungen zu verhindern. In der Behandlung und in der häuslichen Umgebung sollte besonderer Wert darauf gelegt werden, autonome Entscheidungen zu ermutigen und ein Klima zu schaffen, wo die Ergebnisse, egal welche Folgen die Entscheidungen haben, nicht kritisch betrachtet werden.

Der einfache Typus

Die einfache Schizophrenie (Schizophrenia simplex) ist die seltenste Form von Schizophrenie, die in Amerika zu finden ist. Ursprünglich wurde die einfache Schizophrenie nicht als ein separater Typus angesehen, aber Psychiater fanden es nützlich, sie als eine eigene Form zu betrachten. Im Gegensatz zu den anderen Formen tritt die einfache Schizophrenie fast nie plötzlich oder in dramatischer Weise auf. Sie entwickelt sich vielmehr allmählich und schleichend. Es ist oft unmöglich festzustellen, in welchem Abschnitt des Lebens die Krankheit begann. Gewöhnlich hat es den Anschein, daß die mit der einfachen Schizophrenie verbundenen Probleme schon vor der Pubertät einsetzten. Diese Probleme sind nicht klar umrissen. Der Kranke kann inaktiv werden und versuchen, den Radius seines Lebens einzuengen. Er entwickelt sich nicht zu dem Menschen, der er in den Augen anderer zu werden versprach. Man hat den Eindruck, daß er ohne einen Funken Ehrgeiz ist, langsam in allem. Das Leben ist trübselig und ohne Interesse und Herausforderung für ihn. Weil er sich fast in jeder Beziehung sträubt, am Leben teilzunehmen, entwickelt er sich emotional oder intellektuell nicht weiter. Trotz dieser eingeschränkten Existenz ist er häufig imstande, in einer geschützten Umgebung zu funktionieren, wenn auch nicht in einer vertrauensvollen oder kreativen Weise. Der Patient hat möglicherweise Schwierigkeiten in der Schule oder im Beruf und äußert den Wunsch, von Dingen, d. h. von Situationen und Unternehmungen, wegbleiben zu können, die für ihn eigentlich aufregend und attraktiv sein müßten.

Bei der einfachen Schizophrenie gibt es keine Wahnideen, Halluzinationen oder Anzeichen unlogischen Denkens. Es hat im Gegenteil den Anschein, als ob es der Patient vorziehe, gar nicht zu denken. Er ist bestrebt, seinen Verstand so wenig wie möglich zu benutzen. Er vermeidet abstraktes Denken und beschränkt seine Konversation vorzugsweise auf einige unkomplizierte Lieblingsthemen.

Obwohl der einfache Schizophrene nicht die offenkundigen Fehlentwicklungen der anderen Erscheinungsformen aufweist, ist sein Geisteszustand den Anforderungen eines normalen Lebens nicht gewachsen. Wenn er in einer normalen Umwelt existiert, in der Beteiligung und Initiative von ihm erwartet werden, zeigt sich, daß sein Verhalten unangebracht und den Erfordernissen des täglichen Lebens nicht angemessen ist. Obwohl der einfache Schizophrene im allgemeinen nicht zu Gewalttätigkeit oder stark gestörtem Verhalten neigt, ist er eine Last für seine Familie. Wenn er keine Familie hat, ist er in Gefahr, an den Rand der Gesellschaft zu geraten oder in bestimmten gesellschaftlichen Bereichen ausgenutzt zu werden. Wenn er nicht erfolgreich behandelt wird, ist es unwahrscheinlich, daß ein einfacher Schizophrener wieder Freude am Leben entwickelt und persönliches und geistig-seelisches Wachstum erlebt.

Der schizoaffektive Typus

Bei manchen Patienten treten außer den beschriebenen Symptomen auffallende Stimmungsschwankungen auf, die eher für eine andere Erkrankung typisch sind: die *manisch-depressive Psychose*. Diese Patienten erscheinen manchmal depressiv, zu anderen Zeiten glücklich, ja euphorisch. Der schizoaffektive Typus wird schneller wieder gesund als andere, aber die Krisen können sich wiederholen.

Der Verlauf der Schizophrenie

Ein auffallendes Charakteristikum der Schizophrenie ist, daß die Erkrankung sehr unterschiedlich verlaufen kann. Manche Patienten erholen sich von einer akuten Episode innerhalb weniger Stunden, Tage oder Monate. Wie bereits bemerkt, sind Fälle einer 24- oder 48stündigen Schizophrenie bekannt.

In Amerika besteht jetzt die Tendenz, dem in verschiedenen anderen Ländern praktizierten diagnostischen Verfahren zu folgen, wonach eine Erkrankung nicht als Schizophrenie betrachtet wird, wenn der Patient, obwohl er schizophrene Symptome aufweist, innerhalb von sechs Monaten genesen ist. In französisch sprechenden Ländern wird eine akute paranoide Krise nicht als Schizophrenie bezeichnet, sondern als *bouffée délirante* (»Wahnanfall«). Diese Art der Diagnose, die sich nach der Dauer der Krankheit richtet, erscheint mir wissenschaftlich nicht haltbar. Eine Erkrankung von kurzer Dauer gleicht dem Frühstadium anderer Fälle, wo die Krankheit länger anhält.

Bei manchen Patienten dauert die Krankheit lange Zeit, und bei einigen (heute sind es weniger als früher) bis an ihr Lebensende. Bei manchen nimmt sie einen zyklischen Verlauf, das heißt eine dazu disponierte Persönlichkeit wird von wiederholten psychotischen Phasen heimgesucht.

Der Verlauf einer schizophrenen Erkrankung, die nicht unter Kontrolle gebracht wird und das Stadium einer sehr weitgehenden Regression erreicht, läßt sich in vier Phasen unterteilen. Es ist jedoch daran zu erinnern, daß die meisten Patienten, mit denen der Psychiater in seiner Privatpraxis in Berührung kommt, dem ersten Stadium zuzurechnen sind. Selbst wenn die Patienten schließlich einen zweiten oder dritten Schub erleiden, befinden sie sich weiterhin im allgemeinen im ersten Stadium, weil die modernen Behandlungsformen ein weiteres Fortschreiten der Krankheit verhindern. Dieses erste Stadium erstreckt sich von dem Zeitpunkt an, wo der Patient den Kontakt mit der Realität zu verlieren beginnt, bis zur vollen Ausbildung der bisher beschriebenen charakteristischen Symptome.

Bei Patienten, die nicht genesen, kann die Krankheit in das zweite, dritte oder vierte Stadium übergehen. Das zweite oder fortgeschrittene Stadium ist durch ein scheinbares Sichabfinden mit der Krankheit gekennzeichnet. Die Symptome scheinen den Patienten nicht mehr so stark zu belasten wie zuvor. In seinem Leben hat er sich zunehmend eingeschränkt; es findet sich keinerlei Spontaneität mehr. Im dritten oder vorletzten Stadium haben viele Symptome ihre ursprüngliche Intensität verloren; und weil alle Formen der Schizophrenie einander so stark gleichen, ist es oft schwierig, einen paranoiden von einem katatonen Schizophrenen zu unterscheiden. Im vierten Stadium ist das Verhalten impulsiv und reflexartig. Für den Leser dieses Buches ist es nicht wichtig, Einzelheiten des zweiten, dritten und vierten Stadiums zu kennen. In einem Abschnitt des neunten Kapitels werden wir uns erneut mit Patienten befassen, die das erste Stadium verlassen haben.

4. *Kapitel*
Einblicke in die Welt der Schizophrenen

Eine Beschreibung der Schizophrenie, wie sie in den vorangegangenen Kapiteln geboten wurde, ist zwar hilfreich, aber sie genügt nicht. Wir wollen die psychischen Mechanismen besser verstehen, die den Patienten veranlassen, das Leben, die Menschen, sich selbst, seine Vergangenheit und seine Zukunft in einer anderen Weise zu interpretieren, die sich nicht nur von der Art und Weise unterscheidet, wie andere Menschen fühlen und denken, sondern auch davon, wie er selbst vor seiner Erkrankung fühlte und dachte. Er scheint ein anderer Mensch geworden zu sein; aber er ist noch derselbe, und wie er jetzt ist, das hat viel damit zu tun, wie er vorher war.

In diesem Kapitel können wir nicht alle Aspekte, die die Welt des Schizophrenen ausmachen, in unsere Betrachtung einbeziehen, aber wir werden einige wichtige Charakteristika dieser Welt herausgreifen, die uns eine ziemlich genaue Vorstellung davon vermitteln, was in dem Kranken vorgeht.

Es führt uns nicht viel weiter zu sagen, der Patient sei irrational, unlogisch, unrealistisch und inkonsequent, und sein Denken sei zusammenhanglos, bizarr und sonderbar. Eine solche Charakterisierung ist nicht nur oberflächlich, sondern auch in mancher Hinsicht unzutreffend. Auch der psychiatrische Patient kann logisch denken oder er hat seine eigene Logik. Es stimmt, daß wir das Denken des Schizophrenen als unlogisch empfinden, zumindest wenn er über seine Symptome spricht, und bis zu einem gewissen Grad ist dies auch berechtigt. Aber sehen wir uns einmal an, warum es uns als unlogisch erscheint. In welcher Weise unterscheiden sich die unlogischen Symptome des Schizophrenen von denen anderer psychiatrischer Patienten, beispielsweise von denen des Neurotikers? Bevor wir uns dieser Frage zuwenden, sei nochmals betont, daß das Verständnis der psychischen Mechanismen psychiatrischer Patienten nicht mit einer Kenntnis der Ursache oder der komplexen Ursachen der Symptome gleichzusetzen ist.

Ein neurotischer Patient, der an einer Phobie leidet, fürchtet sich beispielsweise davor, die Straße zu überqueren. Oder er hat vielleicht schreckliche Angst vor Tieren. Sooft er einen Hund oder eine Katze sieht, kann er von Panik befallen werden. Ein anderer neurotischer Patient, der unter Zwängen leidet, hat vielleicht das unbeherrschbare Bedürfnis, das Nummernschild jedes vorüberfahrenden Autos anzuschauen und sich die Autonummer einzuprägen. Ein anderer ist von der Zwangsvorstellung besessen, daß seine Kinder krank werden und sterben könnten, wenn er sich nicht bei jeder Mahlzeit fünfmal die Hände wäscht. Alle diese neurotischen Patienten sind geistig normal funktionsfähig und daher imstande, die Abnormität ihrer Symptome und die absurden Anforderungen, die diese Symptome an sie stellen, zu begreifen. Sie wären sehr froh, ihre Symptome loszuwerden. Nichts wäre ihnen lieber. Aber sie können es nicht.

Eine psychotische Patientin, die glaubt, die Königin von England zu sein, akzeptiert dagegen das Symptom; es erscheint ihr nicht unnatürlich. Sie hat diese Idee als unbestreitbare Wahrheit akzeptiert, trotz allem, was der gesamten übrigen Welt als Beweis des Gegenteils erscheint. Statt in London zu leben, wohnt die Patientin in Brooklyn; statt mit einem britischen Akzent zu sprechen, hat sie einen New Yorker Akzent. Niemand spricht sie als »Eure Majestät« an; alle bestehen darauf, sie »Miss Smith« zu nennen. Und trotzdem spricht sie von sich selbst immer wieder als »Ihre Majestät, die Königin von England«. Wir müssen uns fragen, welche Veränderungen in den kognitiven Funktionen von Menschen wie Miss Smith eingetreten sind, die es ihnen unmöglich machen, die Realität zu testen, das heißt, zwischen ihrer Phantasie und der Wirklichkeit zu unterscheiden. Jeder Mensch kann seine Phantasie spielen lassen und sich in Tagträumen vorstellen, Königin Elisabeth, Madame Curie oder Albert Einstein zu sein, aber wir wissen, daß wir es nicht sind. Mancher Mensch wünscht sich die Position einer Königin Elisabeth; mancher wäre gern so begabt und schöpferisch wie eine Madame Curie oder ein Albert Einstein. Aber wir wissen, daß wir es nicht sind. Die Mechanismen des schizophrenen Denkens, wie jene, die Miss Smith veranlassen zu glauben, daß sie die Königin von England sei, sind seit der Zeit von Bleuler, dem Psychiater, der den Begriff Schizophrenie geprägt hat, Gegenstand zahlreicher Untersuchungen gewesen. Bevor wir uns auf dieses komplexe Thema einlassen, empfiehlt es sich, auf einfachere Aspekte dieser abnormen Denkweise einzugehen.

Zunächst müssen wir hervorheben, daß selbst der krankste Schizophrene nicht immer in einer schizophrenen Weise denkt, sondern nur wenn ihn seine psychischen Schwierigkeiten zwingen, seine normale Denkweise aufzugeben. Außerdem verfügen Schizophrene auch noch über andere Mechanismen, die, obwohl sie etwas abnorm sind, auch von Neurotikern und selbst von Normalen benutzt werden. Beginnen wir mit der Untersuchung eines dieser Denkvorgänge, die der Schizophrene, der Neurotiker und der Normale miteinander gemein haben: die *Rationalisierung*. Rationalisierung ist der Versuch, eine logische Rechtfertigung für Handlungen oder Gedanken zu finden, die als ungerechtfertigt empfunden werden, hinter denen aber starke emotionale Bedürfnisse stehen. Man flüchtet sich beispielsweise in Erklärungen, die zwar bei genauer Betrachtung als nicht zutreffend erkannt werden, aber richtig und plausibel erscheinen, weil sie als Erklärungen geeignet sind, den unlogischen Inhalt und die tatsächliche Motivation zu verbergen.

Sehen wir uns einmal die Rationalisierung eines normalen Menschen an. Ein berufstätiger Mann, der vorhatte, sich einen Vortrag anzuhören, ist sich nicht klar darüber, daß er an diesem Abend eigentlich lieber bei seiner Familie zu Hause bleiben und sich entspannen würde. Er schaut aus dem Fenster, sieht, daß es regnet und sagt: »Das Wetter ist schlecht. Es ist gescheiter, zu Hause zu bleiben.« Auf diese Weise macht er das Wetter dafür verantwortlich, daß er nicht an dem Vortrag teilnimmt. Schauen wir uns jetzt die Rationalisierung einer schizophrenen Patientin an, die sich einem fortgeschrittenen Stadium ihrer Krankheit näherte. Sie war als Tochter einer wohlhabenden Familie in einem südamerikanischen Land geboren worden und aufgewachsen und nach Abschluß ihres Studiums mit Anfang zwanzig in die Vereinigten Staaten gekommen. Dort hatte sie einen Amerikaner geheiratet, mit dem sie ein Kind hatte. Als ich sie kennenlernte, war sie Mitte dreißig, war schon mehrere Jahre krank gewesen, und außerdem waren Anzeichen von Regression feststellbar. Sie wirkte ziemlich in sich gekehrt, außer wenn sie über ihren Mann sprach, gegen den sie bitteren Groll empfand. Wiederholt sagte sie, ihr Mann sei ein schlechter Mensch, sie habe es immer gewußt. Auf die Frage, warum sie ihren Mann geheiratet habe, wenn sie wußte, daß er ein so schlechter Mensch sei, antwortete sie: »Die Hochzeit hat in diesem Land stattgefunden. Als mich der Pfarrer fragte, ob ich meinen Mann heiraten wolle, redete er Englisch und ich verstand ihn nicht. Ich sagte ja.«

Diese Rationalisierung wäre zum Lachen, wenn sie nicht auch die Pein der Patientin offenbarte. Sie wäre logisch, wenn sie nicht auf unlogischen Prämissen beruhte. Die Patientin verstand ohne Zweifel die Frage bei der Hochzeit und antwortete auf Englisch: »I do.« Außerdem sprach sie zum Zeitpunkt ihrer Hochzeit bereits recht gut Englisch. Ihre Rationalisierung kann jedoch nicht einfach als ein Versuch gedeutet werden, sich zu rechtfertigen oder ihre Verantwortung zu leugnen, bzw. ihre Eheschließung als ungültig zu erklären. In dieser scheinbar absurden Rationalisierung steckt noch viel mehr.

Die Jahre, die sie in den Vereinigten Staaten verbracht hatte, waren ihr irgendwie unwirklich erschienen, zumindest schien sie in einer Atmosphäre der Verworrenheit und Konfusion gelebt zu haben. Diese Jahre waren durch eine Reihe von Mißgeschicken gekennzeichnet, die in ihrer unglücklichen Heirat gipfelten. Nur ihr Leben vor ihrer Übersiedlung in die Vereinigten Staaten – das heißt, der Abschnitt ihres Lebens, in dem sie Spanisch sprach – erschien ihr sinnvoll. Alles, was konfus, vage motiviert, bzw. direkt oder indirekt mit Schmerz und Kummer verbunden war, verknüpfte sich in ihrem Bewußtsein mit der englischen Sprache. Man könnte sagen, daß die Patientin ihr Leben teilweise so lebte, als seien Symbole und Metaphern real. Sie begann, die Unsicherheit und Verwirrung ihres Lebens in Nordamerika als eine Sprachschwierigkeit zu empfinden. Auch dieses Symptom, eine Rationalisierung, kann nicht bloß als ein Trick oder ein Vorwand gedeutet werden, mit dem sie sich der Verantwortung zu entziehen suchte. Es ist auch und in erster Linie ein Ausdruck ihrer ganzen Lebensgeschichte, ihres sehr persönlichen Kummers und des Unterschiedes zwischen der Friedlichkeit (oder angeblichen Friedlichkeit) ihrer Kindheit und Jugend und der Turbulenz (oder angeblichen Turbulenz) ihres Ehelebens.

In einer mit der Arbeit eines Künstlers oder Dichters vergleichbaren Weise wird eine kleine Episode oder ein einzelnes Symptom wie eine Rationalisierung repräsentativ für einen viel größeren Ausschnitt der Realität, nämlich für die Art und Weise, wie eine Frau einen großen Teil ihres Ehelebens empfunden hat. Aber schauen wir uns noch einmal das Beispiel für Rationalisierung bei einem normalen Berufstätigen an. Auch diese Rationalisierung kann nicht wörtlich genommen werden. Das schlechte Wetter, der Sturm, sein abendliches Ausgehen, stehen für ihn vielleicht symbolhaft für die harte, auf Konkurrenz ausgerichtete Berufswelt, wo er ständig Schritt halten muß und Herausforderungen zu bestehen hat. Zuhausebleiben heißt, geschützt sein, bei seiner Frau oder bei der Mutter oder im mütterlichen Schoß zu sein – welche Interpretationsebene auch immer, je nach den speziellen Umständen, angebracht sein mag. Die Rationalisierung dieses Mannes zeigt uns das Dilemma zwischen zwei Lebensweisen, mit denen er zu tun hat, und sie gibt uns eine Vorstellung davon, wie er zwischen den beiden Lebensweisen seine Wahl trifft, wenn es erforderlich ist.

Bei genauerer Untersuchung erkennen wir jedoch den Unterschied zwischen den beiden Rationalisierungen. Die des berufstätigen Mannes könnte vor anderen Leuten bestehen. Es ist üblich, daß jemand mal wegen schlechtem Wetter zu Hause bleibt. In diesem Fall besteht eine Übereinstimmung zwischen der offensichtlichen, wenn auch oberflächlichen Realität des schlechten Wetters und der psychodynamischen Realität der harten Berufswelt, die unterdrückt wird. Das heißt, der Akademiker kann aus beiden Gründen zu Hause bleiben, wegen des Wetters und weil er sich den Herausforderungen des Berufslebens nicht stellen will.

Bei der Rationalisierung der Südamerikanerin bestand keine Kongruenz oder Übereinstimmung zwischen der äußeren oder oberflächlichen Realität und der Realität ihrer tiefreichenden psychischen Probleme. Ihre Rationalisierung wird nur dann plausibel, wenn wir verstehen, was in tiefe seelische Schichten verbannt und durch eine Sprachschwierigkeit ersetzt oder symbolisiert wurde.

Aus den zitierten Beispielen und aus anderen, über die ich in einem späteren Abschnitt dieses Kapitels berichte, wird deutlich, daß ein Mensch, selbst wenn er schizophren ist, fast immer versucht, Plausibilität aufrechtzuerhalten. Im Gegensatz zu dem, was manchmal angenommen wird, können nur wenige Menschen Dinge akzeptieren, die ihnen irrational erscheinen. Das Bedürfnis nach Rationalität ist ebenso mächtig wie das Bedürfnis, die irrationale Motivation zu befriedigen. Dieses Bedürfnis nach Rationalität wird von all jenen von Haus aus unterschätzt, die den Menschen mittelbar oder unmittelbar als völlig beherrscht von physiologischen Trieben sehen. Wenn in bezug auf den Menschen von *Triebhaftigkeit* gesprochen werden soll, dann muß auch sein triebhaftes Streben nach Rationalität (einschließlich Vernunft und Rationalisierung) zur Kenntnis genommen werden.

Wenn das Bedürfnis nach Rationalität auch nie völlig aufgegeben wird, so wird doch die übliche Form von Rationalität oft aufgehoben, insbesondere in Situationen starker Angst oder in Notlagen. Dies wird in noch größerem Maß für die geistigen Prozesse gelten, auf die wir in einem späteren Teil dieses Kapitels eingehen werden. Jede Irrationalität – und hier können wir nicht umhin, den Facettenreichtum der menschlichen Psyche zu bewundern – hat jedoch ihre eigene Rationalität, das heißt, ihren eigenen Zweck und ihren Platz im geistig-seelischen Gefüge. Was uns als unlogisches Element erscheint, ist Teil eines psychischen Ganzen, das wir dann erst verstehen können, wenn wir die tiefere Motivation des Patienten und die speziellen psychischen Mechanismen kennen, die er sich zu eigen gemacht hat.

Spezielle Denkweisen des Schizophrenen

Für Nichtfachleute ist es nicht nötig, alle Regeln und speziellen Gesetze der Logik zu kennen, denen der Schizophrene folgt, um seine Komplexe oder Ideen zu untermauern, die uns wahnhaft erscheinen. Es ist jedoch wichtig, sich vor Augen zu halten, daß der Patient, wenn er eine Behauptung oder eine Überzeugung, die uns absurd erscheint, im Tonfall großer Aufrichtigkeit äußert oder sie gar verteidigt, dies nicht aus Eigensinn, Launenhaftigkeit, Oppositionsgeist, Trotz oder einfach deshalb tut, weil er irrational oder schwierig sein will. Für ihn ist sein Gedanke rational und unbezweifelbar, und er ist von dessen Wahrheit absolut überzeugt. Seine unbewußte Motivation, ein Wunsch, den er nicht beherrschen und dem er nicht entrinnen kann, zwingt den Patienten, sich ungewöhnlicher Denkweisen zu bedienen.

Ein Beispiel, das ich oft benutze, weil es das Phänomen klar veranschaulicht, ist das einer jungen Patientin, die glaubte, sie sei die Jungfrau Maria. Als sie gefragt wurde, warum, flüsterte sie: »Ich bin eine Jungfrau; ich bin die Jungfrau Maria.« Um das zu verstehen, muß man zwei seelische Mechanismen der Krankheit dieser Patientin kennen, die beide das Gesamtbild bestimmten. In ihrem tiefsten Inneren fühlte sich die Patientin unzulänglich, wertlos. Ihre Lebensumstände hatten ihr Selbstwertgefühl und ihre Selbstachtung zerstört. Ihr Selbstbild war abstoßend und inakzeptabel für sie geworden. Deshalb hatte sie das Bedürfnis, nicht sie selbst, sondern als Kompensation ihr Ideal weiblicher Vollkommenheit zu sein – die Person, der sie sich äußerst nahe fühlte und für die sie eine Art seelische Verwandtschaft empfand. Diese Person war die Jungfrau Maria. Sie konnte sich jedoch nicht einreden, daß sie die Jungfrau Maria sei, wenn sie fortfuhr, ihr logisches Denken zu benutzen, das sie daran erinnerte, daß sie nur Nancy war und daß nichts darauf hindeutete, daß sie jemand anderer sei.

Ihre Krankheit ließ sie auf eine primitive Form von Logik zurückgreifen, der zufolge A zu B wird, wenn A zumindest eine Eigenschaft von B besitzt. A (in diesem Fall die Patientin Nancy) wird B (die Jungfrau Maria), weil A eine Eigenschaft mit B gemein hat, nämlich ihre *Jungfräulichkeit*. Sobald sich die Patientin diese Denkweise zu eigen machte, wurde ihr Wunsch von ihrer neuen Logik unterstützt. Sie glaubte fest daran, die Jungfrau Maria zu sein.

Diese primitive Form der Logik folgt nicht den klassischen aristotelischen Denkgesetzen, denen der normale Verstand automatisch gehorcht, sondern einem Prinzip, das von einem Psychiater namens Von Domarus formuliert wurde. Dieses Prinzip besagt in etwas abgewandelter Form, daß, wo immer der normale Mensch Identität annimmt (das heißt, er folgert, daß zwei Objekte oder zwei Personen identisch sind), und zwar nur aufgrund von identischen Subjekten (Ganzheitlichkeit des Subjekts), ein Mensch, der sich primitiver Logik bedient, dagegen Identität aufgrund identischer Prädikate, das heißt, einer gemeinsamen Eigenschaft oder einer Teilidentität, annimmt. Völlige Gleichartigkeit ist für diese Gleichsetzung nicht notwendig.

Eines von vielen Beispielen lieferte ein von Bleuler erwähnter Patient, der glaubte, er sei die Schweiz. Wie kann man einen so bizarren Gedanken erklären? Wie kann ein Mensch ein Land sein? Schon zu Bleulers Zeiten war die Schweiz eines der wenigen freien Länder in der Welt. Und der Patient hatte den Namen dieses Landes wegen des Freiheitsbegriffs gewählt, mit dem sich zu identifizieren ihm ein zwingendes Bedürfnis war. »Die Schweiz liebt die Freiheit. Ich liebe die Freiheit. Ich bin die Schweiz.«

Eine rothaarige Frau zog sich während eines akuten psychotischen Schubs, der auf eine Entbindung folgte, an einem Finger eine Infektion zu, so daß der Finger sich rötete und anschwoll. Sie sagte zu dem Therapeuten: »Dieser Finger bin ich.« Auf den Finger zeigend sagte sie: »Das ist mein roter, schlimmer Kopf.« Sie meinte nicht, daß ihr infizierter Finger ein Symbol von ihr selbst sei, sondern daß er in einer uns unverständlichen Weise tatsächlich sie oder ein echtes Duplikat von ihr sei.

Eine andere Patientin glaubte, daß die beiden Männer, die sie liebte, in Wirklichkeit dieselbe Person seien, obwohl der eine in Mexiko City und der andere in New York lebte. Tatsache war, daß beide Gitarre spielten und beide sie liebten. Mit Hilfe einer Denkweise, die dem von Domarus konstatierten Prinzip folgte, konnte sie die beiden Männer zu dem einen Bild des Mannes verschmelzen, den sie lieben wollte.

Etwas anders ist das Beispiel eines weiteren Patienten, der bei seinem ersten Besuch in meinem Wartezimmer in einer Zeitschrift blätterte und dort ein Inserat mit dem Bild eines nackten Säuglings sah. Er erinnerte sich, daß er als kleines Kind ebenfalls so photographiert worden war und daß »dieser Bastard«, sein Vater, vor kurzer Zeit gedroht hatte, der Freundin des Patienten dieses Bild zu zeigen. Der Patient war überzeugt, daß es kein Zufall war, daß er dieses Bild in meinem Wartezimmer sah. Er wies das bei Schizophrenen häufige Phänomen auf, jedem Zufall eine auf ihn bezogene Bedeutung zu unterlegen. Die schrecklichen Zufälle, für die es keine Erklärung gab, verfolgten ihn unbarmherzig.

Das Phänomen des Zusammentreffens von Ereignissen hängt ebenfalls mit dem von Domarus entdeckten Prinzip zusammen. Ähnliche Elemente oder Ereignisse treten in zwei oder mehr Fällen gleichzeitig oder zu vermeintlich signifikanten Zeitpunkten im Leben des Patienten ein. Der Patient, der sich bemüht, inmitten der Verwirrung, in der er lebt, einen Schimmer von Ordnung zu entdecken, neigt dazu, identische Erfahrungselemente zu registrieren und aus solchen identischen Elementen Ordnungssysteme zu errichten. Diese Systeme einer vermeintlichen inneren Ordnung untermauern seine Komplexe und seine Wahnideen.

Das Hervorheben von Ähnlichkeiten geht häufig wahnhaftem Denken unvorhersagbarer Art voraus. Ein Patient hatte beispielsweise kurz vor einem psychotischen Schub Schwierigkeiten an seinem Arbeitsplatz. Während des akuten Anfalls glaubte er, daß viele Passanten auf der Straße seinen Kollegen in der Firma glichen, wo er arbeitete. Er meinte, seine Kollegen müßten viele Brüder und Schwestern oder sogar eineiige Zwillingsgeschwister haben, die darauf aus seien, ihn durch ihre Anwesenheit zu beunruhigen. Er sah einen jungen Mann, der einem Mädchen glich, mit dem er früher auszugehen pflegte. Sofort glaubte er, dieser Mann müsse der Bruder des Mädchens sein, obwohl er wußte, daß sie keinen Bruder hatte. Als sich das Befinden des Patienten gebessert hatte, berichtete er dem Therapeuten immer noch über seine starke Tendenz, Menschen und Dinge aufgrund irgendwelcher Ähnlichkeiten miteinander zu assoziieren. Es gelang ihm jedoch dann, seiner Neigung zu widerstehen, abnorme Identifizierungen vorzunehmen. Jeder Mensch, der ein Merkmal mit einem angeblichen Verfolger gemein hat, etwa den Bart oder rote Haare oder ein bestimmtes Kleid, kann zu dem Verfolger oder einem Verwandten des Verfolgers werden oder irgendwie mit dem Verfolger in Verbindung gebracht werden. Aus diesen Beispielen ist leicht zu erkennen, daß sich viele Patienten in diesem Stadium einer »Orgie von Identifizierungen«, wie es genannt wurde, hingeben.

Die Mechanismen oder aufeinanderfolgenden Schritte des primitiven Denkens sind dem Schizophrenen nicht bekannt, der automatisch in dieser Weise denkt, so wie der normale Mensch automatisch die aristotelischen Gesetze der Logik anwendet, auch ohne sie zu kennen, oder wie die Molièresche Figur M. Jourdin immer Prosa sprach, ohne zu wissen, was Prosa ist. So glaubt beispielsweise eine schizophrene Patientin, ohne zu wissen warum, daß der Oberarzt der Station ihr Vater sei und daß ihre Mitpatientinnen ihre Schwestern seien. Ein gemeinsames Prädikat, der Besitz von Autorität, führt zu der Identität zwischen Vater und Arzt. Ein weiteres gemeinsames Prädikat, nämlich daß die Frauen in der Abteilung in derselben Position der Abhängigkeit sind, veranlaßt die Patientin, sich und ihre Mitpatientinnen als Schwestern zu betrachten. Diese Identifizierungen wurden natürlich durch ihre familiäre Situation begünstigt, in der ein autoritärer, chauvinistischer Vater dominierte.

Manchmal muß man zur Deutung dieser Denkweise weiter ausholen. So setzte beispielsweise ein Patient, über den Von Domarus berichtet, Jesus mit Zigarrenpackungen und mit Sexualität gleich. Eine Untersuchung dieser Wahnidee ergab, daß der gemeinsame Faktor, der zu dieser Identifizierung führte, der Zustand des Eingehülltseins war. Aus der Sicht des Patienten ist das Haupt von Jesus von einem Heiligenschein umgeben, die Zigarrenpackung von der Steuerschleife und die Frau ist eingehüllt in die begehrenden Blicke des Mannes.

Die geistigen Prozesse, die ich beim wahnhaften Denken des Schizophrenen beschrieben habe, gleichen jenen, über die Freud in bezug auf Träume normaler Menschen berichtet. Das ganze Gebiet des Freudschen Symbolismus, so wie er in Träumen auftaucht, basiert, was seine formale Struktur betrifft, auf dem Prinzip von Domarus. Ein Symbol von X ist etwas, das X repräsentiert, aber auch etwas, das eine gewisse Ähnlichkeit mit X aufweist – ein gemeinsames Prädikat oder Charakteristikum. In einem Traum kann eine Schlange oder eine Füllfeder aufgrund der Ähnlichkeit der länglichen Form einen Penis symbolisieren.

Aufgrund der Machtposition, die Vater und Mutter in der Familie innehaben, kann ein König den Vater und eine Königin eine Mutter repräsentieren. Eine Schachtel kann ein Symbol für eine Scheide sein, weil sowohl eine Schachtel als auch eine Scheide etwas in sich aufnehmen können. Die Frau eines Träumenden erschien ihm im Traum in der äußeren Erscheinung seines Chefs. Der Träumende identifizierte die beiden Personen im Traum, weil ihm eine gemeinsame Eigenschaft beider (ihre Dominanz) zu schaffen machte. Der Chef wurde als ein Symbol gewählt, weil es für den Träumenden im Rahmen seiner eigenen speziellen Mentalität akzeptabler war, von seinem Chef als von seiner Frau beherrscht zu werden.

Wir sehen somit, daß der normale Mensch in seinen Träumen und der Schizophrene in seinen Wahnvorstellungen in einer Weise denken, die uns als Allegorie oder Metapher verständlich wird. Der in seine Wahnvorstellung verstrickte Schizophrene scheint in einer metaphorischen, sinnbildlichen Welt zu leben. Wir dürfen jedoch nicht vergessen, daß diese Welt nur für uns metaphorisch ist, nicht für den Patienten, der sie als Realität akzeptiert. Carl G. Jung, der große Schweizer Psychoanalytiker, der sich später von Freud trennte, sagte sehr zutreffend, wenn ein Träumender in seinem wachen Leben so handelte und dächte wie in seinen Träumen, dann wäre er schizophren.

Die Sprache in der Schizophrenie

Die Sprache und ihr Zusammenhang mit den Denkstörungen in der Schizophrenie ist sehr aufschlußreich. Dies ist ein weites Feld, und ich will hier nur auf einige Punkte eingehen, die den Leser interessieren könnten.*

In den ausgeprägtesten Fällen erscheint die schizophrene Sprache rätselhaft oder völlig unverständlich. Manche Autoren gehen so weit, den Mangel an Klarheit der schizophrenen Sprache als einen Versuch seitens des Patienten zu interpretieren, vor anderen oder noch wahrscheinlicher vor sich selbst den angsterzeugenden Inhalt dessen zu verbergen, was er zu sagen hat. Er will nicht kommunizieren. Diese Autoren sehen in der schizophrenen Sprache denselben Mechanismus wirksam werden, den Freud in Träumen entdeckte: der Versuch, den manifesten Inhalt zu verbergen. Obwohl dies unter bestimmten Umständen der Fall sein mag, hat das Phänomen der sprachlichen Veränderungen in der Schizophrenie andere Verzweigungen, eignet sich für andere Deutungen und muß auch vom Standpunkt der Logik und der Denkstörungen aus angegangen werden.

In der normalen Sprache kann jedes Wort von drei Gesichtspunkten aus betrachtet werden. Nehmen wir beispielsweise das Wort *Tisch.* Tisch ist ein Begriff, der ein *Möbelstück, bestehend aus einer horizontalen, auf Beinen montierten Platte* bedeutet. Wir könnten sagen, daß dies die Definition eines Tisches sei. In der Logik bezeichnet man dies als die *Konnotation* oder den Begriffsinhalt des Wortes Tisch. Aber Tisch ist nicht bloß ein Begriff; es kann auch das Objekt gemeint sein, das heißt, der Tisch als konkretes Objekt, der Tisch, an dem ich meine Mahlzeiten einnehme. In der Logik bezeichnet man dies als die *Denotation* des Wortes Tisch. Aber Tisch ist auch ein Laut, eine phonetische Einheit, ein bestimmter Schallreiz, dem eine besondere Bedeutung zugeschrieben wurde. Dies ist die *Verbalisierung.* In der Schizophrenie bewirkt die häufige geistige Veränderung, daß der Patient der Konnotation sehr geringe Bedeutung beimißt. Er konzentriert sich statt dessen auf die Verbalisierung, auf das Wort als

* Eine ausführlichere Diskussion dieses Themas findet sich in S. Arieti, *Interpretation of Schizophrenia,* 2. Ausg. (New York, Basic Books, 1974), 16. Kapitel.

Schallreiz, als phonetische Einheit. Nachdem diese Konzentration auf die Verbalisierung eingetreten ist, folgen andere geistige Prozesse, die nur durch die Verbalisierung angeregt werden. Die Folge ist, wie die nachstehenden Beispiele zeigen werden, daß die Äußerungen des Patienten manchmal sehr dunkel oder völlig unverständlich und in anderen Fällen witzig erscheinen, als wollte er Scherze machen. Aber was für uns ein Witz ist, wird von dem Patienten in vollem Ernst gesagt.

Eine Patientin wurde bei einem Test aufgefordert zu erklären, was das Leben ist. Sie antwortete: »Ich müßte erst wissen, von welchem Leben Sie sprechen – von der Zeitschrift *Life* oder dem Geliebten, der einen anderen Menschen froh und glücklich machen kann.« Eine Patientin, die ich während des Zweiten Weltkriegs untersuchte, sagte zu mir, daß uns die Japaner das nächste Mal am Diamantenhafen oder Goldhafen angreifen würden. Auf meine Frage, warum, antwortete sie: »Beim ersten Mal haben sie uns am Perlenhafen *(Pearl Harbor)* angegriffen. Nächstes Mal werden sie am Diamantenhafen oder am Saphirhafen angreifen.« Sie verstand das Wort *pearl* im üblichen wörtlichen Sinn, und das löste bei ihr Assoziationen an Edelsteine aus.

Oft wird die Verbalisierung für spezielle fixe Ideen oder Wahnvorstellungen des Patienten nutzbar gemacht. Ein Patient glaubte beispielsweise, sooft er die Worte *home* und *fair* hörte, es handle sich um die Slangworte für Homosexueller, *homo* (= ›Homo‹) und *fairy* (= ›Schwuler‹). Er war von dem Problem der geschlechtlichen Identifizierung besessen und glaubte Anspielungen auf seine angebliche Homosexualität herauszuhören. Der Patient hätte die Ähnlichkeit zwischen diesen Worten nicht bemerkt oder nicht aufgegriffen, wenn seine Gedanken nicht ständig um dieses Thema gekreist wären.

Eine Patientin hörte, wie Angestellte in ihrem Büro sagten: »Wir müssen O. B. im Auge behalten.« Sie glaubte sofort, damit sei sie gemeint: O. B. bedeute *old bag* oder *obstetrics,* womit angedeutet oder ihr unfairerweise vorgeworfen werde, sie sei schwanger. Sie hatte das ihr wohlbekannte Faktum verdrängt, daß es in der Firma ein *order and billing department* (Auftrags- und Fakturenabteilung) gab und daß sich die Abkürzung O. B. immer auf die Arbeit dieser Abteilung bezogen hatte.

Eine andere Patientin glaubte, wenn andere das Wort *candies* (Süßigkeiten) benutzten, so beziehe sich das auf ihren früheren Freund. Sie machte eine Diät und hatte Süßigkeiten aufgegeben, so wie sie zuvor ihren Freund aufgegeben hatte. Dieser gemeinsame Faktor des Verzichts veranlaßte die Patientin, Süßigkeiten mit ihrem Freund gleichzusetzen und anzunehmen, andere Menschen würden eine ähnliche Identifizierung vornehmen.

Wenn die Krankheit fortschreitet, werden die Denk- und Sprachstörungen immer gravierender, und die schriftlichen und mündlichen Äußerungen des Patienten können fast oder völlig unverständlich erscheinen. Gedanken werden nicht so miteinander assoziiert, wie das normalerweise der Fall ist. Was dabei herauskommt, nennt man gemeinhin *Wortsalat*.

Bleuler schrieb, die Krankheit unterbreche »völlig willkürlich einzelne Fäden, manchmal ein ganzes Bündel und manchmal große Teile von den Tausenden Assoziationsfäden, die unser Denken verknüpfen«. Wie Bleuler schreibt, fehlt »die wichtigste Komponente ... vollständig – der Sinn«.

Seit Bleuler diese Worte schrieb, hat unser Verständnis der Sprache und des Denkens der Schizophrenen große Fortschritte gemacht, zum Teil deshalb, weil Bleuler selbst mit seiner bahnbrechenden Arbeit viele Forschungen zu diesem Thema angeregt hat. Obwohl wir immer noch glauben, daß Bleuler eine zutreffende Beschreibung der schizophrenen Sprache und des schizophrenen Denkens geboten hat, können wir doch seine Auffassung nicht mehr teilen, hier fehle der Sinngehalt. Daß ein Sinn vorhanden ist, ist unbestreitbar, aber es ist vielleicht ein wenig schwer, ihn zu finden.

Der Leser braucht die Methodologie nicht kennenzulernen, mit deren Hilfe schwer verständliche mündliche und schriftliche Äußerungen von Schizophrenen interpretiert werden. Ich führe jedoch zwei Beispiele an, die zeigen, daß ein Sinn herausgelesen werden kann, selbst wenn dieser auf ungewöhnliche Weise vermittelt und in seltsamen Ausdrücken geradezu verborgen wird.

Zunächst könnte uns der Grad des geistigen Zerfalls beeindrukken, der in dem folgenden Auszug aus einem Brief von Margaret, einer schizophrenen Patientin, deutlich wird. (Die Übersetzung hat hier die Schwierigkeit, daß das englische Wort *passion* auf deutsch die zwei verschiedenen Bedeutungen *Passion* und *Leidenschaft* hat. Zur

Verdeutlichung werden in Klammern die englischen Begriffe angeführt – Anm. d. Übers.)

Lieber Herr Dr. Arieti,

weil ich so leidenschaftlich *(passionate)* bin, wurde ich hierher gebracht.

Dr. Webster fragte mich, warum ich hierher gebracht wurde, und ich konnte nicht ohne ein gewisses Zögern antworten, aber jetzt weiß ich es, ich weiß es jetzt:

Ich bin zu leidenschaftlich!

Deshalb kann ich keine Arbeit finden.

Sie haben die falsche Diagnose gestellt.

Nehmen Sie einmal folgendes.

Schlagen Sie das Wort *passions* in der Enzyklopädie (ein Meisterstück von einem Wort) und in den Wörterbüchern nach. Holen Sie sich bei Ihrem Studium keine Hirnhautentzündung.

Aber Sie werden feststellen, daß ein Unterschied zwischen den *passions* von Jesus von Bethlehem und den *passions* von Blaubart besteht.

Zwischen der *passion* fehlgeleiteten Mitgefühls und den *passions* selbstmörderischer Gedanken.

Können Sie sich leidenschaftlich *(passionately)* in Ihren großen Dichter Dante einfühlen, Dr. Arieti?

Und ich empfinde leidenschaftliche *(passionate)* Bewunderung für die Werke des französischen Troubadours Molière.

Und es gibt noch die *Passions*blume.

Und die *Passions*spiele von Oberammergau.

Die Patientin möchte die Idee vermitteln, daß sie ins Krankenhaus kam, weil sie zu leidenschaftlich, nicht weil sie geisteskrank war. Sie hat das Gefühl, man habe eine falsche Diagnose gestellt. Bald konzentriert sich Margaret jedoch auf die Bedeutung des Wortes *passion* und verliert den Faden. Es ist kein logisches oder zielgerichtetes Denken und daher kein augenfälliger Sinngehalt mehr vorhanden. Margarets Brief hat jedoch eine Bedeutung. Sie möchte nachdrücklich darauf hinweisen, daß eine falsche Diagnose gestellt wurde und daß sie nicht geisteskrank ist. Zu dem Zeitpunkt, als Margaret diesen Brief schrieb, war sie in einem Zustand ziemlich fortgeschrittener Regression. Sie befand sich seit einigen Jahren im Krankenhaus und wirkte apathisch oder zumindest emotional oberflächlich. In ihren Schriften, die eine starke Gefühlsbewegung verrieten, machte sie nicht diesen Eindruck. Ihr Problem, so versichert sie entschieden, sei nicht, daß sie geisteskrank, sondern daß sie »zu leidenschaftlich« sei. In ihrem Brief schweift ihr Denken bald ab und konzentriert sich auf die Bedeutung von *passionate,* ihrer Ansicht nach ein so schwieriges Wort, daß dessen Studium dem Nervensystem schaden könnte (sie warnt: Holen Sie sich bei dem Studium dieses Wortes keine Hirnhautentzündung!). In der Alltagssprache beziehen sich die Worte *Leidenschaft* und *leidenschaftlich* auf starkes sexuelles Verlangen, und die Unfähigkeit, dieses Verlangen unter Kontrolle zu halten, könnte als Ursache der Schwierigkeiten der Patientin angesehen werden. Aber die Patientin ging über diese übliche Bedeutung hinaus: Sexualität wurde ausgeweitet auf die ganze Skala der Leidenschaften, das heißt, starker Empfindungen. Das Wort *passion* selbst erklärt sie zu einem »Meisterstück«. Die Patientin führt die sublime *passion* von Jesus Christus ebenso an wie die kriminelle *passion* von Blaubart, den Schmerz, den man erleidet, weil man Gefühle am falschen Ort verschwendet hat, und die Pein selbstmörderischer Gedanken. Als *passion* bezeichnet sie auch die Gefühle, die Kunst und Dichtung in uns auslösen.

Eine nähere Betrachtung dieses Briefes ergibt somit, daß Margaret unterschwellig und unbewußt viele Dinge spürt. Ihre Einsichten dringen jedoch nur unklar ins Bewußtsein. Die Intensität ihrer Gefühle und die Spannweite ihres Intellekts sowie die Destillate von Erfahrungen vor und während der Krankheit (»fehlgeleitetes Mitgefühl, selbstmörderische Gedanken«) kommen trotz ihres gegenwärtigen psychischen Verfalls zum Ausdruck. Die Bedeutung vermittelt sich nicht durch ein logisches Fortschreiten der Gedanken, sondern durch die Summe der Gedanken. So zusammenhanglos er auch sein mag, vermittelt der Brief doch eine Stimmung, eine Atmosphäre, etwas, das man als *Bedeutungsaura* bezeichnen könnte.

In manchen Fällen bestehen die schriftlichen und mündlichen Äußerungen von Schizophrenen aus Wortsalat und Klischees, das heißt, dieselben Worte werden in einer Weise wiederholt, die drastische Verarmung des Denkens und Bedeutungsverlust verrät. In anderen Fällen ist es jedoch trotz ausgeprägter Stereotypisierung und Verarmung der Sprache möglich, eine diffuse, globale oder atmosphärische Bedeutung herauszulesen. Nehmen wir als Beispiel folgende schriftliche Äußerung eines stark regredierten Schizophrenen:

Sehe ich Kuchen Tue ich das Gegenteil von Handeln
Ja ich fühle mich von meinen Sinnen getäuscht
Gedanken in geistiger Suggestion vermehren
Sinne in Suggestion

trügerische Sinne
in in Täuschung Täuschung Täuschung
Täuschung
Vanille Zitrone wie Zitrone Vanille als der Anfang
von in in Suggestion Suggestion Suggestion
Suggestion der Suggestionen als der
Anfang von in Suggestion
Zitrone Vanille wie Anfangfang der
Vernunft wie Zitrone wie in in Suggestion
Suggestion Suggestion Suggestion der
Suggestion
Insuggestion
IV
sehe ich sehe ich sehe in sugget

Dies ist ein typisches Beispiel für Wortsalat und Verwendung von Stereotypen. Der erste Eindruck, den wir beim Lesen erhalten, ist, daß es sich um völligen Unsinn handelt. Was auffällt, ist auch die Wiederholung mancher Worte. Versuchen wir wenigstens, die atmosphärische Bedeutung zu erfassen.

Die Gedanken des Patienten kreisen um ein Phänomen, das er nicht verstehen kann: Sind seine Sinne zuverlässig oder ist er Opfer einer geistigen Suggestion? Die Welt, die er erlebt, ist chaotisch, fragmentarisch, ungewiß. Fast alle seine Beobachtungen veranlassen ihn zu zwei alternativen Schlußfolgerungen oder symbolischen Deutungen, die so in den Vordergrund getreten sind, daß sie alles übrige einschließen: Sinnestäuschung oder geistige Suggestion. Mit anderen Worten, ist er das Opfer seiner eigenen Sinne, die ihn trügen, oder einer geistigen Suggestion, die entweder von ihm selbst oder von der Außenwelt ausgeht? Fast alles wird schließlich durch die Brille dieser beiden stereotypen Konzepte wahrgenommen: Täuschung und Suggestion. Er erlebt seltsame Dinge. »Tue ich das Gegenteil von Handeln?« Das heißt: »Tue ich das Gegenteil dessen, was ich tun möchte?« Ein paar Dinge bleiben jedoch als Inseln der Realität erhalten, die noch nicht von dem sich ausbreitenden Ozean von Täuschung und Suggestibilität verschlungen wurden. »Sehe ich Kuchen?« fragt er sich selbst; das heißt, etwas Greifbares, Konkretes. Und später sieht er Zitrone und Vanille, farbige und angenehme Dinge, die aus dem Meer von Konfusion herausragen, das sich in abstrakten Worten äußert. Die geistige Suggestion scheint über die Sinnestäuschung den Sieg davonzutragen. Der Patient scheint zu erkennen, daß sein Problem die Suggestion ist, und tatsächlich hat die Wiederholung des Wortes Suggestion eine suggestive Wirkung.

Wahnwahrnehmungen (Halluzinationen)

Halluzinationen, bzw. Wahnwahrnehmungen, sind wichtige und charakteristische Symptome von Schizophrenie. Sie treten in vielen, aber nicht in allen Fällen auf.

Eine Halluzination ist die Wahrnehmung eines äußeren Reizes, wo kein solcher Reiz vorhanden ist. Ein Patient hört beispielsweise Stimmen, die mit ihm sprechen oder ihn beschuldigen, aber es ist niemand da, der mit ihm spricht. Er sieht Personen, die nicht vorhanden sind; er kann einen Geruch wahrnehmen, den niemand außer ihm riecht, oder etwas schmecken, das er nicht auf der Zunge hat. Die häufigsten Wahnwahrnehmungen in der Schizophrenie sind akustischer Art: »Die Stimmen.« Was der Patient angeblich wahrnimmt – was er glaubt, in der Außenwelt wahrzunehmen –, wird in Wirklichkeit durch einen inneren Reiz ausgelöst; es stammt von dem Betreffenden selbst. Mehrere Beispiele von Halluzinationen wurden im dritten Kapitel angeführt.

Halluzinationen können auf viele verschiedene Arten erlebt werden. Im typischen Fall lassen sich jedoch drei Phasen unterscheiden. Die erste besteht aus dem allerersten Erlebnis einer Halluzination. In manchen Fällen mißt der Patient dem Phänomen nur geringe Bedeutung bei, aber in anderen Fällen bedeutet dies eine plötzliche, tiefe und erschütternde Erfahrung. Er hört eine mächtige Stimme oder Töne mit einer Botschaft, die für ihn alleine bestimmt ist, eine Botschaft, die mit seiner ganzen seelischen Existenz zusammenhängt. In vielen Fällen wird die Reaktion des Patienten auf dieses erste Erlebnis bestimmend für den Verlauf seiner Krankheit. Obwohl zutiefst betroffen und furchtbar erschrocken, kann der Patient sich selbst sagen: »Was ich höre, ist nicht wahr; es ist nur ein Produkt meiner Phantasie.« Wenn er imstande ist, auf diese Weise zu reagieren, hat er noch die Kraft, sich gegen die Schizophrenie zu wehren. Unglücklicherweise ist der Patient in der Mehrzahl der Fälle aufgrund früherer psychischer Umstände eher empört als erschreckt und eher geneigt, an die äußere Realität des Erlebnisses zu glauben. Statt zu denken: »Das ist keine wirkliche Stimme«, sagt er sich selbst: »Die Stimme ist wirklich, aber was sie sagt, ist falsch.« In vielen Fällen fährt der Patient fort, in einer Weise zu denken, die ihn noch weiter von der Realität wegführt. Oft denkt er: »Was bedeutet es, daß ich diese Stimme höre? Warum sagt sie diese Dinge über mich?« Und er kommt zu dem Schluß: »Ich werde beschuldigt. Ich werde verfolgt. Sie reden hinter meinem Rücken in einer abwertenden, beleidigenden Weise über mich.«

Nach diesem ersten Erlebnis tritt der Patient in eine zweite Phase ein, wo er damit rechnet, Halluzinationen zu haben, und sie wiederholen sich tatsächlich. Die dritte Phase kommt nur bei Patienten vor, die ein fortgeschrittenes Stadium der Krankheit erreichen. Wahnwahrnehmungen sind ein so vertrautes Phänomen geworden, und sie ereignen sich so häufig, daß sie der Patient als einen wichtigen Teil seines Lebens akzeptiert.

Der Leser braucht nicht alle Theorien zu kennen, die zur Erklärung von Halluzinationen vorgestellt wurden. Das wichtigste, das man sich vielleicht klar machen sollte, wäre die Einsicht, daß Halluzinationen Gedanken des Patienten sind, die eine Umwandlung durchgemacht haben und die das widerspiegeln, was der Patient in bezug auf sich selbst und die Beziehungen zwischen sich und anderen und gegenüber der Welt insgesamt empfindet. Die Umwandlung besteht darin, daß diese Gedanken für den Patienten (akustisch oder visuell) wahrnehmbar wurden. Manchmal gibt es Zwischenstadien. Der Patient hört seine eigenen Gedanken und glaubt, daß auch andere Menschen sie hören könnten.

Es mag nützlich sein, die Ähnlichkeiten zwischen Träumen und Wahnwahrnehmungen aufzuzeigen. Auch Träume sind Gedanken und Gefühle des Träumers, übersetzt in Halluzinationen. Während die Halluzinationen in der Schizophrenie vorwiegend akustischer Art sind, nehmen sie in den Träumen visuelle Gestalt an. Auch der Träumende glaubt, während er träumt, an die Realität seines Traumes, so wie der Schizophrene an die äußere Realität seiner Erlebnisse glaubt. Erst wenn der Träumer im Begriff ist aufzuwachen, wird ihm klar, daß sein Traum ein Traum ist. In ähnlicher Weise erkennt der Patient, daß seine Halluzinationen und anderen Symptome Phantasiegebilde waren, sobald er von seiner Krankheit zu genesen beginnt.

Während der Krankheit kann der Patient, wenn er nicht richtig behandelt wird, nicht erkennen, daß Halluzinationen Sinnestäuschungen sind. Bis vor kurzem wurde angenommen, daß es gegen Halluzinationen kein Mittel gibt und daß sie von selbst verschwinden, sobald der Patient wieder gesund wird oder mit Psychopharmaka behandelt wird. In letzter Zeit ist jedoch eine erfolgreiche Methode entwickelt worden, um Halluzinationen mit rein psychotherapeutischen Mitteln zu behandeln.*

* Siehe S. Arieti, *Interpretation of Schizophrenia,* 2. Ausg. (New York: Basic Books, 1974), 37. Kapitel, S. 573–576.

5. *Kapitel*
Die Ursachen

Wir bekommen oft zu hören, die Psychiater seien sich über die Ursachen der geistigen und psychischen Störungen, die sie behandeln, uneinig. Diese Feststellung ist richtig, sollte aber nicht als Zeichen von Verwirrung unter den Psychiatern gewertet werden oder ein Grund sein, sich abschrecken zu lassen. Es gehen vielmehr andere wichtige Folgerungen daraus hervor, vor allem auch die Tatsache, daß die meisten Psychiater den Fehler des *Reduktionismus* vermeiden wollen – das heißt, man möchte verhindern, daß ein komplexes Problem mit vielen Dimensionen auf eine kleine Ursache oder eine simple Formel reduziert wird.

Die Meinungsverschiedenheiten in der Psychiatrie sind nicht größer als in verschiedenen anderen Zweigen der Medizin. Es gibt viele verbreitete physische Krankheiten, über deren Ursachen wir noch weniger wissen als über Psychosen. Wir sollten uns auch vor Augen halten, daß es zwar wünschenswert wäre, exakte und vollständige Erkenntnisse über die Ursachen der Krankheiten des Organismus zu gewinnen, daß aber eine wirksame Behandlung oder Besserung des Zustandes auch dann möglich ist, wenn wir über die Ursachen noch nicht bis ins letzte Bescheid wissen. Genau dies ist in der jüngsten Geschichte der Medizin gelungen. Ziehen wir beispielsweise zum Vergleich Diabetes heran, eine Krankheit, über die wir viele Informationen besitzen und die wir in den meisten Fällen erfolgreich behandeln können. Wir wissen, daß Diabetes durch die Unfähigkeit der Bauchspeicheldrüse bedingt ist, genügend Insulin für die Erfordernisse des Organismus zu erzeugen, aber warum die Bauchspeicheldrüse nicht immer angemessen funktioniert, wissen wir nicht. Wir wissen, daß Diabetes in manchen Familien gehäuft vorkommt. Aber nicht alle Mitglieder dieser Familien erkranken daran. Wir wissen, daß diese Krankheit häufig mit Übergewicht einhergeht, aber nicht alle Übergewichtigen erkranken daran. Wir wissen, daß Personen, die besonders viele Kohlenhydrate zu sich nehmen, eher zu dieser Krankheit neigen, aber nicht alle, ja nicht einmal die meisten Menschen, die eine kohlenhydratreiche Nahrung zu sich nehmen, erkranken daran. Und schließlich, obwohl die meisten Fälle von Diabetes erfolgreich behandelt werden können, gibt es keine dauerhafte Heilung.

In bezug auf die Geisteskrankheiten ist es richtig zu sagen, daß wir sie bei unserem gegenwärtigen Wissensstand für die Folge einer *Kombination* von Ursachen halten müssen (»multifaktorielle Genese«). Wahrscheinlich bricht die Krankheit nur dann aus, wenn diese bestimmte Kombination auftritt. Vielleicht kommt es nicht zu der Erkrankung, wenn alle Ursachen (oder Elemente der Kombination) mit Ausnahme einer einzigen vorhanden sind. Wenn dem so ist, dann könnte es ausreichen, ein einziges Element (bzw. eine Ursache) der komplexen kausalen Konstellation auszuschalten, um die Krankheit zu verhindern.

Der Leser, der die ersten vier Kapitel dieses Buches durchgegangen ist, hat bereits erkannt, daß psychische Störungen eine eigene Identität haben, die sie von körperlichen Erkrankungen unterscheidet. Selbst wenn wir in Hinblick auf Erkrankungen des Körpers von mehrfachen Ursachen sprechen können, so steht doch andererseits fest, daß sie alle der physischen Welt angehören. Die Ursachen mögen für das bloße Auge unsichtbar sein wie Bakterien, aber sie wirken sich alle über chemisch-physikalische Reaktionen des Organismus aus. Bei Psychosen wie der Schizophrenie mögen manche Ursachen unmittelbar mit der biologischen oder chemisch-physikalischen Welt zusammenhängen, aber andere Ursachen müssen auf anderen Ebenen – psychologischen und soziologischen – studiert werden, selbst wenn sie sich letztlich auf die chemisch-physikalische Welt auswirken oder wenn ihre ersten Kausalverbindungen mit der Schizophrenie in der chemisch-physikalischen Welt erfolgen. Die Wechselwirkung zwischen diesen verschiedenen Bereichen wird in diesem Kapitel zu klären sein.

Obwohl wir festgestellt haben, daß die meisten Psychiater Geistesstörungen für das Ergebnis vieler Faktoren halten, gibt es einzelne Fachleute, die sie auf eine einzige Ursache zurückführen oder die einer Ursache fast ausschließliche Bedeutung beimessen. Für die Familie des Patienten ist es wichtig, das zu wissen, weil die spezifische Ursache, die ein bestimmter Psychiater für die Krankheit verantwortlich macht, das Bild beeinflußt, das dieser von dem Patienten erhält. Aber auch das Umgekehrte trifft in der Psychiatrie oft zu. Die Einstellung, die ein Therapeut zu seinem Patienten hat, beeinflußt seine theoretische Position. Sieht er einen Organismus vor sich, dessen Stoffwechsel gestört ist, oder einen leidenden Menschen oder einen Menschen, der mit den Schwierigkeiten des Lebens in abnormer Weise umgeht, oder all dies zusammen? Eine Faustregel – die keineswegs in allen Fällen zutrifft – besagt, daß Therapeuten, die starr an einem theoretischen Standpunkt festhalten, auch eine inflexible Einstellung zu dem Patienten oder zumindest bei der Planung der Behandlung einnehmen.

Auch in bezug auf die Schizophrenie können wir sagen, daß nach Auffassung vieler Psychiater die spezielle Kombination von Ursachen, die zu der Erkrankung führt, aus drei Faktorengruppen besteht:

1. Biologische Faktoren oder physische Bedingungen des Organismus, wahrscheinlich anlagebedingt.
2. Psychologische Faktoren oder Bedingungen, die sich in der Kindheit oder später entwickelten und mit der Familie und möglicherweise auch mit anderen Menschen zu tun haben.
3. Soziale Faktoren oder Bedingungen der Umwelt bzw. der Gesellschaft, der der Patient angehört.

Obwohl sich diese Faktoren zu ganz unterschiedlichen Zeiten auf den Patienten auswirken können, entsteht schließlich eine Wechselbeziehung zwischen ihnen, so daß sie gleichzeitig spürbar werden und sich zu dem zusammenschließen, was wir als die Kausalkonstellation bezeichnet haben. Dennoch wollen wir sie um der größeren Klarheit willen getrennt erörtern. Unsere Darstellung wird nicht vollständig sein. Wir werden nur die wichtigsten Faktoren in Betracht ziehen, da es uns nicht um eine erschöpfende und umfassende Diskussion dieses riesigen Gebietes geht, sondern um eine Darstellung, die das hervorhebt, was für die Leser dieses Buches von besonderem Belang ist.

Biologische Faktoren

Der Glaube, Schizophrenie sei vererbbar, entstand durch die häufig gemachte Beobachtung, daß diese Krankheit in manchen Familien häufiger auftritt als in anderen. Viele Statistiker scheinen sich einig zu sein, daß Schizophrenie bei etwas weniger als einem Prozent der Gesamtbevölkerung, annähernd 0,85 Prozent, auftritt. Dagegen kommt das Leiden in manchen Familien, die über drei Generationen hinweg untersucht wurden, weitaus häufiger vor. Wenn ein Elternteil, ein Bruder oder eine Schwester an Schizophrenie leiden, dann erhöht sich die Häufigkeit auf zwischen vier und zehn Prozent. Aufgrund dieser simplen und direkten Beobachtungen könnte man annehmen, daß Schizophrenie eine genetische Basis habe. Das Problem ist jedoch nicht so einfach. Es gibt Krankheiten wie Huntington' Chorea (Veitstanz), Bluterkrankheit, Muskelschwund und Netzhautentzündung (Retinitis pigmentosa), deren Erblichkeit außer Frage steht. Genetiker, die die Weitergabe erblicher Merkmale von Generation zu Generation studieren, haben herausgefunden, daß diese Krankheiten den Mendelschen Gesetzen oder Ablegern der Mendelschen Gesetze gehorchen. Den Genetikern ist es jedoch nicht gelungen, dies auch für die Schizophrenie nachzuweisen. Die Mendelschen Gesetze beschreiben die Vererbungsmuster erblicher Merkmale, so wie es Gregor Mendel zum ersten Mal formuliert hatte. Gregor Mendel war ein Mönch, dem der Nachweis gelang, daß diese Merkmale durch die zufällige Kombination paarweise angeordneter Erbträger, die wir heute als *Gene* bezeichnen, weitergegeben werden. Ein Gen wird als dominant bezeichnet, wenn es bei dem Nachkommen eine beobachtbare Wirkung (beispielsweise eine Krankheit) hervorruft, obwohl das Paar ein rezessives Gen enthält. Ein rezessives Gen löst keine beobachtbare Wirkung wie beispielsweise eine Erbkrankheit aus, sofern das andere Gen des Paares nicht ebenfalls rezessiv ist.

Verschiedene Kombinationen von Genen sind die Folge, was die Unterschiede in der Weitergabe erblicher Merkmale und Krankheiten erklärt. Es ist für uns nicht nötig, die Genkombinationen zu studieren. Wichtig ist es jedoch zu wissen, daß keine Kombination entdeckt wurde, die das Auftreten von Schizophrenie in einer Familie erklären könnte.

Genetiker haben nachgewiesen, daß eineiige Zwillinge genau denselben genetische Code besitzen. Wenn somit eines der beiden Zwillingsgeschwister eine Erbkrankheit erbt, gilt dies zwangsläufig auch für den anderen Zwilling, ob die Krankheit nun dominant oder rezessiv ist. Es gibt keinen besseren Weg, um die Weitergabe von Erbleiden zu studieren, als das Sammeln statistischer Daten über eineiige Zwillinge. Wenn es sich um psychiatrische Krankheiten handelt, empfiehlt es sich, getrennt aufgezogene Zwillinge zu studieren, um den Einfluß auszuschalten, den die Familie auf das Kind ausgeübt haben mag. Solche Untersuchungen sind von mehreren Forschern durchgeführt worden, die neuesten von skandinavischen Autoren. Sie stellten fest, wenn ein eineiiger Zwilling an Schizophrenie leidet, dann erkrankt der andere in etwa 35 Prozent der Fälle zu irgendeinem Zeitpunkt seines Lebens ebenfalls an Schizophrenie, selbst wenn die Zwillinge getrennt aufgezogen wurden. Die Häufigkeit der Krankheit ist somit etwa vierzigmal größer als in der Gesamtbevölkerung zu erwarten wäre. Dieser Befund ist zweifellos eindrucksvoll, aber noch eindrucksvoller ist die Tatsache, daß bei 60 Prozent aller getrennt aufwachsenden Zwillingspaare ein Zwilling *nicht* an Schizophrenie erkrankt und nicht daran erkranken wird.

Da eineiige Zwillinge genetisch identisch sind, müssen Unterschiede zwischen ihnen auf Faktoren zurückzuführen sein, die nicht erblich bedingt sind, und die Nichtübereinstimmung (Diskordanz) ist bei eineiigen Zwillingen in bezug auf Schizophrenie größer als die Konkordanz. Wenn die Schizophrenie eine rein genetisch bedingte Krankheit wäre, dann müßte die Konkordanz 100 Prozent betragen. Welche genetischen Faktoren auch immer bei der Schizophrenie beteiligt sind, sie scheinen nur ein Potential, das heißt eine biologische Prädisposition für diese Krankheit beizutragen; andere Faktoren sind notwendig, um dieses Potential zu einer manifesten Krankheit werden zu lassen. Wenn Gene diese Prädisposition in sich tragen, dann müssen sie durch andere Faktoren, möglicherweise in der späteren Entwicklung des Individuums, aktiviert werden.

Vor langer Zeit versuchten viele Forscher diese biologische Prädisposition bzw. das Substrat für die Krankheit in irgendwelchen Anomalien des Gehirns zu lokalisieren. Als sich der Wissenschaftszweig der Neuropathologie entwickelte, suchten viele Forscher nach Veränderungen des Gewebes im Gehirn des Schizophrenen, aber alle Forschungen verliefen ergebnislos. Selbst unter dem stärksten Mikroskop ist es unmöglich, die Gehirnzellen eines Schizophrenen von denen eines Normalen zu unterscheiden. Auch die relativ neue Entwicklung des Elektronenmikroskops hat noch keine positiven Befunde einer Zellpathologie der Schizophrenie ermöglicht.

In letzter Zeit erwiesen sich biochemische Untersuchungen des Zentralnervensystems als weitaus vielversprechender. Viele Forscher nahmen an, daß die hereditäre Disposition durch Veränderungen in der biochemischen Aktivität des Nervensystems bedingt sein könnte. Auch Autoren, die nicht an eine vererbbare schizophrene Disposition glauben, sind der Ansicht, daß der schizophrene Prozeß letztlich ein biochemischer Vorgang ist, gleichgültig, wodurch die Krankheit ursprünglich verursacht wurde.

Für die Richtigkeit dieser Hypothese gibt es Anhaltspunkte. Zum einen haben sich die Theorien der Physiologie des Nervensystems in den letzten zwanzig Jahren drastisch verändert. Während man vorher glaubte, daß die Übermittlung der Botschaften zwischen den Nervenzellen (Neuronen) an deren Endungen (Synapsen) durch elektrische Impulse erfolgte, wurde inzwischen nachgewiesen, daß es sich um einen biochemischen Vorgang handelt.

Ein weiterer, wenn auch durchaus kontroverser Beweis ist die günstige Wirkung der medikamentösen Behandlung. Viele sind der Ansicht, wenn ein chemisches Produkt (beispielsweise ein Medikament wie Phenothiazin) eine positive Wirkung habe, dann müsse auch die damit behandelte Krankheit eine chemische Grundlage haben. Diese Art der Argumentation liefert jedoch keine absoluten Beweise. Erstens tritt nur eine symptomatische Besserung ein, das bedeutet: Obwohl die Symptome der Krankheit verschwinden, ist deren Ursache nicht beseitigt, und das Leiden kann wiederkehren, wie wir im sechsten Kapitel sehen werden. Zweitens kann auch ein psychisches Leiden durch chemische Substanzen gebessert werden. Nehmen wir ein Beispiel aus dem täglichen Leben. Eine vierzigjährige Frau hat einen ernsten Streit mit ihrem Mann, der ihr wieder einmal die gravierenden Probleme vor Augen führt, mit denen sie in ihrer Ehe zu kämpfen hat. Sie hat Angst, fühlt sich unglücklich und weiß nicht, was sie tun soll. Sie kann sich nicht entschließen, Hilfe in Form von Eheberatung oder Paartherapie in Anspruch zu nehmen. So beschließt sie, 5 Milligramm Valium zu nehmen, und die Angst und Traurigkeit verschwinden bald. Solange die Pille wirkt, hat sie nicht das Gefühl, daß ihr die Eheprobleme über den Kopf wachsen.

Es liegt auf der Hand, daß die Schwierigkeiten dieser Frau psychischen Ursprungs sind. Ebenso unbezweifelbar ist, daß die bewußten Auswirkungen ihrer Schwierigkeiten durch eine chemische Substanz beseitigt wurden. Ihr Mann mag zu einem ähnlichen Mittel gegriffen haben, oder vielleicht hat er auch den Weg eingeschlagen, der noch häufiger war, als Tabletten wie Valium noch nicht existierten – er ist in eine Kneipe gegangen und hat sich ein paar hinter die Binde gegossen. Auch er hat seinen Kummer in einem chemischen Stoff ertränkt. Insofern ist auch die Tatsache, daß schizophrene Symptome durch biochemische Methoden gelindert werden können, kein schlüssiger Beweis dafür, daß Schizophrenie ausschließlich biologischer oder biochemischer Natur sei. Die Neigung, mit großer Niedergeschlagenheit auf ein Eheproblem zu reagieren, wie die erwähnte vierzigjährige Frau, könnte ebenfalls teilweise biologisch bedingt sein. Tatsache ist, daß sich nicht alle Menschen von ähnlichen Umständen so sehr überwältigen lassen, daß sie ihren Zustand durch Valium oder ähnliche Präparate lindern müssen. Und nicht alle Menschen mit ähnlichen Problemen neigen dazu, ihren Kummer mit Alkohol zu betäuben.

Viele Forscher glauben, bei Schizophrenen eindeutige biochemische Veränderungen feststellen zu können. Hier stellt sich dieselbe Frage: Selbst wenn sich herausstellte, daß biochemische Veränderungen stattgefunden haben, sind dann diese Veränderungen die Ursache der Schizophrenie oder ihre Folge? Es versteht sich von selbst, daß alles, was im Gehirn geschieht, eine biochemische Entsprechung hat. Denkbar wäre auch, daß ein Teufelskreis entsteht. Psychische Probleme können biochemische Veränderungen auslösen, die ihrerseits eine Veränderung der psychischen Funktionen bewirken. Es könnte auch sein, daß ursprünglich biologische Veränderungen psychische Funktionsstörungen hervorrufen, die dann weitere biologische Veränderungen nach sich ziehen. Viele Autoren glauben, Beweise gefunden zu haben, daß bei der Schizophrenie biochemische Veränderungen stattfinden. Wir wollen nicht auf die Theorien eingehen, die sich als unhaltbar erwiesen haben, aber wir werden uns mit den Forschungen auseinandersetzen, die noch aussichtsreich erscheinen.

Eine davon basiert auf der Transmethylationshypothese. Im Jahr 1959 wurde entdeckt, daß im normalen Gehirn ein biochemischer Prozeß stattfindet, der als *Transmethylierung* von Noradrenalin zu Adrenalin bezeichnet wurde. Viele Autoren haben die Hypothese vertreten, daß sich dieser Prozeß bei Schizophrenie in abnormer Weise verändert, und haben Belege dafür angeführt. Diese Veränderung würde das empfindliche Gleichgewicht zwischen dem sympathischen Nervensystem (das hauptsächlich durch das Noradrenalin funktioniert) und dem parasympathischen Nervensystem (das hauptsächlich durch die Substanz *Acetylcholin* funktioniert) stören. Andere Autoren glauben, daß Schizophrenie durch einen Mangel an der Substanz *Serotonin* im Gehirn verursacht wird.

Seymour S. Kety, der in der Vereinigten Staaten wahrscheinlich die umfangreichsten Untersuchungen über die Biochemie der Schizophrenie durchgeführt hat, kam zu dem Schluß, daß es keinen zwingenden Nachweis für eine definitive Stoffwechselstörung gibt.

Viererlei müßte bestätigt werden, damit bewiesen wäre, daß eine bestimmte chemische Substanz Schizophrenie hervorruft:

1. Die chemische Substanz muß isoliert werden und darf nur bei Schizophrenen vorkommen.
2. Wenn sie auch bei anderen Krankheiten als Schizophrenie auftritt, muß sie bei schizophrenen Patienten in Quantitäten gefunden werden, die sich signifikant von denen Nichtschizophrener unterscheiden.
3. Die Substanz müßte die Störung auslösen, wenn sie nichtschizophrenen Personen in bestimmten Quantitäten verabreicht wird.
4. Bei schizophrenen Patienten müßte eine größere Empfindlichkeit bzw. müßten allergische oder andere abnorme Reaktionen auf eine bestimmte Substanz nachweisbar sein.

Wie bereits erwähnt, haben viele Autoren tatsächlich bei schizophrenen Patienten biochemische Veränderungen festgestellt. Ihre Befunde erfüllen jedoch keine der angeführten vier Bedingungen. Damit ist natürlich nicht gesagt, daß künftige Forschungen nicht zu positiveren Resultaten führen können.

Eine erbliche Disposition zur Schizophrenie scheint festzustehen. Für sich genommen reicht diese nicht aus, um Schizophrenie zu »verursachen«. Außerdem wurde bisher kein Erbgesetz der Schizophrenie entdeckt. Weder auf biochemischem noch auf biophysikalischem Wege wurde bisher ein mit Schizophrenie zusammenhängendes Gen ausfindig gemacht. Biochemische Veränderungen treten bei der Schizophrenie auf, aber ihr Ursprung und ihre Bedeutung wurden noch nicht geklärt. Wir wissen noch nicht einmal, ob sie eine Ursache, eine Prädisposition oder eine Folge der Störung darstellen. Anatomische Veränderungen im Zentralnervensystem von Schizophrenen wurden nicht festgestellt.

Psychologische Ursachen

Wir werden jetzt eine weitere, völlig anders geartete Kategorie von Ursachen untersuchen: die psychologischen. Voraussetzung ist, daß psychologische Faktoren die Seele oder den Geist des Individuums in einer so ungünstigen Weise beeinflussen können, daß dies schließlich zu Schizophrenie führen kann, wenn in der Zwischenzeit nicht kompensatorische Faktoren gegengesteuert haben.

Wie ich bereits erwähnt habe, schließt die Annahme psychologischer Ursachen eine biologische Prädisposition nicht aus. Viele Autoren, darunter auch ich, glauben, daß ungünstige psychologische Bedingungen für sich genommen nicht zu Schizophrenie führen würden, wenn keine biologische Prädisposition vorhanden wäre. Umgekehrt ist eine biologische Prädisposition keine ausreichende Ursache von Schizophrenie, wenn deren Auswirkungen nicht durch eine Reihe ungünstiger psychologischer Umstände verschlimmert werden. Dr. Robert Cancro, der zu den Wissenschaftlern zählt, die in letzter Zeit die genauesten Untersuchungen über Schizophrenie durchgeführt haben, bedient sich gern des folgenden auschaulichen Vergleichs: Ebenso wie Sperma und Eizelle notwendig sind, um einen Feten hervorzubringen, sind umweltbedingte, psychologische und genetische Faktoren erforderlich, um Schizophrenie auszulösen.

Worin bestehen nun diese psychologischen Faktoren? Viele Autoren meinten, sie in den Lebensumständen der Kindheit des Patienten zu finden, in der Art und Weise, wie er von seiner Familie aufgezogen und behandelt wurde. Manche Kommentatoren haben der Anomalie der Familie insgesamt große Bedeutung zugeschrieben; andere haben sich auf die unglückliche Ehe der Eltern oder auf die Persönlichkeit des Vaters oder auf die Interaktion mit den Geschwistern konzentriert. Die Persönlichkeit und Einstellung der Mutter bleiben nach Auffassung vieler der wichtigste psychologische Faktor. Der künftige Patient verbringt demnach seine Kindheit in einer Umgebung, in der die Beziehungen zu anderen Menschen durch starke Angst oder Feindseligkeit, durch Distanzierung oder durch eine Kombination dieser Gefühle gekennzeichnet sind.

Diese Auffassungen enthalten viel Zutreffendes, aber sie sind übertrieben oder in Begriffen geäußert worden, die bei den Familien von Patienten und insbesondere bei den Müttern ungerechtfertigte Schuldgefühle auslösten. Manche Autoren haben die Mütter von Schizophrenen als Frauen ohne Mütterlichkeit beschrieben. Es ist richtiger zu sagen, daß diese Mütter manchmal von den Schwierigkeiten des Lebens überwältigt wurden. Ihre Schwierigkeiten wurden nicht nur aufgrund ihrer unglücklichen Ehen so groß, sondern auch und vor allem aufgrund ihrer Neurosen und der neurotischen Einstellungen, die sie im Umgang mit ihren Kindern entwickelten.

Es ist aber ein weiterer wichtiger Aspekt in Betracht zu ziehen. Die negativen Bewertungen der Mütter von Schizophrenen stammen aus einer Zeit, in der sich drastische Veränderungen der soziologischen Rolle der Frauen anbahnten. Es war eine Periode, die der Frauenbewegung unmittelbar vorausging, eine Zeit, in der sich eine Frau allein und auf sich selbst gestellt mit ihrem neu erkannten Bedürfnis nach Gleichberechtigung auseinandersetzen mußte. Ihre Unterwerfung konnte sie nicht länger akzeptieren, dennoch bemühte sie sich, ihrer traditionellen Rolle zu genügen. Gesellschaftliche Faktoren drangen in die Intimität des Familienlebens ein und komplizierten die Elternrolle sowohl der Mütter als auch der Väter.

Es war auch eine Zeit, in der die sogenannte Kernfamilie, eine Erfindung der urbanen Industriegesellschaft, ihre volle Ausbildung erreichte. Die Kernfamilie besteht aus einer kleinen Anzahl von Personen, die auf engem Raum zusammenleben, miteinander um Platz und materiellen wie emotionalen Besitz konkurrieren und von Feindseligkeit und Rivalität besessen sind. Dem Heim fehlt es oft an erzieherischen, beruflichen und religiösen Werten. Die Kernfamilie ist nicht nur für die Kinder, sondern auch für die Eltern und insbesondere für die Frau destruktiv.

Ich glaube, daß der künftige Patient in der Kindheit und im späteren Leben nicht nur unter der Einwirkung starker negativer Emotionen wie Spannung, Furcht, Angst, Feindseligkeit und Ablehnung zu leiden hat – gleichgültig, wer oder was die ursprüngliche Quelle dieser Emotionen ist –, sondern daß er auch mit den Veränderungen in seiner Entwicklung fertigwerden muß, die die Folge solcher Einflüsse sind, und vielleicht auch mit bestimmten eigenen Merkmalen, die ihn weniger fähig machen, ungünstige Umstände zu bewältigen.

Kurz, man macht es sich zu leicht (und die möglichen Folgen sind zu katastrophal), wenn man den übereilten Schluß zieht, die Mutter des Schizophrenen sei für die Krankheit ihres Kindes verantwortlich. Wenn manche Mütter von Schizophrenen keine guten Mütter waren, dann müssen wir diese Tatsache in genauere Begriffe fassen: Diese spezielle Mutter konnte diesem speziellen Kind in der speziellen Situation, in der sie sich befand, keine gute Mutter sein. Auf diese Weise erkennen wir drei verschiedene Faktoren an, die zusammenwirken: die Mutter (oder ihre Neurose); die Familie mit allen ihren Schwierigkeiten und Konflikten; und das Kind mit seiner eigenen biologischen Prädisposition und Anfälligkeit.

Wie die vorherrschende psychiatrische Literatur haben wir die Rolle der Mutter hervorgehoben, die gewöhnlich der an der Erziehung des Kindes stärker beteiligte Elternteil ist. Wir müssen jedoch auch den Vater voll in Betracht ziehen – erstens, weil er in vielen Fällen eine engere Beziehung zu einem bestimmten Kind hat, und zweitens, weil er durch seine negative Einstellung zur Mutter des Patienten und zu anderen Mitgliedern der Familie eine indirekte ungünstige Wirkung auf das Kind haben kann.

Zusammenfassend kann man sagen, daß die Frühentwicklung des Kindes zweifellos wichtig ist und sich auf sein ganzes übriges Leben auswirkt, einschließlich dessen Neigung, an Schizophrenie zu erkranken. Dies ist jedoch nur ein Teil des Gesamtbildes. Zu den psychologischen Ursachen der Schizophrenie müssen wir auch die Art und Weise zählen, wie das Kind seine Umwelt erlebte. Eine außergewöhnliche Empfindlichkeit oder eine besondere biologische Prädisposition ließen es wahrscheinlich auf bestimmte Reize, insbesondere auf unerfreuliche, zu stark reagieren. Außerdem müssen wir uns ansehen, wie das Kind seine Erfahrungen mit der Umwelt assimiliert, das heißt, wie sie zu Bestandteilen seiner Seele wurden. Wenn die Erfahrungen außergewöhnlich stark waren, ist es möglich, daß sie störende Komponenten seines Seelenlebens und Quellen der Unruhe und des Konflikts blieben. Schließlich müssen wir dazu auch die Art und Weise zählen, wie sich diese Assimilierung auf die späteren Ereignisse im Leben des Patienten auswirkte. Seine ganze Lebensgeschichte muß berücksichtigt werden.

Entwicklung spezieller Persönlichkeitstypen

Wenn wir das ganze Leben des Patienten vor dem Auftreten der Krankheit betrachten, können wir vier Perioden unterscheiden: Die erste, die frühe Kindheit, wird vom Patienten intensiv durchlebt, und zwar in Familiensituationen, die er zu stark und unzutreffend erlebt.

In der zweiten Periode (der späten Kindheit) entwickelt der Patient, im allgemeinen als Reaktion auf die Schwierigkeiten der ersten Periode, einen speziellen Persönlichkeitstypus, der, wenn er nicht korrigiert wird, sich in der Adoleszenz und später noch stärker ausprägt. Einer dieser Persönlichkeitstypen ist der *schizoide* Typus, das heißt, ein Mensch, der infolge früherer Erfahrungen automatisch unerfreuliche Beziehungen zu anderen Menschen erwartet und sich zu einem distanzierten, reservierten und weniger emotionalen Menschen entwickelt, als dies im Durchschnitt der Fall ist, jemand, der sich auf andere weniger einläßt und geringeren Anteil an ihnen nimmt. Insgeheim bleibt er sehr sensibel, aber er hat gelernt, Angst und Wut auf zweierlei Weise zu vermeiden: indem er sich so unauffällig wie möglich verhält, wobei er physische Distanz zwischen sich selbst und Situationen herstellt, die geeignet sind, diese Gefühle auszulösen; und indem er seine Gefühle verdrängt.

Die physische Distanz erhält er aufrecht, indem er Beziehungen zu anderen Menschen vermeidet und nichts tut, was anderen mißfallen könnte. Das Kind und später der Jugendliche wird still. Er entwickelt die irrige Idee, »nichts tun« sei gleichbedeutend mit »ein braves Kind sein«. Wenn er älter wird, entwickelt sich daraus unter Umständen ein tiefverwurzelter Pessimismus in bezug auf das, was bei seinen Handlungen schließlich herauskommt.

Typisch für die schizoide Persönlichkeit ist die Schwierigkeit, einem Gegenüber in die Augen zu sehen. Das schizoide Kind und noch mehr der schizoide Jugendliche und junge Erwachsene richtet seinen Blick auf anderes oder stellt nur einen flüchtigen Augenkontakt her. Augenkontakt macht ihm nicht nur intensiv bewußt, daß ein anderer Mensch da ist, sondern auch, daß ihn dieser Mensch anschaut. Solange ihn der andere nicht anschaut, kann er den anderen als eine Person erleben, die ihn nicht bedroht. Sobald ihn der andere ansieht, wird er zu einem älteren Menschen, einem Eindringling, vielleicht zu einem Inquisitor.

Ein anderer Persönlichkeitstypus, der sich bei Individuen entwikkelt, die psychologisch prädisponiert sind, schizophren zu werden, ist der sprunghafte Typus. Patienten dieses Typus finden andere Menschen belastend und gehen in unterschiedlicher, widersprüchlicher Weise mit ihnen um – manchmal verhalten sie sich in extremem Maß fügsam und entgegenkommnd, bei anderen Gelegenheiten fordernd und aggressiv, und zu wieder anderen Zeiten lassen sie niemanden an sich heran. Man kann nicht voraussagen, was für ein Verhalten sie bei einer bestimmten Gelegenheit an den Tag legen.

Adoleszenz und frühes Erwachsenenalter

Die dritte Periode, die im allgemeinen in der Pubertät beginnt, kann ein turbulenter Lebensabschnitt sein. Der Jugendliche leidet möglicherweise unter seinem Sexualtrieb; er leidet aber vor allem durch das Bild, das er von sich selbst erworben hat, ein Bild, das er nicht akzeptieren kann, wie wir gleich sehen werden. Zunächst müssen wir betonen, daß der Persönlichkeitstypus, den der Patient zuvor erworben hatte und der ihm als Schutz oder Abwehrmechanismus dienen sollte, zu einem zusätzlichen Handicap geworden ist. Der Schizoide, der sich absonderte und seine Kontakte mit dem Leben einschränkte, wird linkisch und unbeholfen und weniger fähig, mit den täglichen

Ereignissen und mit anderen zurechtzukommen. Der Jugendliche mit einer sprunghaften Persönlichkeit kann kein angemessenes Identitätsgefühl entwickeln und ist nicht imstande, bestimmte fundamentale Fragen zu beantworten, die er sich selbst stellt. Wer ist er und was erwarten seine Angehörigen, seine Freunde und die Gesellschaft insgesamt von ihm? Wenn er je herausfindet, was andere von ihm verlangen, wird er dann imstande sein, diesen Erwartungen zu genügen? Noch entscheidender ist die Frage, was er von sich selbst erwartet.

Diese Fragen werden nicht in einem allgemeinen, abstrakten theoretischen oder philosophischen Sinn gestellt. Philosophische Fragen dieser Art sind bei intelligenten Jugendlichen und jungen Erwachsenen normal. Der für Schizophrenie Anfällige und insbesondere der Sprunghafte setzt sich mit diesem Problem auf konkretere Weise und nur in Hinblick auf seine jeweiligen Beziehungen zu anderen auseinander. Wenn wir sagen, daß er sich selbst diese Fragen stellt, dann ist damit nicht unbedingt gemeint, daß er mit sich selbst darüber spricht, obwohl auch das geschehen kann. Oft werden diese Fragen und die Unfähigkeit, sie zu beantworten, nicht in Worten ausgedrückt, sondern als ein Gefühl des ziellosen Dahintreibens, der Unfähigkeit, sich selbst zu finden, erlebt.

Der Schizoide benutzt Mechanismen, die bei seiner Abgesondertheit naheliegen. Er wird ein schweigender Mitläufer, ein Mauerblümchen, ein isolierter Mensch. Aber der Sprunghafte kann keine solchen Kompromisse eingehen. Er sucht ständig nach seiner Rolle in der Welt, obwohl ihm keine Erfolge beschieden sind. Er versucht immer noch, Menschen zu »erreichen«, obwohl er bei jedem Versuch verletzt wird. Er hegt immer noch einen Ehrgeiz, obwohl er zunehmend entmutigt ist.

Die Schwierigkeiten nehmen zu, sobald die Unfähigkeit dieses Individuums, seinen Platz zu finden, über den Familienkreis hinausreicht und eine größere Zahl von Altersgenossen, Bekannte und Bürger der Gemeinschaft, in der er lebt, Zeuge dieser Unfähigkeit werden. Welche Rolle spielt er ihnen gegenüber? Was denken sie über ihn? Wenn er später in die Arbeitswelt eintritt, schleicht sich dieselbe Unsicherheit in Form einer Unfähigkeit ein, sich als Mitglied eines bestimmten Berufsstandes oder Gewerbes zu empfinden. Diese Gefühle werden noch weiter verstärkt durch die Konkurrenz, die er um sich herum spürt. Obwohl auch Neurotiker Gefühle dieser Art kennen, sind sie bei Personen, die eine sprunghafte Persönlichkeit haben und für Schizophrenie anfällig sind, viel ausgeprägter.

Sprunghafte Persönlichkeiten sind oft fügsam bis zur äußersten Unterwürfigkeit; zu anderen Zeiten sind sie aggressiv und feindselig; weniger häufig ziehen sie sich in den Elfenbeinturm völliger Menschenscheu zurück. Wenn sie sich nicht zurückziehen, sind sie voller Angst; Angst beherrscht ihr Leben. Sie sind deshalb sehr verletzlich; jedes kleine Ereignis hat die Macht, eine Krise auszulösen. Das Leben dieser Menschen ist im allgemeinen eine Serie von Krisen.

Sprunghafte Persönlichkeiten leben oft in einer Atmosphäre der Katastrophe und des Scheiterns. Dennoch weisen sie eine erstaunliche Fähigkeit auf, sich wieder zu fangen, und es scheint ihnen leichtzufallen, ihre Kraft, Zuversicht und gute Laune wiederzugewinnen. Im allgemeinen gelingt es ihnen jedoch schlecht, mit ihrem oberflächlichen und überschäumenden Gebaren die darunter verborgene Unruhe zuzudecken. Wenn sie in relativ guter Stimmung sind, spinnen sie grandiose Phantasien und weisen sogar paranoide Tendenzen auf. Sie werden groß herauskommen und Erfolg haben, wenn sie bloß eine Chance bekommen. Sie werden einen Traumpartner heiraten, und so weiter. Sie mögen nur Extreme; für sie ist alles schwarz oder weiß. Jemanden zu mögen, bedeutet für sie restlose Ergebenheit und Liebe; jemanden nicht zu mögen, bedeutet äußerste Ablehnung und Haß. Es gibt keine Nuancen in ihrem Leben.

Veränderungen der Stimmung und Haltung bringen diesen Menschen keine Erleichterung. Manche von ihnen nehmen zu Drogen und Alkohol Zuflucht. Die Krisen, die sie durchmachen, schwächen sie oft zunehmend. Häufig werden sie durch kleine Vorkommnisse ausgelöst, die von sprunghaften Persönlichkeiten aufgebauscht werden. Sie sehen darin unbewußt Wiederholungen von Situationen, die in der frühen Kindheit Angst auslösten. Zu anderen Zeiten entstehen die Krisen tatsächlich durch kritische Situationen, die eintreten, wenn die Angst diese sprunghaften Menschen zu unüberlegten Handlungen zwingt (überstürzte Heiraten, Liebesaffären, plötzliche Trennung vom Ehepartner, bzw. Scheidung, und so weiter). Die Dinge passieren ihnen nicht einfach, wie das bei Schizoiden der Fall zu sein scheint. Der sprunghafte Typus scheint aktiv nach einer sinnvollen Lebensweise zu suchen.

Viele schizoide oder sprunghafte Personen erkranken niemals an

Schizophrenie. Sie behalten diesen Persönlichkeitstypus ihr ganzes Leben lang bei, wenn sie nicht dank einer rechtzeitigen Therapie oder unvorhergesehener Umstände zu einer anderen Form der Anpassung kommen.

Manche verstärken die Anomalie ihres Verhaltens so, daß viele Psychiater sie als präschizophren, latent schizophren oder *borderline*, als Grenzfall zur Schizophrenie, betrachten. Den meisten gelingt es, ein gesellschaftlich akzeptables, wenn auch unbefriedigendes Leben zu führen. In vielen Fällen bieten die schizoiden oder sprunghaften Charakterstrukturen jedoch keinen ausreichenden Schutz mehr.

Aus mehreren Gründen treten die Schwierigkeiten immer deutlicher zutage, wenn sich die betreffende Person dem Erwachsenenalter nähert. Die Schulsituation, die zunehmenden sexuellen Bedürfnisse und die Suche nach einer Position in unserer Konkurrenzwelt setzen ihren Charakterpanzer ernsten Belastungen aus. Die Abwehrmechanismen, die der Jugendliche in einem früheren Lebensabschnitt mobilisieren konnte, hatten sich als einigermaßen brauchbar erwiesen, solange er es ausschließlich oder vorwiegend mit seiner Familie zu tun hatte. Jetzt spürt er, daß er sich mit der Außenwelt auseinandersetzen muß. Trotz seiner emotionalen Reserve ärgert sich der Schizoide über die Tatsache, daß sowohl seine Familie als auch die Gesellschaft von ihm verlangen, seine Distanziertheit und Zurückgezogenheit aufzugeben – eine Forderung, die er nicht erfüllen kann. Seine schizoiden Merkmale schützen ihn nicht nur nicht, sondern sie behindern ihn, wenn er durch sozialen Druck gezwungen wird, entgegen seinen Rückzugstendenzen bestimmte Dinge zu tun. Er fühlt sich »herumgeschubst«. Er tut die Dinge planlos und halbherzig und kann sein volles Potential nicht ausschöpfen. Sein Mangel an Erfahrung im Umgang mit Menschen verstärkt seine Ängste. Wenn es ihm gelingt, seine schizoiden Haltungen zu vermeiden und etwas zu leisten, kehrt die alte Empfindlichkeit zurück und er erlebt ungeheure Angst. Die Welt erscheint ihm jetzt bevölkert von Millionen von Autoritäten, die darauf aus sind, ihn zu kritisieren. Der Konkurrenzgeist unserer Gesellschaft, in der sich jeder gegen jeden behaupten und zeigen muß, wie gut er ist, verschlimmert sein Dilemma. Angesichts seiner Handicaps versagt er oft, und das ist kein Wunder. Jeder zusätzliche Mißerfolg verstärkt sein Gefühl der Unzulänglichkeit und prädisponiert ihn für weitere Mißerfolge.

Die zunehmende Fehlanpassung hat viele verschiedene Aspekte und Verläufe. Manchmal wird sie, obwohl sie sehr ausgeprägt ist, von Personen, die keinen näheren Umgang mit dem Patienten haben, nicht bemerkt. Im Gegenteil, sein Mangel an emotionaler Beteiligung und seine Langsamkeit verleihen dem Betreffenden einen Anschein von Gelassenheit, der für manche, die die darunter verborgene Unruhe nicht bemerken, sogar einen gewissen Reiz haben kann. In anderen Fällen kann eine zu Schizophrenie führende schleichende Fehlanpassung selbst für den unerfahrenen Beobachter erkennbar werden, aber nur in bestimmten Bereichen. Beispielsweise können sich die akademischen Leistungen ständig verschlechtern. Der Patient war in der Grundschule ein guter Schüler, in der Oberschule unterdurchschnittlich und kam an der Universität gar nicht zurecht.

Beginnend mit der Adoleszenz gewinnt der sexuelle Aspekt des Lebens ungeheuer an Bedeutung. Für die Psychologie der Schizophrenie ist das Sexualleben nicht als solches wichtig, sondern nur, soweit sich die ihm zugeschriebenen Bedeutungen ungünstig auf das Selbstbild auswirken. Wenn sich der Betreffende als ein sexuell unzulänglicher Mensch, als homosexuell oder als ein nicht begehrenswerter Sexualpartner empfindet oder wenn er glaubt, seine Sexualität nicht beherrschen zu können oder keine ausgeprägte Geschlechtsidentität zu besitzen, dann entwickelt er möglicherweise ein vernichtendes Bild von sich selbst.

Verzweiflung, Panik, Bruch mit der Realität

Früher oder später kommt der Mensch, der an Schizophrenie erkrankt, zu der Überzeugung, daß ihn die Zukunft nicht für die Gegenwart oder Vergangenheit entschädigen wird. Sobald er zu glauben beginnt, daß die Zukunft ohne Hoffnung für ihn ist, daß das Leben seine Versprechungen nicht einlösen wird und daß die Zukunft noch trostloser sein könnte als die Gegenwart, erreicht der für diese dritte Periode charakteristische psychische Verfall seinen Höhepunkt. Der Patient fühlt sich von allen Seiten bedroht, als wäre er in einem Dschungel. Es ist kein Dschungel, in dem sich Löwen, Tiger, Schlangen und Spinnen tummeln, sondern ein Dschungel von Vorstellungen

– in diesem Fall Ideen über sich selbst – in dem nicht sein Leben, sondern sein Selbstbild gefährdet ist. Die Gefahren sind Gefühle, wie nicht dazuzugehören, nicht gemocht und nicht geliebt zu werden, nicht liebenswert, unzulänglich, nicht akzeptabel und minderwertig zu sein, linkisch, unbeholfen, sonderbar und anders als die anderen, abgelehnt, gedemütigt, schuldig, unfähig, seinen eigenen Lebensweg zu finden, blamiert und mit Schande bedeckt zu sein, diskriminiert, beargwöhnt und auf Distanz gehalten zu werden und so weiter. Ist dies ein von Menschen hervorgebrachter Dschungel, den die Zivilisation anstelle des Dschungels geschaffen hat, mit dem es primitive Stämme zu tun haben? Die Antwort ergibt sich, wenn wir gelernt haben, den zirkulären Prozeß zu verstehen.

In hohem Maße hat die menschliche Gesellschaft mit ihrer geschichtlichen Hypothek und ihren gegenwärtigen Gegebenheiten diesen Dschungel erzeugt, aber auch der Patient hat ihn auf seine Weise selbst geschaffen. Sensibilisiert, wie er aufgrund seiner früheren Erfahrungen und psychologischen Abwehrmechanismen ist, die ihn mehr deformiert als beschützt haben, nimmt er seine Umwelt verzerrt wahr. An diesem Punkt mögen seine Entstellungen noch keine paranoiden Projektionen oder Wahnvorstellungen sein. Sie werden vorwiegend als Angst, erhöhte Verletzbarkeit, Furcht und seelische Qualen erlebt. Jetzt hat der Patient das Gefühl, daß er nicht nur für den Teil der Welt inakzeptabel ist, der ihm wichtig ist, sondern daß er auch für andere inakzeptabel sein wird, solange er lebt. Er fühlt sich aus dem geschäftigen, schonungslosen Getriebe der Welt ausgeschlossen. Er paßt da nicht hinein; er ist allein. Seine Einsamkeit ist grenzenlos; er kann sich auch selbst nicht mehr annehmen. Das ist die eigentliche Tragik: sich selbst nicht mehr annehmen zu können. An diesem Punkt gerät er in einen Zustand der Panik.

Dieser spezielle Zustand der Panik wird anfangs als eine Mischung von etwas erlebt, das sehr klar ist (wie das vernichtende Selbstbild) und etwas, das verworren und hoffnungslos ist. Die finsteren Mächte, die gewöhnlich stumm sind, aber nun wieder zu stürmischem Leben erwachen, sind die Erlebnisse der frühen Kindheit – unangenehme Erlebnisse, nicht notwendigerweise weil sein Kindheitsmilieu wirklich so unbefriedigend war, sondern weil der Patient die negativen Aspekte seiner Erfahrungen verzerrt und vergrößert hat. In diesem Zustand der Panik ist der Patient außerstande, überhaupt etwas zu tun. Jetzt scheinen ihm die Ereignisse zuzustoßen. Er ist kein Akteur mehr, sondern ein passives Objekt.

Die manifeste Krankheit

An diesem Punkt beginnt die vierte Periode; das heißt, die Krankheit manifestiert sich in ihren unübersehbaren klinischen Formen. Der Patient vollzieht einen Bruch mit der Realität und kapselt sich in der drastischen Weise ab, die wir in anderen Kapiteln beschrieben haben. In anderen Fällen beginnt er zu projizieren und paranoide Ideen zu äußern. Während des Zustands der Panik hatte der Patient sozusagen die Welt vor Schuldzuweisungen geschützt und sich weitgehend selbst die Schuld für seine eigene Niederlage gegeben. Jetzt externalisiert er dieses Gefühl wieder. Er verspürt ein vages Klima der Feindseligkeit. Die Welt ist schrecklich. Ein Gefühl der Bedrohung umgibt ihn. Er kann dem nicht entfliehen.

Klinisch betrachtet beginnt die Krankheit nicht nur, wenn diese Vorstellungen und Gefühle auf die Außenwelt projiziert werden, sondern auch, wenn sie spezifische Formen annehmen. Die überwältigenden und unbestimmten Gefühle gewinnen eine klar umrissene, konkrete Gestalt, das Ungreifbare wird greifbar, die vage Bedrohung verwandelt sich in eine bestimmte, benennbare Gefahr. Es ist jetzt nicht mehr die ganze furchtbare Welt, die gegen den Patienten ist; *sie* sind gegen ihn. Er hat nicht mehr das Gefühl, überwacht zu werden, den Augen der Welt ausgesetzt zu sein; er ist nicht mehr von einem leichten Mißtrauen gegen seine unfreundlichen Nachbarn erfüllt. Das Mißtrauen wandelt sich zu der Überzeugung, daß *sie* ihn verfolgen, beobachten, beeinflussen, ja sogar steuern. Das Vage, das Allgemeine und das Abstrakte reduzieren sich auf Bestimmtes. *Sie* sind spezifische Repräsentanten von außen drohenden Gefahren; später werden *sie* genauer als FBI-Agenten, Nachbarn oder andere benennbare Verfolger identifiziert. Während der Patient in der dritten Periode oft das Gefühl hatte, daß Millionen von Autoritäten zu Recht die niedrigste Meinung von ihm hatten, hat er jetzt den Eindruck, daß einige wenige bösartige, mächtige Instanzen unfair zu ihm sind und die Ursache seiner Probleme darstellen. Der Patient erlebt oft irgendwelche Phänomene, die ihn überzeugen, daß etwas gegen ihn geplant oder im Schilde geführt wird. Er ist das Opfer eines Komplotts. Er wird beschuldigt, ein Spion, ein Mörder, ein Verräter zu sein. Er hört halluzinatorische Stimmen, die diese Beschuldigungen wiederholen. Er ist unglücklich, voller Angst, oft auch wütend.

In diesem Zusammenhang erscheint es mir wichtig, bestimmte Punkte zu erläutern, von denen bereits im dritten Kapitel die Rede war. Auf den ersten Blick könnte es scheinen, daß die Entwicklung dieser Symptome gar kein Abwehrmanöver ist. In der Tat leidet der Patient. Eine psychodynamische Interpretation der Schizophrenie betrachtet diese Phänomene jedoch anders. Wenn wir etwas tiefer schürfen, werden wir erkennen, daß die Umwandlung innerer Konflikte in Symptome, die sich auf die Außenwelt beziehen, für den Patienten vorteilhaft ist. So unangenehm es ist, von anderen beschuldigt zu werden, so ist es doch nicht so unangenehm, wie sich selbst zu beschuldigen, für sich selbst inakzeptabel zu sein.

Durch die im vierten Kapitel beschriebenen neuen Denkweisen nimmt die Beschuldigung eine spezifische Form an. So verwandelt sich beispielsweise das externalisierte Gefühl, ein Versager zu sein, nicht in Beschuldigungen zu versagen, sondern ein Spion oder ein Mörder zu sein. Diese Beschuldigungen erscheinen schlimmer als die ursprünglichen Selbstbezichtigungen, aber sie haben den Vorteil, leicht anderen zugeschrieben werden zu können. Der Patient, der glaubt, daß er beschuldigt wird, fühlt sich zu Unrecht angeklagt. Obwohl die Beschuldigung unerfreulich ist, tut sie dennoch der Selbstachtung keinen Abbruch. Im Gegenteil, verglichen mit dem Zustand, in dem er sich vor seiner Erkrankung befand, erlebt der Patient oft eine Zunahme an Selbstachtung, häufig begleitet von einem Gefühl des Märtyrertums. Der wahre Beschuldigte ist jetzt nicht mehr der Patient, sondern der Verfolger, der beschuldigt wird, den Patienten zu verfolgen. Die Gefahr, die zuvor von innen drohte, hat sich durch die Krankheit in eine äußere verwandelt. In dieser Verwandlung liegt faktisch die psychodynamische Bedeutung des häufigsten Typus der Schizophrenie, der Paranoia. Schuldgefühle sind eliminiert. In manchen Fällen kehren nun erfreuliche Selbstbilder wieder, die der Patient vorher nicht zulassen konnte, und oft nehmen sie grandiose, verzerrte, groteske Formen an.

Unter den verschiedenen Ursachen der Schizophrenie spielen psychologische Ereignisse im Leben eines Patienten eine sehr wichtige Rolle, auch wenn diese Ereignisse durch eine biologische Prädisposition gefördert werden.

Die familiäre Situation und Erfahrungen in Kindheit, Jugend und im frühen Erwachsenenalter bilden eine Kette von Ursachen und Wirkungen, die schließlich zu einer prekären, instabilen Lebensweise führen. Sein ganzes Leben lang bemüht sich der gefährdete Mensch, psychologische Abwehrmechanismen aufzubauen, das heißt, psychologische Mittel, durch die er seine Identität und Individualität und seine Selbstachtung zu schützen sucht. Wenn sich andere Schutzmechanismen als unbefriedigend erweisen und er sich gar nicht mehr akzeptieren kann, greift er zu einem Mittel, das man als psychotische Abwehrreaktion bezeichnen kann. Die Symptome der Schizophrenie treten auf und gestatten ihm, in weniger unglücklicher Weise weiterzuleben.

Die psychischen Haupttendenzen im Leben des Schizophrenen können somit als Ursachen angesehen werden, die sich ihrerseits aus vielen kleinen Ursachen zusammensetzen, von denen die meisten in Wechselwirkung miteinander stehen.

Psychosoziokulturelle Ursachen

Ich beschränke mich hier auf eine knappe Darstellung der psychosoziokulturellen Ursachen, weil diese, obwohl sie sehr wichtig sind, nur von begrenztem Interesse für die Familie des Patienten, bzw. die Personen sind, die in engem Kontakt mit ihm stehen. Soziokulturelle Faktoren interessieren insbesondere diejenigen Fachleute, die das Auftreten von Schizophrenie verhindern wollen, aber sobald die Krankheit bei einem bestimmten Patienten bereits ausgebrochen ist, kommt jeder Versuch zu spät, um seinetwillen das soziokulturelle Umfeld zu verändern. Außerdem können diese Faktoren nur langsam verändert werden, und sie erfordern Maßnahmen in großem Stil unter der Beteiligung von Soziologen, Politikern, Lehrern, Epidemiologen und all den anderen Fachleuten, die das Funktionieren menschlicher Gemeinwesen studieren. Für einen Psychiater ist es wichtig hervorzuheben, daß soziokulturelle Faktoren in den meisten Fällen über die Vermittlung psychischer Prozesse auf das Individuum einwirken.

Es ist bekannt, daß Armut, Entbehrungen, soziale Belastungen, Immigration, Zugehörigkeit zu einer Minderheit und das Leben in Elendsvierteln die Häufigkeit dieser Krankheit erhöhen. Wir müssen diese statistischen Daten in konkrete Formen menschlichen Leidens übersetzen. Beispielsweise geht es darum festzustellen, ob diese sozialen Faktoren psychische Krankheiten fördern, indem sie die Chance einer bestimmten Bevölkerungsgruppe vermindern, entweder gute Eltern zu werden oder gute elterliche Fürsorge zu erhalten. Es ist auch wichtig herauszufinden, ob soziale Faktoren die Selbstachtung des Individuums mindern und auf diese Weise das Auftreten von Geisteskrankheiten begünstigen.

Eine erhöhte Häufigkeit von Schizophrenie wurde in großen städtischen Ballungsgebieten und insbesondere in Industriezentren registriert. Alles, was menschliches Leiden, Abnahme der Selbstachtung und Verlust der Hoffnung verursacht, kann ein indirekter Faktor sein. Eine Gesellschaft, die Konkurrenzgeist unter ihren Mitgliedern fördert, ruft ein Gefühl geringer Selbstachtung bei denjenigen hervor, die sich als Verlierer betrachten müssen, und macht sie anfälliger für psychische Schwierigkeiten. Gerechtigkeit, Chancengleichheit und die Möglichkeit, ein erfülltes Leben zu führen, all das verringert die Gefahr, daß ungünstige Faktoren dem einzelnen etwas anhaben können. Im Hinblick auf die Schizophrenie sind wir jedoch oft mit den entgegengesetzten Phänomenen konfrontiert. Extrem schwächende und belastende äußere Ereignisse wirken nicht nur nicht beschleunigend auf eine schizophrene Erkrankung, sondern scheinen manchmal sogar geeignet, sie aufzuhalten. Während des Zweiten Weltkriegs und unmittelbar danach nahm in manchen besiegten europäischen Ländern die Häufigkeit der Schizophrenie ab. Bedingungen offensichtlicher Gefahr, wie sie in Zeiten des Krieges, der nationalen Niederlage und in Katastrophenfällen eintreten, die die ganze Bevölkerung betreffen, wirken als solche nicht fördernd auf die Schizophrenie. Sie können Angst und psychische Störungen auslösen, aber sie beeinträchtigen nicht notwendigerweise das Selbstwertgefühl. In Kriegszeiten oder bei einer militärischen Niederlage kann sich ein Gefühl der Solidarität und des gemeinsamen Schicksals und das Fehlen persönlicher Verantwortung für das, was geschieht, sogar als hilfreich für das Selbstbild erweisen.

Zusammenfassung

Soziale Faktoren, die Leiden verursachen, können vermittelt durch psychische Prozesse indirekt Schizophrenie fördern, insbesondere, wenn sie die Wahrscheinlichkeit vermindern, befriedigende elterliche Fürsorge zu erhalten, und wenn sie sich ungünstig auf die Selbstachtung des Individuums auswirken. Wenn wir an diesem Punkt erneut versuchen, Schizophrenie in Begriffen zu definieren, die auf ihre Ursachen Bezug nehmen, müssen wir sagen, daß man Schizophrenie bei unserem gegenwärtigen Wissensstand für eine Diagnose mit gemischter Ätiologie halten muß, bei der biologische, psychologische und soziokulturelle Faktoren so zusammenwirken, daß regressive Formen psychischer Funktions- und Verhaltensweisen mit den in früheren Kapiteln beschriebenen Merkmalen entstehen.

6. Kapitel
Die wichtigsten Behandlungsmethoden

Die Suche nach Hilfe

Egal, ob die Krankheit lediglich vorausgesagt wurde, vermutet wird oder in ihrer offenkundigsten Form bereits vorhanden ist, auf jeden Fall ist fachkundige Hilfe nötig und muß unverzüglich in Anspruch genommen werden. So großzügig die Familienmitglieder auch ihre Zeit, ihre Mühe und ihre Fürsorge zur Verfügung stellen mögen, sie selbst können nicht in hinreichendem Maße all das tun, was die Situation erfordert. Zum Glück sind sie nicht auf sich gestellt. Es gibt eine große Anzahl von Fachleuten, die rasch und wirksam eingreifen können.

Die Familie, bzw. der Patient weiß vielleicht nicht, wie man zu professioneller Hilfe kommt oder wo man einen Arzt findet, der für den speziellen Fall besonders geeignet ist. In Situationen, in denen sich die Angehörigen keinen besseren Rat wissen, sollten sie ruhig einfach zum Telefonbuch greifen. Es empfiehlt sich, einen Nervenarzt (Arzt für Psychiatrie) oder den sozialpsychiatrischen Dienst des Gesundheitsamtes anzurufen und dort weitere Auskünfte einzuholen.

Besser ist es jedoch, sich auf persönliche Kontakte zu verlassen. Der Hausarzt, ein Allgemeinmediziner, kann den Patienten an einen Psychiater überweisen, zu dem er Vertrauen hat und dessen Methoden ihm bekannt sind. Der Hausarzt kann dem Psychiater auch die nötigen Informationen über die familiäre Situation liefern. Falls kein Hausarzt vorhanden ist, können einem vielleicht Freunde einen Psychiater empfehlen, der Verwandten oder Bekannten geholfen hat.

Sobald man den Kontakt zu dem Psychiater hergestellt hat, ist es wichtig, ihm nachdrücklich zu vermitteln, ob man den Eindruck hat, daß der Zustand des Patienten ein rasches Eingreifen erforderlich macht oder nicht. Die Beurteilung eines Laien ist nicht immer zutreffend, aber in einer großen Zahl von Fällen gibt sie ein angemessenes Bild vom Befinden des Patienten. Aufgrund der Informationen, die er erhält, entscheidet der Psychiater, ob der Patient sofort untersucht werden sollte. Psychiater mit einer allgemeinen Praxis sind heute sehr beschäftigt und haben oft auf Tage oder Wochen hinaus keinen Termin frei. Sie widmen einen Großteil ihrer Zeit Problemen, die keine Notfälle darstellen, Beratungen oder Therapie von Personen, die ein erfüllteres Leben suchen oder die eheliche, berufliche oder ausbildungsbedingte Schwierigkeiten haben. Wenn der Psychiater erkennt, daß der Patient so bald wie möglich behandelt werden muß und er keinen Termin frei hat oder freimachen kann, indem er weniger dringende Fälle verschiebt, dann wird er einem Namen von Kollegen nennen, von denen er weiß, daß sie Patienten kurzfristig annehmen können.

Es ist nützlich zu wissen, wie man einen dringenden Fall von einem Notfall unterscheiden kann. Ein dringender Fall liegt vor, wenn der Zustand zwar zu ernster Besorgnis Anlaß gibt, aber sofortiges Eingreifen nicht von lebenswichtiger Bedeutung ist. Ein psychiatrischer Notfall erfordert dagegen sofortiges Eingreifen – innerhalb von 24 Stunden oder noch rascher. Notfälle sind in der Psychiatrie, verglichen mit anderen Bereichen der Medizin, relativ selten. Auf Notfälle im Bereich der Schizophrenie komme ich im zehnten Kapitel noch einmal zurück.

Die Wahl der Behandlung

Wenn der Arzt den Patienten zum ersten Mal sieht, muß er zunächst entscheiden, ob dieser sofort in ein Krankenhaus eingewiesen werden muß oder in der Praxis behandelt werden kann. Ausgehend von seiner Beurteilung des Zustands, in dem sich der Patient bei der ersten Untersuchung befindet, und von den Informationen, die er von Verwandten oder Freunden erhält, muß er sich ein Urteil über die Situation bilden. Manchmal ist mehr als ein Besuch notwendig, um zu einer Entscheidung zu gelangen.

Vor zwanzig Jahren wurden fast alle Patienten, die Symptome von Schizophrenie aufwiesen, stationär behandelt, aber dies ist heute nicht mehr allgemein üblich. Heute wird ein Patient nur dann hospitalisiert, wenn keine bessere Behandlungsmöglichkeit außerhalb des Krankenhauses zur Verfügung steht, wenn die Verpflanzung in eine Krankenhausumgebung notwendig ist oder wenn die außerhalb eines Krankenhauses verfügbaren Behandlungsformen als nicht ausreichend angesehen werden, um die Symptome auf ein Maß zu reduzieren, das mit einem normalen Leben in der Gesellschaft vereinbar ist. Die Kriterien für die Hospitalisierung und die Krankenhausbehandlung werden im siebten Kapitel eingehender dargestellt.

In diesem Kapitel werde ich auf die zwei Hauptbehandlungsformen eingehen, die in der Praxis des Therapeuten erfolgen können: die Psychotherapie und die Behandlung mit Arzneimitteln. Diese beiden Behandlungsformen sind natürlich auch im Rahmen eines Krankenhauses möglich, und sie werden im allgemeinen tatsächlich auch stationär behandelten Patienten zuteil. Worauf ich in diesem Buch nicht eingehen werde, ist die Behandlung mit Elektroschocks und Insulin, die heute sehr selten und nur in den wenigen Fällen praktiziert wird, die auf andere Behandlungsformen nicht ansprechen.

Obwohl die Leser dieses Buches nicht die Absicht haben, schizophrene Patienten zu therapieren, wird ihnen ein Verständnis der Ziele und Verfahrensweisen dieser Behandlungen ermöglichen zu verfolgen, was der Therapeut zu tun versucht, und wird ihnen helfen, ein Klima der Zuversicht, der Wärme und der nüchternen Erwartung zu schaffen, das dem Patienten Auftrieb gibt.

Psychotherapie und medikamentöse Behandlung werden heute im allgemeinen von den meisten Therapeuten gleichzeitig verabreicht. Es gibt jedoch Psychiater bzw. Therapeuten, die sich vorwiegend oder ausschließlich auf eine der beiden Behandlungsformen beschränken. Die gleichzeitige Anwendung von Psychotherapie und medikamentöser Therapie bietet die Möglichkeit, einerseits die psychologische Grundlage der Erkrankung abzubauen und andererseits durch biochemische Mittel die Stärke der Symptome zu verringern.

Sobald sich ein Therapeut entschlossen hat, welchen Weg er einschlagen will – das heißt, welche Behandlung oder Kombination von Behandlungen er dem Patienten angedeihen lassen will –, muß die Familie seine Entscheidung respektieren und ihm gestatten, diese durchzuführen, ohne sich einzumischen. Mit Ausnahme von Psychochirurgie, die für niemanden zu empfehlen ist, muß dem Therapeuten gestattet werden, das von ihm gewählte therapeutische Programm durchzuführen. Später müssen dann natürlich die Resultate eingehend bewertet werden.

Psychotherapie und pharmakologische Behandlung erfolgen wie gesagt im allgemeinen gleichzeitig, aber wir wollen sie einer gesonderten Betrachtung unterziehen.

Psychotherapie

Obwohl viele verschiedene Formen der Psychotherapie zur Verfügung stehen (Persuasion, Hypnose, Verhaltenstherapie, Gestalttherapie), wird in der Behandlung von Schizophrenie meist eine Psychodynamische Therapie verwendet.

Die auf den Schizophrenen zugeschnittene psychodynamische Psychotherapie unterscheidet sich von der klassischen Freudschen Psychoanalyse in vieler Hinsicht. Sie muß nicht vier oder fünf Sitzungen wöchentlich erfordern, sondern einen Behandlungsplan, der sich nach den Bedürfnissen des Patienten richtet. Im Gegensatz zur Psychoanalyse erfordert sie mit Ausnahme einiger weniger Fälle nicht die Verwendung der Couch. Der Patient sitzt im allgemeinen in einem Sessel dem Therapeuten gegenüber, der in der Regel nicht darauf wartet, daß der Patient spontan nach der sogenannten Methode der freien Assoziation spricht. Der Therapeut interveniert häufig und vermittelt das Gefühl der aktiven Teilnahme.

Eine klassische psychoanalytische Therapie, die die Mobilisierung von Angst erfordert, um den neurotischen Patienten zu aktivieren und sein seelisches Wachstum zu fördern, ist für den Schizophrenen nicht geeignet. Eine solche Methode ist (außer vielleicht in den mildesten Fällen oder bei Patienten, die der Genesung nahe sind) nicht nur nicht zuträglich, sondern kontraindiziert, da sie mehr Schaden als Nutzen anrichten kann.

Wir müssen jedoch darauf hinweisen, daß jede Form der psychodynamischen Therapie ebenfalls auf Freud zurückgeht, weil uns Freud lehrte, daß die psychischen Probleme eines Patienten nicht beginnen, wenn die ersten Symptome auftreten, sondern daß sie eine lange Geschichte haben, die oft bis in die frühe Kindheit des oder der Betreffenden zurückreicht.

Unter *Psychodynamik* versteht man das Studium psychischer Kräfte. Ereignisse, die in früheren Lebensabschnitten stattfanden, die Art und Weise, wie der Patient sie deutete, die jeweilige Konstellation dieser Ereignisse und ihre zeitliche Abfolge – dies sind Faktoren oder psychische Kräfte, die zu bestimmten Resultaten führen. Paradoxerweise war es Freud – der so Bedeutendes für das Verständnis und die Behandlung der menschlichen Seele leistete –, der sich gegen die psychoanalytische Therapie der Schizophrenie aussprach, obwohl er einräumte, daß vielleicht in der Zukunft Methoden entwickelt werden würden, die es gestatten, die psychoanalytische Therapie auch auf Schizophrene anzuwenden.

Freud war wahrscheinlich der bedeutendste Wissenschaftler, der je auf dem Gebiet der menschlichen Seele tätig war, und dennoch ließ auch er sich wie jeder Mensch von vorgefaßten Meinungen und von theoretischen Positionen beeinflussen, die er selbst formuliert hatte. Freud glaubte, daß der schizophrene Patient mit seinem radikalen Rückzug aus der Umwelt und insbesondere von den Menschen nicht die Beziehung zu dem Therapeuten herstellen könne, die für eine wirksame Psychotherapie notwendig ist. Einer der ersten Schüler Freuds, Paul Federn, bewies, daß diese Auffassung falsch war, und begann in bahnbrechender Weise Schizophrene zu behandeln. Nach ihm versuchten mehrere andere Therapeuten diese Behandlung und führten viele innovative Verfahrensweisen ein. In Amerika waren die Therapeuten, die das Gebiet der Psychotherapie der Schizophrenie voranbrachten, Harry Stack Sullivan, Frieda Fromm-Reichmann, John Rosen, Harold Searles, Otto Will, ich selbst und viele andere. In England wurden wichtige Beiträge von Melanie Klein und ihren Schülern H. Rosenfeld und D. W. Winnicott geleistet. Marguerite Sèchehaye und Gaetano Benedetti in der Schweiz haben ebenfalls nützliche Innovationen beigesteuert.

Die erste Aufgabe des Psychotherapeuten, der einen schizophrenen Patienten behandelt, besteht nicht darin, Informationen über den Patienten und dessen Vorgeschichte einzuholen, wie dies die meisten Ärzte bei ihrem ersten Gespräch mit dem Patienten tun. Sicher ist es wichtig für den Therapeuten, so viele Fakten wie möglich zu wissen. Was ihm die Familie, Freunde, Kollegen oder frühere Ärzte mitteilen können, ist im allgemeinen sehr nützlich. In seinem ersten Kontakt mit dem Patienten ist es jedoch sein Ziel, diesen zu »erreichen«; das heißt, eine persönliche Beziehung zu diesem herzustellen, die so normal wie möglich ist. Das ist keine leichte Aufgabe. Wie wir bereits im dritten Kapitel erörtert haben, ist der Patient argwöhnisch und mißtrauisch. Er betrachtet jede Frage als eine Einmischung in sein Privatleben, als Teil eines Komplotts, als einen Versuch, ihm etwas wegzunehmen, was ihm allein gehört. In einigen Fällen versteht der Patient Fragen als Tricks, die gegen ihn angewandt werden, um zu beweisen, daß er krank ist, daß er in ein Irrenhaus gesperrt und als unzurechnungsfähig erklärt werden müsse und seiner Bürgerrechte beraubt werden sollte und man ihm seine Freiheit und sein Eigentum nehmen müsse. Der Therapeut muß versuchen, den Patienten davon zu überzeugen, daß er dazu da ist, ihm dabei zu helfen, viele Dinge, insbesondere die Schwierigkeiten, die er in letzter Zeit hatte, zu verstehen, oder die Erlebnisse, die er hatte und die andere aus irgendeinem Grund nicht so interpretieren wie er.

Selbst für geschulte Therapeuten ist es sehr schwierig, die erste Phase der Therapie einer Schizophrenie durchzuführen, die hauptsächlich aus dem Versuch besteht, ein Klima des prinzipiellen Vertrauens zueinander, bzw. der zuversichtlichen Erwartung herzustellen, wie es zwischen Menschen bestehen sollte, die nicht nur keine Angst voreinander haben, sondern bereit sind, freundschaftlich auf die Erreichung eines gemeinsamen Ziels hin zusammenzuarbeiten.

Frühere Kapitel haben gezeigt, daß der Patient seit frühester Jugend Schwierigkeiten im Umgang mit Menschen hatte. Er fühlte sich in seinen Beziehungen zu anderen Menschen fast immer unbehaglich. Er war wachsam, auf der Hut oder in einem Zustand mehr oder weniger starker Spannung. Obwohl auch Neurotiker solche Gefühle haben und auch normale Menschen, allerdings in weniger starker Form: Sie sind besonders ausgeprägt bei Personen, die später schizophren werden. Wir haben bereits dargestellt, wie sich diese Gefühle in Mißtrauen, paranoide Einstellungen und vor allem in den Eindruck der Feindseligkeit verwandeln, die von den Menschen insgesamt oder von bestimmten Personen ausgeht und schließlich von denjenigen, die als Verfolger empfunden werden.

Der Therapeut muß einen Weg beschreiten, der dazu führt, daß der Patient das Vertrauen zumindest zu einem Menschen wiedergewinnt. Er muß zunächst eine Ausnahme für den Patienten werden, nicht ein Mensch, dem mißtraut werden muß wie den anderen, sondern jemand, der bereit ist, mit dem Patienten alle Ängste und Befürchtungen zu teilen, die dieser hat, und schließlich ein Mensch, der ihn unterstützt, der die Dinge in anderer Weise interpretiert, und vor allem der ihm hilft, seine Angst abzubauen und ihn mit hoffnungsvoller Erwartung gegenüber der Zukunft erfüllt. Für die Familie oder auch für den interessierten Laien ist es nicht wichtig zu wissen, wie der Therapeut diese Ziele in der ersten Behandlungsphase erreicht. Die Angehörigen des Patienten sollten Geduld und Hoffnung aufbringen und dem Therapeuten keine unbeantwortbaren Fragen stellen. Beispielsweise sollten sie es unterlassen, ihn zu fragen, ob er die Ursache des jeweiligen Falles verstanden hat, welches bestimmte Ereignis in der Kindheit auf einen unheilvollen Weg führte oder welche Fehler die Eltern begangen haben – mit anderen Worten, ob er vielleicht den Schlüssel zu dem Geheimnis des vorliegenden Falles von Schizophrenie gefunden hat.

Der Therapeut, der Fälle von Schizophrenie behandelt, kann in der Anfangsphase der Therapie zu Methoden greifen, die in der sonstigen psychotherapeutischen Praxis nicht üblich sind. Er kann die Hand des Patienten halten, seine Schulter tätscheln, mit ihm einen Spaziergang durch den Park machen oder ein Buch anschauen, eine Tasse Kaffee mit ihm trinken und so weiter. Wenn die Familie von diesem Vorgehen hört, sollte sie nicht bestürzt auf diese scheinbar unprofessionellen Methoden reagieren oder glauben, der Therapeut und der Patient verschwendeten ihre Zeit oder entwickelten zuviel Vertrautheit, Freundschaft oder Nähe. In Wirklichkeit greifen sie alles auf, was ihnen spontane Einfälle aus der Situation heraus nahelegen. Sie versuchen, einander kennenzulernen, einander zu akzeptieren und bald einander als ganze Menschen zu respektieren, ungeachtet der verschiedenen Auffassungen und Gefühle, in bezug auf die sie sich unterscheiden mögen.

Erst wenn eine solche Beziehung hergestellt worden ist, kann der Therapeut an den Hauptkomplex der Symptomatik des Patienten herangehen, und erst dann wird der Patient dem Therapeuten gestatten, eine Korrektur vorzuschlagen oder ihm andere Deutungen für das anzubieten, was in seinem Leben geschieht. Mit anderen Worten, in diesem fortgeschritteneren Stadium der Behandlung muß der Therapeut das anpacken, was allen anderen außer dem Patienten als Produkte von dessen Phantasie oder Einbildungskraft erscheint. Das bedeutet nun wirklich, das Kernstück der Schizophrenie anzugreifen. Wie überzeugt man einen Patienten, daß die Stimmen, die er hört, keine wirklichen Stimmen sind, sondern daß sie nur von ihm gehört werden, in seinem Inneren? Wie überzeugt man ihn, daß die Dinge, die er sieht, nicht wirklich da sind, sondern nur vor seinem inneren Auge ablaufen? Wie überzeugt man ihn, daß ihn die Menschen nicht auslachen oder hinter seinem Rücken über ihn reden oder gegen ihn Komplotte schmieden? Der Patient ist wie ein Träumender. Der Träumende glaubt, daß der Traum wirklich ist, bis er aufwacht oder im Begriff ist aufzuwachen und zu vermuten beginnt, daß das, was er erlebt, nur ein Traum ist. Wie weckt man den Schizophrenen aus dem Traum auf, in dem er lebt, wenn er wach ist?

Zunächst möchte ich einiges klarstellen. Ich habe etwas gesagt, das in gewisser Hinsicht unzutreffend ist, nämlich daß der Traum nicht Realität sei. Er *ist* Realität. Träume sind ein Teil unseres Lebens. Außerdem hat der Traum, wie Freud als erster wissenschaftlich fundiert nachwies, obwohl er weitgehend irreal ist, eine Basis im Leben des Träumenden oder eine Bedeutung, die sich nur in einer entstellten Weise offenbart, eine Weise, die man als symbolisch, fiktiv und in einem Geheimcode verborgen bezeichnen könnte. Dasselbe ließe sich über schizophrene Symptome sagen. Wie haben bereits erwähnt, daß Carl G. Jung der erste Psychiater war, der erklärte, ein Schizophrener handle im Leben so wie ein Träumender in seinem Traum.

Für die Familie des Patienten oder für den Patienten selbst ist es nicht nötig, über psychotherapeutische Techniken außer in der allgemeinsten Weise Bescheid zu wissen. Eine der verbreitetsten Methoden, die auch ich benutze, besteht darin, den Patienten darauf hinzuweisen, was er mit sich macht (und was er sich antut), wenn er in der ihm eigenen Weise denkt und fühlt. Sobald der Patient die speziellen Mechanismen erkennt, die er benutzt, kann er lernen, sie abzubauen, wenn auch anfangs unter großen Schwierigkeiten.

Mit einer von mir entwickelten Methodik hilft der Therapeut beispielsweise dem Patienten, das Auftreten von Halluzinationen zu verhindern. Wenn der Patient noch nicht das Stadium fortgeschrittener Regression erreicht hat, kann man ihm zu der Erkenntnis verhelfen, daß er nicht immer Stimmen hört, sondern nur, wenn er sie erwartet. Wenn er sich selbst bei dem ertappt, was ich als *Hörbereitschaft* bezeichnet habe, wird ihm der Therapeut helfen, alle Stadien des halluzinatorischen Erlebnisses zu erkennen und dieses abzubrechen. Bis vor kurzer Zeit glaubten sogar erfahrene Psychiater, daß Halluzinationen nicht verhinderbar seien. Aber dies ist kein Bereich, in dem die Familie unmittelbar eingreifen kann; ich werde deshalb nicht näher auf dieses wichtige Thema eingehen. Wie wir jedoch in einem anderen Kapitel etwas genauer sehen werden, lernt die Familie bald zu erkennen, ob der Patient halluziniert oder im Begriff ist zu halluzinieren. Sein Gesichtsausdruck, die Körperhaltung und sein allgemeines Gebaren liefern gute Anhaltspunkte. Das einzige, was die Angehörigen tun können, ist, den Patienten in ein Gespräch zu ziehen oder etwas mit ihm zu unternehmen, so daß es schwieriger für ihn wird, sich in Hörbereitschaft zu versetzen. Halluzinationen und andere schizophrene Symptome haben die Tendenz, ihre eigene Wiederkehr zu erleichtern. Mit anderen Worten, je häufiger sie auftreten, desto öfter werden sie sich in immer kürzeren Abständen wiederholen. Sie werden zu Gewohnheiten, die so eingefleischt sind, daß sie beim geringsten inneren Anzeichen von Angst automatisch wieder auftreten.

Das Ziel des Therapeuten in diesem Stadium ist auch, die Bedeutungen der Symptome zu verstehen, wenn diese auftreten. Ich führe einige Beispiele an, um zu demonstrieren, wie ein solches Verständnis erreicht werden kann. Sie stammen aus meinem Buch *Interpretation of Schizophrenia.*

Ein Patient macht an einem schönen Sonntagnachmittag einen Spaziergang im Park, als sich plötzlich merkwürdige Dinge zu ereignen scheinen. Die auf den Parkbänken sitzenden Leute beginnen sehr angeregt miteinander zu reden und ihn dabei sonderbar anzusehen. Sie machen Gesten, die sich offensichtlich auf ihn beziehen. Kinder, die überall herumliefen oder auf dem nahegelegenen Spielplatz spielten, rennen jetzt in die andere Richtung, um nicht in seiner Nähe zu sein. Eine amerikanische Flagge, die in der Ferne weht, hängt nun schlaff herunter. All dies sind für ihn Anzeichen, daß die Leute glauben, ein böser Mann, vielleicht ein Sittenstrolch, der Frauen und Kinder überfällt, sei im Park. Der Patient soll dieser Mann sein. Diese Nachricht verbreitet sich rasch. In einem Zustand heftigster, quälender Erregung flüchtet er nach Hause zurück.

Wenn er nun zur Therapiestunde erscheint und dem Therapeuten die Vorfälle berichtet, muß dieser das Bedürfnis des Patienten verstehen, ein so phantastisches Bild zu entwerfen. Was geschah, bevor der Patient in den Park ging? In welcher Stimmung war er? Suchte er nicht nach bestimmten Beweisen? Hoffte er nicht beinahe, sie zu finden, damit er imstande sein würde, diese undefinierbare Stimmung, für einen bösen Mann gehalten zu werden, zu erklären? Er hatte ein zwingendes Bedürfnis, eine vage und unbestimmte Bedrohung in eine konkrete Gefahr zu verwandeln, ein um sich greifendes Gefühl, gedemütigt, herabgesetzt und diskriminiert zu werden, auf ein bestimmtes Ereignis zu beschränken.

In diesem Stadium wird die Psychotherapie zu einem großen Teil darin bestehen, dem Patienten die Einsicht zu vermitteln, daß er kein passives Objekt ist, das Symptomen ausgeliefert ist, die ihn aus dem Nichts zu überfallen scheinen, sondern jemand, der immer noch eine ganze Menge mit dem zu tun hat, was er erlebt.

Relativ häufig gelingt es dabei, eine Spur von Wahrheit in dem zu entdecken, was als irrationales Denken seitens des Patienten erscheint. Violet, eine 35jährige ledige Patientin, litt an einer relativ milden Form von Schizophrenie, die es ihr gestattete, trotz ihrer vielen Symptome eine ausreichende Zahl sozialer Kontakte zu pflegen und ihren Arbeitsplatz zu behalten. Sie hatte gelegentliche Halluzinationen, bestimmte Wahnvorstellungen und zahlreiche Beziehungsideen.

Zu ihrem Geburtstag erhielt Violet von der Firma, in der sie arbeitete, einen Rosenstrauß. Als sie das Papier entfernte und die schönen gelben Rosen erblickte, empfand sie jedoch keine Freude, sondern fing an, sich über die Farbe Gelb Gedanken zu machen. Diese Farbe bedeutet angeblich Eifersucht, und sie hatte das Gefühl, ihre Bürokollegen wollten ihr durch die Wahl gelber Rosen klarmachen, daß sie wußten, wie eifersüchtig sie auf die Frau ihres Chefs war. Am nächsten Tag hörte sie, wie eine Kollegin die Melodie von »The Yellow Rose of Texas« summte, und sie glaubte, dies geschehe absichtlich, um sie zu blamieren. Schließlich nahmen alle gelben Objekte dieselbe Bedeutung für sie an und mußten von ihr gemieden werden. Zuletzt gab sie sogar zwei ihrer Kleider weg, weil diese gelb waren.

In ihrem Büro befand sich ein Trinkwasserspender, der etwas lädiert war und auf den man draufschlagen mußte, damit Wasser herauskam. Wenn die Kollegen und insbesondere der Chef ihrer Abteilung auf den Wasserspender einschlugen, glaubte Violet, diese Schläge seien eigentlich für sie bestimmt. Als ich sie nach dem Grund dafür fragte, antwortete sie: »Ich gehe nicht. Ich laufe immer wie Wasser, und ich verdiene es, geschlagen zu werden!« Ich erklärte ihr, daß sie, wenn sie sich in einem Angstzustand befand, auf eine bestimmte Denkweise zurückgriff, um ihre Wertlosigkeit zu beweisen, und daß sie anderen die Gefühle zuschrieb, die sie in bezug auf sich selbst hatte. Diese Erklärung half, und eine Zeitlang trat eine erhebliche Besserung ein, aber dann kehrten ähnliche Symptome wieder.

Eines Tages kam Violet in wütender Stimmung in meine Praxis und erzählte mir, daß ihre Freundin Lucy sie am Vortag besucht und ihren Hund, einen kleinen Cockerspaniel, mitgebracht habe. Sie fügte hinzu: »Sehen Sie! Sie glaubt, meine Wohnung ist eine Hundehütte. Sie glaubt, ich bin ein Hund.«

Die Patientin war auch überzeugt, daß ihre Kollegen sie meinten, wenn sie das Wort *Maschine* benutzten. Sie sagte: »Ich arbeite wie eine Maschine. Ich bin sicher, daß sie von mir reden.« Tatsache war, daß sie sie wie eine Maschine, nicht wie einen Menschen behandelten, indem sie ihre Tüchtigkeit und ihre Bereitschaft ausnutzten, große Mengen von Arbeit ohne Protest, wie eine Maschine, zu erledigen. Ohne Zweifel erkannten manche ihrer Kollegen in der Firma, daß ihre extreme Arbeitswilligkeit und Fügsamkeit auf irgendeine Anomalie in ihrer Persönlichkeit zurückzuführen war, aber dennoch machten sie sich ihren Zustand zunutze. Der Rosenstrauß und andere ähnliche Gesten waren somit Akte der Kompensation für ihre Ausbeutung, aber gleichzeitig auch eine Bestätigung, daß sie etwas Ungewöhnliches an sich hatte, symbolisiert durch ihre Eifersucht auf die Frau des Chefs.

Eine neuerliche Betrachtung von Violets Symptomen ergab, daß ihre Beziehungsideen immer zumindest ein Körnchen Wahrheit enthielten. Dieses Körnchen von Einsicht blieb jedoch sehr klein. Dennoch kann der Therapeut diese partielle Einsicht für therapeutische Zwecke nutzen. Er erklärt dem Patienten, daß er fähig ist, die Wahrheit zu erkennen. Der Patient kann diese Einsicht jedoch nicht auf sein ganzes Leben anwenden, sondern nur auf die spezifische Frage, auf die sie sich bezieht. Wie im Falle von Halluzinationen muß der Patient seine passive Rolle mit einer aktiven vertauschen. Mit anderen Worten, wir müssen auch Körnchen von Realität ausnutzen, die inmitten gestörter Denkprozesse erkannt werden, wenn diese kleinen Bruchstücke von Realität ein hohes Maß an Verständnis und Sensibilität erkennen lassen.

Der Nutzen, den der Patient aus dieser Methode zieht, besteht nicht einfach bloß aus dem Ergebnis einer Art intellektueller Verständigung zwischen zwei Diskutanten. Als der Therapeut auf Violet in der beschriebenen Weise einging, fühlte sie sich besser und mit ihren seltsamen Symptomen nicht mehr alleingelassen. Sie hatte den Eindruck, daß der Therapeut ihre Gefühle und Gedanken wirklich nachempfinden konnte; er machte ihr nicht bloß etwas vor. Violets Zustand besserte sich danach; ihre sozialen Kontakte waren befriedigender, und sie war imstande, enge und dauerhafte Liebesbeziehungen zu Männern aufrechtzuerhalten. Im Alter von 39 Jahren heiratete sie und mit 40 wurde sie Mutter eines Kindes. Das Kind ist jetzt über zwölf Jahre alt, und die ganze Familie ist gesund und glücklich.

Wie wir gesehen haben, basieren viele Wahnideen von Patienten auf mangelnder Selbstachtung oder einer sehr schlechten Meinung der Betreffenden von sich selbst. Ein häufiges Beispiel ist der Patient, der den Eindruck hat, daß die Leute über ihn lachen. Er hört sie buchstäblich lachen. Er wendet den Kopf, schaut die Leute an und bildet sich ein, daß sie lächeln und ihn verspotten. Es kann sein, daß die Leute gar nicht lächeln und er ihren Gesichtsausdruck mißdeutet. Wenn sie lächeln, geschieht das vermutlich aus Gründen, die nichts mit ihm zu tun haben. Der Therapeut hilft dem Patienten dabei zu erkennen, daß er immer dann Leute über ihn lachen sieht oder lachen hört, wenn er das *erwartet.* Sobald die Behandlung weiter fortgeschritten ist, erkennt der Patient, daß er das Gefühl hat, die Leute *sollten* ihn auslachen, weil er ein lächerlicher Mensch ist. Er hört sie lachen, weil er glaubt, daß sie über ihn lachen sollten. Das Bild, das er von sich selbst hat, wird zur Ursache seiner Symptome. Es ist schmerzhaft für den Patienten, sich einzugestehen, daß er das ist, wofür er sich hält. In einem späteren Stadium der Behandlung wird man ihm natürlich helfen, dieses vernichtende Bild von sich selbst zu verändern.

In manchen Fällen führt die geringe Selbstachtung statt dessen zu Symptomen mit megalomanem Inhalt (Größenwahn). Ein Mensch, der sich selbst für Jesus Christus, St. Paulus, Einstein oder einen großen Erfinder hält, ist jemand, dessen unbewußtes Bild von sich selbst sehr geringschätzig und häufig vernichtend ist. Er versucht dieses Bild zu leugnen, indem er glaubt, ein Übermensch oder einer der größten lebenden oder toten Menschen zu sein.

In einer fortgeschritteneren Form der Therapie, wenn bereits eine große Nähe zwischen dem Patienten und dem Therapeuten hergestellt ist, muß man versuchen, die Lebensgeschichte des Patienten zu interpretieren, unter besonderer Beachtung der Situationen in der Kindheit und der familiären Umgebung, die Ursachen des Konflikts waren. Beziehungen insbesondere zu den Eltern werden nunmehr eingehend gewürdigt. Ein bestimmter Patiententypus, der früher häufiger vorkam und auch künftig wieder häufiger auftreten könnte, beschreibt seine Eltern zu Beginn der Behandlung als Heilige, Engel und Wohltäter. Der Patient, der vor der Welt Angst hat und sich von den Eltern noch sehr abhängig fühlt, hat das Bedürfnis, diese (häufiger die Mutter) in so extrem positiver Weise zu sehen. Jede negative Eigenschaft, die die Eltern eventuell an sich haben, wird auf die Verfolger verschoben.

Die Mehrzahl der Patienten sieht ihre Eltern jedoch nicht in diesem Licht. Nach dem ersten Behandlungsstadium, wo sich der Patient auf die Verfolger konzentriert und die Eltern in neutraler Weise sieht, entdeckt er die Bedeutung seiner Kindheit und seiner Beziehung zu Mutter und Vater. Er entwickelt dann eine andere Einstellung zu ihnen. Das ursprüngliche Bild der Eltern aus seiner Kindheit wird ihm bewußt, und er lädt seinen Eltern die volle Verantwortung für seine Krankheit und Verzweiflung auf. Er mobilisiert dann in der Regel eine starke Feindseligkeit gegenüber den Eltern und spricht von ihnen in der abfälligsten Weise. Wie wir in einem früheren Kapitel gesehen haben, neigten sogar manche Therapeuten dazu zu glauben, diese Charakterisierungen der Elternpersönlichkeiten würden der Realität entsprechen.

Es ist leicht für den Therapeuten, an die Richtigkeit der Darstellung des Patienten zu glauben, erstens, weil eine Minderheit der Eltern tatsächlich diesem negativen Bild entspricht, zweitens, weil die Patienten, die ihre Feindseligkeit von den Verfolgern auf die Eltern verschoben haben, beträchtlich gebessert sind, keine oder viel weniger oft Wahnvorstellungen haben und weitgehend zuverlässig erscheinen. Wahnideen sind leicht festzustellen, weil sie weit von der

Realität entfernt sind, aber Verzerrungen, wie sie in diesem Stadium der Therapie auftreten, kann man nur schwer erkennen, weil sie lediglich Übertreibungen oder Entstellungen gewisser Bestandteile der Realität sind.

Dieser Abschnitt der Behandlung kann für die Familie des Patienten belastender sein als für diesen selbst. Die Rollen sind jetzt vertauscht. Nun fühlt sich nicht mehr der Patient von imaginären Personen beschuldigt; jetzt sind es die Eltern, die sich vom Patienten angeklagt fühlen. Die einzige Empfehlung, die ich dazu geben kann, ist, diese Zeit geduldig durchzustehen. Früher oder später wird der Patient mit Hilfe des Therapeuten erkennen, daß er die Rolle, die seine Eltern bei seinen psychischen Schwierigkeiten gespielt haben, übertrieben oder verfälscht hat. Der Therapeut wird dem Patienten helfen müssen zu verstehen, was an seinen Eltern wirklich negativ war und was seinem Bild von ihnen hinzugefügt wurde, zuerst durch die spezielle Empfindlichkeit des Patienten, dann durch die jeweilige Abfolge der Ereignisse, drittens durch das unreife Verständnis des Patienten, als diese Ereignisse stattfanden, und schließlich durch die Krankheit selbst.

In seiner nunmehr ausbrechenden Wut gegen die Eltern neigt der Patient häufig dazu, alles zu entstellen, was die Eltern tun und sagen. Diese Tendenz ist übrigens nicht nur bei Schizophrenen vorhanden, sondern auch bei Personen, die schizophrene Tendenzen aufweisen, ohne je einen Grad der Störung zu erreichen, der die Diagnose Schizophrenie rechtfertigte. Die in dieser elternfeindlichen Haltung steckengebliebenen Patienten brauchen keine Wahnideen zu entwickeln. In einem viel weniger unrealistischen Ausmaß ist diese Tendenz auch bei manchen Neurotikern vorhanden. Die Hetzkampagne gegen die Eltern wird manchmal auch auf Schwiegereltern und andere Personen ausgedehnt, die eine elternähnliche Rolle spielen.

Der Therapeut wird dem Patienten auf vielerlei Weise helfen, seine Verfälschungen und Übertreibungen zu korrigieren, wie ich in meinem Buch *Interpretation of Schizophrenia* beschrieben habe, aber darauf brauchen wir hier nicht einzugehen. Was abgebaut werden und schließlich ganz verschwinden muß, ist natürlich das Bedürfnis, Tatsachen zu entstellen, anderen die Schuld zuzuschieben, Sündenböcke zu benutzen, für die Einschränkungen oder unerfreulichen Aspekte des eigenen Lebens oder des Lebens im allgemeinen einige wenige Personen verantwortlich zu machen, zuerst die Verfolger und später Mitglieder der eigenen Familie.

Übertragung und Gegenübertragung

Es gibt viele andere Aspekte der Psychotherapie, die den Rahmen dieses Buches sprengen würden, aber die dennoch wenigstens erwähnt werden sollten. Dazu zählt an erster Stelle die Analyse der Übertragung, das heißt der Gefühle, die der Patient dem Therapeuten entgegenbringt. Diese Analyse hilft einem nicht nur, die wichtigen Beziehungen zu verstehen, die der Patient in der Kindheit zu seinen Eltern hatte, sondern auch die Beziehungen, die er gegenwärtig herzustellen vermag. Die Gegenübertragung oder das Gefühl, das der Therapeut für den Patienten empfindet, ist ebenfalls wichtig und muß studiert werden, um sich über die Gefühle klarzuwerden, die der Patient bei Menschen hervorruft, mit denen er eine enge Bindung eingeht. In der ursprünglichen klassischen psychoanalytischen Therapie, wie sie von Freud entwickelt wurde, war der Analytiker gehalten, keine Gegenübertragung oder keine Gefühle gegenüber dem Patienten zu zeigen oder zu empfinden; der Patient sollte ein neutrales Objekt bleiben. Diese Haltung mag sich in der Behandlung von Patienten mit den typischen von Freud beschriebenen Neuroseformen bewähren, gegenüber dem schizophrenen Patienten ist sie aber sicher nicht geeignet.

Wie Gertrud Schwing, eine von Paul Federn analysierte Krankenschwester, in ihrem Buch über die Behandlung schizophrener Patienten als erste schrieb, muß der Therapeut eine mütterliche Haltung und Disposition aufweisen. Er muß nicht nur interpretieren und auf Verfälschungen und verschobene Gefühle hinweisen, sondern den Patienten auch in einem psychologischen Sinn nähren. Genauso wie es unmöglich ist, sich eine gute Mutter vorzustellen, die ihr Kind nährt, als sei es ein neutrales Objekt, ohne Gefühle für es zu empfinden, ebenso unmöglich ist es, sich einen wirkungsvollen Psychotherapeuten vorzustellen, der gegenüber seinem schizophrenen Patienten neutral bleibt. Der Therapeut wird nicht imstande sein, die zahlreichen Hindernisse zu überwinden, wenn er nicht von einem starken

Enthusiasmus motiviert ist, und wenn er sich der Erfordernisse seiner Aufgabe nicht voll bewußt ist.

Einer der Pioniere in der Psychotherapie von Schizophrenie, John Rosen, formulierte diesen Gesichtspunkt sehr treffend, als er schrieb, daß bei der Behandlung des Schizophrenen die Gegenübertragung den Gefühlen gleichen müsse, die gute Eltern gegenüber einem stark gestörten Kind hegen. Rosen schrieb, daß sich der Therapeut mit dem unglücklichen Patienten identifizieren müsse wie gute Eltern mit dem unglücklichen Kind und daß ihn die Not des Patienten so beunruhigen müsse, daß er selbst nicht eher ruhe, bis der Patient Frieden gefunden habe.

Gefühle der Übertragung und Gegenübertragung verändern sich natürlich im Verlauf der Therapie. Der Therapeut wird immer weniger als eine Person betrachtet, die auf einen Sockel gestellt werden muß. Obwohl er seine autoritative (nicht autoritäre) Position in psychologischen Fragen beibehält, wird er mehr und mehr zu einem Partner, dem sich der Patient ebenbürtig fühlen kann. Ein gewisser Grad an Nähe und Intimität wird erreicht, was nicht mit etwas anderem verwechselt werden sollte und was auch nicht für Zudringlichkeit oder Permissivität gehalten, bzw. dem keine sexuelle Komponente unterschoben werden sollte.

Als erfolgreich ist eine Therapie zu bezeichnen, die erstens bewirkt, daß der Patient seine Symptome verliert, und zweitens, daß er sich selbst akzeptieren lernt. Selbstbejahung ist für den Schizophrenen das beste Anzeichen seelischer Weiterentwicklung. Erst wenn sich der Patient voll und ganz selbst akzeptiert, können wir die Gewißheit haben, daß er keine Rückfälle erleiden wird. Im erfolgreichen Verlauf der Therapie werden wir Zeugen dieses heranreifenden Gefühls echter Selbstbejahung (die nicht mit falscher Selbstbejahung, beruhend auf Schuldzuweisungen an andere, verwechselt werden sollte). Wir haben gesehen, daß der Patient am Beginn der Krankheit sich nicht mehr beschuldigen und nicht mehr ablehnen wollte und zu einer unechten Selbstbejahung gelangte, indem er andere bezichtigte – oder auch indem er sich als Jesus Christus, Einstein oder Königin Elizabeth fühlte. Dies ist natürlich eine psychotische Selbstbejahung, die nur durch Wahnvorstellungen und besondere, abnorme Denkweisen aufrechterhalten werden kann.

Echte Selbstbejahung setzt voraus, daß man sich anders sieht als vor der Krankheit, das heißt, ohne zu Wahnideen Zuflucht zu nehmen. Es bedeutet, ein stabiles Selbstbild mit größerer Selbstachtung zu haben, mehr Hoffnung in bezug auf das Leben und die Zukunft und eine andere Sicht der Welt, wozu auch die Anerkennung der eigenen Grenzen und der der Menschheit gehört. In einer Atmosphäre der Verbundenheit bilden der Patient und der Therapeut ein Team, das zuerst nach alten und starren Verhaltensmustern sucht, sie dann entdeckt und abbaut, um sie durch neue zu ersetzen, und das schließlich Richtungen einschlägt, die bisher unbekannt waren. All dies erfordert die Beachtung unzähliger Einzelheiten, auf die im Rahmen dieses Buches nicht näher eingegangen zu werden braucht.

Es ist jedoch klar, daß sich die Grundannahmen, bzw. die letztendlichen Ziele des Psychotherapeuten von denen jedes anderen Arztes oder Therapeuten unterscheiden. Das übliche Ziel des Arztes ist es, das herbeizuführen, was man in der medizinischen Ausbildung früher als *restitutio quo ante* bezeichnet hat, eine Rückkehr zum prämorbiden Zustand, zu der Verfassung, in der sich der Patient befand, bevor er krank wurde. Dieses Prinzip hat in der allgemeinen Medizin seine volle Berechtigung. Der Arzt will den Patienten in den Zustand zurückführen, in dem er sich befand, bevor er an Lungenentzündung oder Mumps erkrankte, bzw. bevor er sich das Bein brach. Der Psychotherapeut des Schizophrenen will mehr als eine Rückkehr zu einem prämorbiden Zustand, weil der prämorbide Zustand von Personen, die schizophren wurden, bereits krankhaft war und viele nichtschizophrene und präschizophrene Merkmale aufwies, die den Patienten anfällig machten. Natürlich müssen wir uns manchmal mit weniger zufrieden geben, denn viele Fälle sprechen nur teilweise auf Psychotherapie an. Im neunten Kapitel werden wir uns ausführlicher mit den verschiedenen Ergebnissen der Schizophreniebehandlung beschäftigen.

Bevor wir diese Erörterung der Psychotherapie abschließen, ist darauf hinzuweisen, daß manche Therapeuten Gruppentherapie empfehlen. Nach meiner Erfahrung ist Gruppentherapie in vielen Fällen von Schizophrenie eine geeignete und wünschenswerte Ergänzung, aber sie kann die Einzeltherapie nicht ersetzen.

Medikamentöse Therapie

Es gibt heute viele Therapeuten, die Schizophrenie für eine biochemische Störung des Gehirns halten. Andere Psychiater sind der Auffassung, daß die biochemischen Veränderungen eine Folge und nicht eine Ursache der Schizophrenie sind, so wie eine Störung im Stoffwechsel der Kohlenhydrate die Folge und nicht die Ursache von Diabetes ist.

Es ist jedoch kaum zu bezweifeln, daß biochemische Veränderungen im Gehirn des Schizophrenen stattfinden, ob es sich nun um Ursachen oder Wirkungen handelt. Viele Psychiater versuchen, diese biochemischen Veränderungen durch Verabreichung spezieller Medikamente zu korrigieren oder vielmehr ihre Auswirkungen zu behandeln. Selbst ein Psychiater, der psychischen Faktoren so große Bedeutung beimißt wie ich, verwendet Psychopharmaka bei der Behandlung vieler Patienten. Die medikamentöse Therapie bietet eine Reihe von Vorteilen, wenn sie zusammen mit Psychotherapie eingesetzt wird. Sie ruft ein Gefühl der Distanz zwischen dem Patienten und seinen Symptomen hervor. Der Patient ist weniger mit dem beschäftigt, was ihn verstört, findet leichter Kontakt zum Therapeuten und ist imstande, ihm zuzuhören und die Bedeutung seiner Worte in Erinnerung zu behalten. In akuten Fällen, gekennzeichnet durch extreme Unruhe, Agitation und Zusammenhanglosigkeit, kann sich der Patient nicht auf den Therapeuten konzentrieren oder auch nur seine Gegenwart beachten. Es ist nicht möglich, eine Beziehung zu ihm herzustellen, wenn er nicht durch Medikamente beruhigt wird.

In manchen Fällen macht das Nachlassen der Symptome die Einweisung in ein Krankenhaus überflüssig. Der Patient kann weiterhin seiner Arbeit nachgehen und auf ambulanter Basis, das heißt in der Praxis des Therapeuten, psychotherapeutisch behandelt werden. Wenn gleichzeitig eine Psychotherapie durchgeführt wird, sollten keine massiven Dosen von Medikamenten verabreicht werden, damit der Patient nicht unempfänglich für die persönliche Ansprache wird.

In Fällen, wo Psychotherapie nicht oder nur in minimalem Umfang zur Verfügung steht, ist die medikamentöse Therapie dennoch nützlich und bewirkt bei einem großen Teil der Fälle ein Verschwinden der offenkundigen Symptome wie Halluzinationen, Wahnvorstellungen und Beziehungsideen. Der Patient hat einen besseren Kontakt mit der Welt und ist eher imstande, für sich selbst zu sorgen und seine persönlichen Bedürfnisse zu befriedigen. Manchmal bleiben Überreste, und die Symptome können unter belastenden Bedingungen wieder auftreten. Kritiker der medikamentösen Therapie weisen darauf hin, daß diese Form der Behandlung nur die Symptome beseitige und daß die Persönlichkeit und die Charakterstruktur des Patienten dieselbe blieben wie zuvor. Medikamente bewirkten nicht, daß er das Bild verändere, das er von sich selbst, dem Leben, der Welt und der Zukunft hat. Auch die genetische Prädisposition bleibe unverändert, so behaupten sie; der Patient sei also weiterhin anfällig für künftige Krankheitsschübe und behalte dasselbe Krankheitsrisiko bei. Dies stimmt nur bis zu einem gewissen Grad. Einem Patienten, der seine Symptome losgeworden ist, können günstige Umstände helfen, sein Leben wieder in eher konstruktiver Weise zu gestalten. Außerdem sollten wir die Wichtigkeit der Beseitigung von Symptomen nicht bagatellisieren, wenn diese Symptome den Patienten funktionsunfähig machen – wie das bei katatonen Tendenzen, Halluzinationen, Wahnideen oder Denkstörungen der Fall sein kann – oder wenn das allgemeine Verhalten des Patienten bizarr ist. Für den Patienten und seine Familie ist es wichtig zu wissen, daß Medikamente in einer befriedigenden Umgebung (siehe achtes Kapitel) Rückfälle auch ohne Psychotherapie verhindern. Die Verhinderung von Rückfällen bedeutet jedoch nicht, daß der Patient einen wünschenswerten Zustand der Reife oder eine dauerhafte Immunität gegen die Krankheit erreicht hat.

Zu Beginn des 16. Jahrhunderts beschrieb Garcia de Orta, der Leibarzt des portugiesischen Vizekönigs, in seinen *Coloquios* die Wirkung eines Medikaments, das er in den 30 Jahren, die er im Fernen Osten verbracht hatte, kennengelernt hatte. Sein Bericht über die Wirkung des Extrakts aus der Wurzel von *Rauwolfia serpentina* wäre vielleicht in Vergessenheit geraten, wenn der französische Arzt Charles de l'Escluse, auch unter dem lateinischen Namen Carolus Clusius bekannt, seine Erkenntnisse nicht in einem Buch verbreitet hätte, das im Jahr 1567 in lateinischer Sprache erschien. Rauwolfia wurde nach dem Augsburger Arzt und Botaniker Leonhard Rauwolf benannt, der die Welt bereiste, um Arzneipflanzen zu studieren.

Im Jahr 1952 isolierten Schweizer Biochemiker aus den Wurzeln der Rauwolfia ein Alkaloid, das sie Reserpin nannten. Man entdeckte bald, daß diese Substanz eine günstige Wirkung auf schizophrene Patienten ausübt. Im gleichen Jahr synthetisierte Charpentier in Frankreich das Chlorpromazin, einen Stoff, der sich bald als noch wirksamer erwies als Reserpin.

Chlorpromazin ist ein Phenothiazin. Der Phenothiazinkern war 1876 mit der Entwicklung von Anilinfarbstoffen wie Methylenblau synthetisiert worden. Bevor ich mich ganz der Psychiatrie widmete, betrieb ich neuropathologische Studien; das heißt, ich betrieb anatomische und mikroskopische Forschungsarbeit am menschlichen Gehirn. Die Hauptmethode zum Färben von Nervenzellen in histologischen Gewebsschnitten des Gehirns war damals die Nisslmethode, bei der Methylenfarben und insbesondere Thionin und Toluidin benutzt wurden. Ich wäre damals nicht auf die Idee gekommen, daß man eines Tages das Befinden psychiatrischer Patienten mit einer Substanz bessern könnte, die chemisch jenen verwandt war, die wir zum Färben toter Gehirnzellen benutzten. Doch der große Nobelpreisträger Paul Ehrlich, der die Theorie der spezifischen Interaktion zwischen Medikament und Gewebe begründete, hatte bereits zu Beginn der neunziger Jahre des vorigen Jahrhunderts die Auffassung vertreten, daß Methylenblau in der Behandlung von Geisteskrankheiten Verwendung finden könnte.

Der Leser braucht die chemische Zusammensetzung der in der Behandlung von Schizophrenie benutzten Psychopharmaka nicht zu kennen. Für die Leser, die mit Biochemie näher vertraut sind, möchte ich jedoch erläutern, daß ein Phenothiazin einen trizyklischen Kern von zwei Benzolringen enthält, die durch einen zentralen Ring miteinander verbunden sind, der aus einem Schwefelatom (S) und einem Stickstoffatom (N) besteht. An das Stickstoffatom schließt eine Kohlenstoffseitenkette (R_1) an, die entweder ein tertiäres Amin oder ein strukturelles Äquivalent ist.

Der Leser braucht auch nicht die chemische Struktur der verschiedenen in der Behandlung von Schizophrenie benutzten Medikamente zu kennen. Für den interessierten Leser führe ich jedoch hier einige der am häufigsten benutzten Produkte sowie (in Klammern) die Handelsnamen an, unter denen sie von pharmazeutischen Firmen vertrieben werden: Thioridazin (Melleril), Fluphenazin (Dapotum, Lyogen), Perphenazin (Decentan), Trifluoperazin (Jatroneural), Chlorprothixin (Taractan, Truxal) und Haloperidol (Haldol).

Die Reaktionen auf diese Medikamente weichen stark voneinander ab. Die täglich oder in jeder Dosis zu verabreichende Menge muß daher vom Arzt für jeden Patienten gesondert festgelegt werden. Wird die Dosis oral eingenommen, dann tritt die Wirkung innerhalb von 30 bis 60 Minuten ein. Einer der großen Vorzüge dieser Medikamente ist, daß sie keine Abhängigkeit hervorrufen und daher in keiner Weise mit Substanzen wie Barbituraten, Chloralhydrat oder Amphetaminen vergleichbar sind. Patienten, die vergeßlich oder nachlässig sind und bei denen man sich deshalb nicht darauf verlassen kann, daß sie zur richtigen Zeit die richtige Dosis einnehmen, kann eine starke Dosis von Fluphenazin-Decanoat (Dapotum-D) injiziert werden. Als Erhaltungstherapie kann eine einzige Injektion ausreichen, um die Symptome bis zu vier Wochen lang zu lindern.

Im Gegensatz zur Megavitamin- oder Orthomolekularbehandlung von Schizophrenie – die nach meiner Erfahrung und nach der vieler anderer Psychiater völlig unwirksam ist – rufen antipsychotische Mittel wie die oben erwähnten eine unbezweifelbare Wirkung hervor. In der Mehrzahl der Fälle sind sie imstande, die Symptome zu beseitigen oder zu mildern. Nach dem Verschwinden der Symptome sollte die medikamentöse Therapie nicht abgebrochen, sondern zumindest noch mehrere Monate lang in abnehmenden Dosierungen fortgesetzt werden. Es ist Aufgabe des Arztes, durch periodische Versuche festzustellen, wann die Dosen zu verringern bzw. die Medikamente ganz abzusetzen sind. Am besten ist es, die Behandlung fortzuführen, bis der Psychiater glaubt, daß die Gefahr von Rückfällen erheblich gesunken ist. Die Wirkungsmechanismen dieser antipsychotischen Medikamente sind nicht bekannt. Wir haben einige Anhaltspunkte, aber sie sind noch nicht in einen überzeugenden Zusammenhang gebracht worden, und ihre Deutung ist umstritten. Anders als die Barbiturate, die hauptsächlich auf die Großhirnrinde und die Atmungszentren im Rückenmark einwirken, beeinflussen die Phenothiazine und andere Antipsychotika vorwiegend subkortikale (unterhalb der Gehirnrinde liegende) Strukturen des Gehirns, das retikuläre System, das Mittelhirn, den Hypothalamus, das Riechhirn und die Basalganglien. Durch die Einwirkung auf diese subkortikalen Regionen dämpfen die antipsychotischen Medikamente die Erregung des

Zentralnervensystems, ohne die Funktionen der Großhirnrinde signifikant zu vermindern, und sie lösen daher praktisch keine Beeinträchtigung der höheren (kognitiven) Funktionen des Gehirns aus. Diese Medikamente sind auch imstande, die Einwirkung von Reizen zu vermindern, die bei akuten psychotischen Anfällen nicht mehr verarbeitet werden können. Sie scheinen die Funktionen des sympathischen Nervensystems einzuschränken.

Ein weiteres wichtiges Charakteristikum der antipsychotischen Präparate ist ihre relative Ungefährlichkeit. Es ist praktisch unmöglich, Selbstmord zu begehen, indem man sich eine große Quantität davon einverleibt. Wir sollten sie jedoch nicht als harmlos betrachten. Wir müssen uns auch vor Augen halten, daß die Auswirkungen bei langfristigem Gebrauch noch nicht völlig bekannt sind. Der für den Patienten zuständige Arzt ordnet regelmäßige Blutuntersuchungen an, weil sich die Medikamente bei einer kleinen Minderheit der Patienten ungünstig auf die Blutzusammensetzung auswirken. Auch die Leber und andere Teile des Organismus können dadurch geschädigt werden.

Zwei Arten von Nebenwirkungen treten häufig auf und sollten immer in Betracht gezogen werden. Die eine Form besteht aus Symptomen, die als *extrapyramidal-motorisch* bezeichnet werden. Der Patient kann starre Gesichtszüge, eine steife Haltung und einen ebensolchen Gang entwickeln. Die spontane Beweglichkeit von Armen und Beinen ist eingeschränkt, und in manchen Fällen können beim Patienten auch Augenrollen und Tremor (Zittern) auftreten. Diese Nebenwirkungen lassen sich im allgemeinen durch Präparate wie Biberiden (Akineton) und Trihexyphenidyl (Artane) korrigieren.

Eine andere Gruppe unangenehmer Nebenwirkungen, die unter der Bezeichnung *Spätdyskinesie* zusammengefaßt werden, tritt bei einer Minderheit von Patienten nach langfristiger Verabreichung antipsychotischer Präparate auf. Diese Nebenwirkungen bestehen aus unbeabsichtigten Bewegungen der Lippen, Zunge, des Gesichts und anderer Körperteile. Sie sind schwieriger zu korrigieren als extrapyramidale Phänomene.

Alle diese Nebenwirkungen erinnern uns daran, daß die medikamentöse Therapie nicht wahllos, sondern vorsichtig und in der Absicht eingesetzt werden sollte, die Behandlung sobald wie möglich zu beenden.

7. *Kapitel*
Krankenhausbehandlung

Stationäre Behandlung: Für und Wider

Obwohl sich die Einschätzung und Anwendung der Krankenhausbehandlung immer wieder gewandelt hat, kommt ihr eine sehr wichtige Rolle für die Therapie von Schizophrenie zu. Die moderne psychiatrische Krankenhausbehandlung hat eine lange Geschichte, die wir hier nur kurz ansprechen können.

Nach dem Vorbild der französischen Psychiatrie wurden die amerikanischen psychiatrischen Krankenhäuser zu Beginn des 19. Jahrhunderts dafür eingerichtet, eine sogenannte moralische Therapie (moral treatment) anzubieten. Damals wurden psychische Faktoren, die zu Geisteskrankheiten beitragen, als *moralische Ursachen* bezeichnet, und die moralische Behandlung bestand aus einer menschenfreundlichen Betreuung im Rahmen eines Krankenhauses. Das Ziel war, dem Patienten Geborgenheit zu bieten, sein Interesse zu erwecken, die Entwicklung von Freundschaften zu fördern und ihn zu Gesprächen über seine Schwierigkeiten zu ermutigen. Es wurde Wert darauf gelegt, daß die Beschäftigungen innerhalb der Krankenhausstruktur sinnvoll waren. Der Moraltherapeut benahm sich gegenüber seinem Patienten, als sei dieser nicht krank, erwartete von ihm, daß er sich normal verhielt, und behandelte ihn in einer Weise, die seine Menschenwürde wahrte.*

Die moralische Behandlung hatte große Ähnlichkeit mit dem, was heute in der Krankenhausbehandlung angestrebt wird. Leider nahm die Qualität der moralischen Behandlung nach dem Sezessionskrieg ab. In den einzelnen Bundesstaaten wurden große öffentliche Krankenhäuser in der Absicht entwickelt, Mißstände zu beseitigen, unter

* Eine ausführliche und genauere Darstellung der moralischen Therapie findet sich in J. S. Bockhoven, *Moral Treatment in American Psychiatry* (New York: Springer, 1963).

denen die Geisteskranken in verschiedenen Teilen des Landes litten. Aber diese waren bald überfüllt und nahmen ihrerseits unerfreuliche Eigenheiten an. Bis in die frühen vierziger Jahre blieben diese *state hospitals* (etwa: Landeskrankenhäuser) Bewahranstalten, die im allgemeinen eher Obhut als Therapie boten. Es wurde mehr getan, um den Patienten aus der Gesellschaft auszusondern, als ihn wiederherzustellen, da die Gesellschaft damals eine übermäßige Angst vor allem hatte, was von der Norm und dem Durchschnitt abwich. Die negativen Merkmale der Krankenhäuser ließen sich weitgehend darauf zurückführen, daß die Psychiatrie, was die Therapie betraf, nicht viel zu bieten hatte, aber auch auf die Tatsache, daß die Verwaltungsbeamten von den Regierungen der einzelnen Bundesstaaten ständig unter Druck gesetzt wurden, so wenig Steuergelder wie möglich aufzuwenden.

Heute haben wir eine grundlegend andere Situation. Die Psychiatrischen Krankenhäuser in den Vereinigten Staaten sind heute viel besser ausgestattet, egal, ob es sich um private oder öffentliche Einrichtungen handelt, obwohl manche noch viel zu wünschen übrig lassen. Viele Patienten sowie eine beträchtliche Zahl von Psychiatern zögern, Krankenhauseinrichtungen zu benutzen, solange das nicht absolut notwendig ist. Diese Einstellung ist zum Teil rein emotional begründet und eine Folge des negativen Eindrucks, den man früher von manchen Krankenhäusern hatte; aber sie hängt auch mit der Tatsache zusammen, daß selbst das beste Krankenhaus der Welt dem einzelnen in seiner Freiheit Beschränkungen auferlegt.

Viele Psychiater sind der Auffassung, daß solche Einschränkungen vermieden werden sollten, wenn es nicht absolut unumgänglich ist. Einige wenige finden, daß ein Krankenhausaufenthalt *niemals* erzwungen werden sollte, selbst wenn er für die Wiederherstellung der geistigen Gesundheit des Patienten notwendig erscheint. Der Patient müsse seine volle Zustimmung erteilen. Es ist jedoch ein Faktum, daß sich ein bestimmter Prozentsatz von Schizophrenen (zum Glück nicht die Mehrheit) in einem geistigen Zustand befindet, der es ihnen unmöglich macht zu erkennen, daß sie der stationären Behandlung bedürfen. Die meisten Psychiater wissen jedoch aufgrund ihrer klinischen Erfahrungen, daß der Patient, sobald er gesund wird oder sein Befinden sich erheblich bessert, dankbar ist, daß er in eine Krankenhausumgebung gebracht wurde, wo man ihn behandelte und vor seinen destruktiven Impulsen schützte. Er würde es den Verantwortlichen im Gegenteil verübeln, wenn sie – und sei es, um seinen Willen zu respektieren – keine adäquaten Maßnahmen ergriffen hätten, um sein Leben und seine körperliche Gesundheit zu schützen und die Wiederherstellung einer stabilen geistigen Verfassung zu gewährleisten. Natürlich sollten, wann immer dies möglich ist, Anstrengungen unternommen werden, den Patienten zu überzeugen, daß er sich freiwillig um Aufnahme in ein Krankenhaus bewirbt.

Wie ich bereits bemerkt habe, treten Psychiater heute viel seltener für stationäre Behandlung ein als in der Vergangenheit. Während noch vor 25 Jahren Patienten bei den kleinsten Anzeichen von Schizophrenie eiligst in eine psychiatrische Klinik geschafft wurden, gelten schizophrene Symptome als solche heute nicht mehr als Indikation für eine Krankenhauseinweisung. Bevor die Hospitalisierung empfohlen wird, werden alternative Möglichkeiten in Betracht gezogen. Ist die psychiatrische Behandlung in der Praxis des Therapeuten oder in einer Ambulanz ausreichend? Sind entweder in der Familie oder in der Gemeinde andere Möglichkeiten vorhanden?

Die stationäre Behandlung erfüllt viele Anforderungen. Ich will zunächst auf die drei wichtigsten eingehen: Schutz und Obhut des Patienten; Beobachtung und Diagnose; und Therapie. Auf die übrigen werde ich in einem späteren Abschnitt dieses Kapitels zu sprechen kommen.

Manche Patienten bedürfen des Schutzes vor ihrem eigenen Denken und Verhalten und sollten unter eine Art wohlwollende Aufsicht gestellt werden. Sie könnten sich oder anderen Schaden zufügen. Wenn sie sich nicht unter Kontrolle haben oder unter dem Befehl von Halluzinationen oder Wahnideen handeln, dann ist ihre eigene Urteilsfähigkeit außer Kraft gesetzt. Sie sind nicht mehr imstande einzuschätzen, ob eine Handlung großen Schaden anrichten könnte oder nicht. Dank der medikamentösen Therapie und rechtzeitiger Psychotherapie hat die Zahl dieser Patienten stark abgenommen.

Eine beträchtliche Anzahl von Patienten bedarf der stationären Behandlung, weil sie sich in einem Zustand der Verworrenheit und Regression befinden und außerstande sind, sich um ihre Grundbedürfnisse zu kümmern. Ein Patient, der mehr als dreißig Stunden die Aufnahme von Nahrung oder Flüssigkeiten verweigert hat, sollte hospitalisiert werden, ob die Diagnose nun Schizophrenie oder Anorexie lautet oder eine Kombination aus beidem ist.

Die Weigerung seitens des Patienten, Medikamente zu nehmen, oder seine Befürchtung, daß sein bizarres Verhalten seinem Ruf schaden werde, insbesondere, wenn er in einer Kleinstadt lebt, können weitere Kriterien für eine Hospitalisierung sein (die aber von Psychiatern nicht so einmütig akzeptiert werden).

Manchmal ist die Diagnose ungewiß. Es kann den Anschein haben, als leide der Patient an Schizophrenie, während er in Wirklichkeit unter dem Einfluß von Meskalin, Haschisch, Marihuana, LSD, Amphetaminen, Alkohol oder einer anderen Substanz steht. Manchmal ergibt sich ein Verdacht, daß der Patient an einem untypischen oder undiagnostizierten Gehirntumor, an einem Hydrozephalus (Wasserkopf) oder einer anderen neurologischen Krankheit leidet. Spezielle Tests und genaue Beobachtung, wie sie nur in einem Krankenhaus durchgeführt werden können, sind dann notwendig. Andere Gründe für eine stationäre Behandlung sind:

1. Der Patient soll aus der Umgebung herausgelöst werden, wo die Konflikte entstanden sind und weiter geschürt werden oder wo eine Atmosphäre voller Mißverständnisse und schlechter Kommunikation mit Anzeichen von Feindseligkeit und Ablehnung herrscht.
2. Die Familienmitglieder, die den durch den Patienten hervorgerufenen Zustand der Spannung und Unruhe nicht mehr ertragen können, sollen entlastet werden. Eine solche Situation tritt besonders dann ein, wenn Kinder zu betreuen sind oder wenn ein Familienmitglied krank oder schwanger ist. Manchmal ist die Familie aufgrund beschränkter finanzieller Mittel nicht mehr imstande, für den Patienten zu sorgen.
3. Der Patient, der nach einem psychotischen Schub gebessert schien, weist nun Anzeichen von Dekompensation oder mangelhafter Eingewöhnung auf und scheint dringend einer weniger fordernden Umgebung zu bedürfen.
4. Der Patient soll in eine therapeutische Gemeinschaft eingegliedert werden, worauf wir später noch zu sprechen kommen. Gruppentherapie und eine besondere Art von Lebens- und Arbeitsumwelt kann eher nötig sein als eine Einzeltherapie oder kann sich zusätzlich zu einer Einzeltherapie empfehlen.

5. Dem Patienten, der sich generell unwohl fühlt, soll die Sicherheit eines Krankenhausaufenthalts geboten werden. In den meisten derartigen Fällen ist die Krankheit bereits wirksam. Der Patient hat das Gefühl zu zerbrechen oder hat den vagen oder auch deutlichen Eindruck, verfolgt zu werden, und sucht die Zuflucht und den Schutz des Krankenhauses. In manchen Fällen, die vom Psychiater sorgfältig ausgewählt werden müssen, verhindert die Hospitalisierung eine Verschlimmerung der Krankheit.
6. Es soll eine Behandlung mit massiven Dosen eines potentiell toxischen Medikaments begonnen werden. Eine pharmakologische Behandlung ist in manchen Fällen zu Hause zu kompliziert. Während eines bestimmten Zeitraums ist daher eine sorgfältige Beobachtung nötig. In seltenen Fällen, die einer Elektroschockbehandlung bedürfen, kann die Einweisung wegen der zeitweiligen Vergeßlichkeit und Desorientierung des Patienten nötig sein.
7. Einem allein lebenden Patienten soll geholfen werden. Er hat niemanden der ihn unterstützt, und er ist zu kontaktscheu, skeptisch, mißtrauisch oder apathisch, um andere um Hilfe zu bitten.

In folgenden Fällen ist die Hospitalisierung nicht angezeigt:
1. Die Symptome sind nicht gravierend. Wir müssen uns vor Augen halten, daß Symptome wie Halluzinationen, Wahnvorstellungen, Beziehungsideen oder sonderbares Verhalten als solche kein ausreichender Grund für eine Hospitalisierung sind. Diese Symptome stellen nur dann einen Grund für eine Einweisung dar, wenn sie die oben beschriebenen Bedingungen bewirken.
2. Psychotherapie und/oder medikamentöse Behandlung vermindern die Symptome so weitgehend, daß die Notwendigkeit einer stationären Behandlung entfällt.
3. Es ist zu erwarten, daß sich der Zustand des Patienten verschlechtert, wenn freie soziale Kontakte verhindert werden.
4. Wenn der Patient seine Arbeit aufgeben müßte, würde er das als Niederlage erleben; man sollte daher soweit wie möglich vermeiden, daß es dazu kommt. Wird der Patient dagegen in einer Praxis oder Ambulanz behandelt, dann kann er weiterhin seinen Beruf ausüben und für seine finanziellen Bedürfnisse sorgen.
5. Der Patient ist für eine ambulante Behandlung in einer Privatpraxis oder Poliklinik geeignet und dazu bereit.

6. Die Umweltbedingungen können, obwohl sie ungünstig sind, mit einiger Mühe seitens der Familie, des Patienten, Therapeuten und Sozialarbeiters geändert werden. Es ist möglich, sie weniger belastend und weniger traumatisierend zu machen.

Manchmal kann es auch für den erfahrenen Psychiater schwierig sein, in relativ kurzer Zeit alle diese Kriterien für oder gegen eine Hospitalisierung abzuwägen und zu einer raschen Entscheidung zu kommen. In eindeutigen Fällen, wie bei akuten Erkrankungen, Gewalttätigkeit und Mordgefahr, sind die Anzeichen unübersehbar. Manche Fälle sind zweifelhaft, weil die Anzeichen in kurzen Abständen wechseln. Manchmal hindern andere Faktoren den Psychiater daran, eine rasche Entscheidung zu treffen. Zum Beispiel kann im Falle von paranoiden Verfolgungsideen die Gefahr, die der Patient für sich selbst und andere darstellt, sehr gering erscheinen, und doch kann der Therapeut zögern, auch nur ein kleines Risiko einzugehen. Irrtümer sind unvermeidlich, weil jeder Aspekt des Problems nur annähernd und nach Kriterien abgewogen werden kann, die oft subjektiver Natur sind. Die Gesellschaft als Ganzes und die Familie im besonderen sollten die Unvermeidlichkeit mancher Irrtümer akzeptieren.

Durch die Hospitalisierung, so hilfreich sie in vielen Fällen ist, wird die Schizophrenie nicht geheilt. Sie muß durch spezifische therapeutische Maßnahmen unterstützt werden. Wenn eine stationäre Behandlung für nötig gehalten wird, muß der Psychiater oft die Einwände von Familienmitgliedern überwinden, die sich gegen die Vorstellung von der »Irrenanstalt« auflehnen. Eine solche Reaktion ist ein Rest überkommener Vorurteile, wie ich bereits erwähnt habe. Man muß der Familie klarmachen, daß Entscheidungen über heute zu treffende Maßnahmen nicht auf Erkenntnissen basieren sollten, die in der Vergangenheit berechtigt gewesen sein mögen.

Verschiedene Arten von Krankenhäusern und von stationärer Behandlung

Im allgemeinen erörtert der für den Patienten zuständige Psychiater mit der Familie – oder, noch besser, mit dem Patienten selbst – drei Möglichkeiten: (1) Die psychiatrischen Abteilungen allgemeiner Krankenhäuser; (2) private Krankenhäuser; und (3) Landeskrankenhäuser.

Wenn die finanziellen Mittel einer Familie für einen längeren Aufenthalt in einer guten Privatklinik nicht ausreichen, empfiehlt sich das allgemeine Krankenhaus. Tatsächlich ist die Zahl der Patienten, die in solche Institutionen aufgenommen werden, heute höher als die Zahl der Erstaufnahmen in Landeskrankenhäusern. Der Patient hat in der Regel geringere Vorbehalte dagegen, in ein allgemeines Krankenhaus zu gehen, dessen Name gewöhnlich nicht mit Geisteskrankheiten assoziiert wird. Außerdem sind die psychiatrischen Abteilungen der allgemeinen Krankenhäuser gewöhnlich darauf eingerichtet, den Patienten nur einige Wochen lang, in der Regel nicht länger als drei Monate zu behalten. Alle Anstrengungen konzentrieren sich darauf, den Patienten so bald wie möglich wieder in die Lage zu versetzen, zu seiner Familie, seiner Arbeit und in seine Gemeinschaft zurückzukehren. Die kurzfristige Krankenhausbehandlung hat das Hauptziel, dem Patienten dabei zu helfen, eine Lebenskrise zu bewältigen. Zunächst jedoch soll eine Verminderung der Unsicherheit, der Angst und der Verwirrung erzielt werden. Jegliche Psychotherapie im Krankenhaus ist im allgemeinen problemorientiert, schürft nicht in der Vergangenheit und versucht nicht, grundlegende Veränderungen in der Persönlichkeit hervorzurufen.

Die besten allgemeinen Krankenhäuser sind Universitätskliniken, aber von dieser Faustregel gibt es viele Ausnahmen. Oft beklagt sich die Familie, daß die für die Patienten zuständigen Ärzte noch in der Ausbildung und zu jung seien, um die Komplexität einer gestörten menschlichen Psyche zu verstehen. Diese Klagen haben eine gewisse Berechtigung. Wenn die unmittelbare Aufgabe jedoch darin besteht, den Patienten zu befähigen, sein Leben wieder zu meistern, ohne die Notwendigkeit einer tiefschürfenden Erforschung seiner Psyche, dann ist dies eine Leistung, die vom allgemeinen Krankenhaus erbracht werden kann. Was zusätzlich noch für den Patienten getan werden muß, kann später außerhalb des Krankenhauses geschehen. Selbst wenn der Patient in einem allgemeinen Krankenhaus ist, müssen jedoch andere Ärzte – Psychiater, die die Supervision der Assistenzärzte durchführen – die Diagnose Schizophrenie bestätigen oder ausschließen und eine medikamentöse Behandlung festlegen. Die Psychotherapie beschränkt sich auf ein Minimum. Den Schwestern und Pflegern gelingt es im allgemeinen sehr gut, ein Klima der Ermutigung und der Geborgenheit zu schaffen, das der Patient braucht, um seine Krise durchzustehen.

Die Behandlung in einer psychiatrischen Privatklinik ist pro Tag weniger kostspielig, aber sie kommt wegen der Dauer des Aufenthalts viel teurer als die Behandlung in einem allgemeinen Krankenhaus. Hier hat man nicht bloß das Ziel, den Patienten zu rehabilitieren, so daß er der Welt wieder gegenübertreten kann, sondern auch, seine psychischen Schwierigkeiten zu verstehen und eine Reintegration seines psychischen Apparates zu versuchen. Obwohl es private psychiatrische Krankenhäuser gibt, die dieselben Ziele verfolgen wie die allgemeinen Krankenhäuser und die kürzestmögliche Behandlungsdauer anpeilen, werde ich hier nur auf die Privatkliniken eingehen, wo die Kürze des Aufenthalts kein vorrangiges Ziel darstellt. Manche Privatkliniken sind überwiegend profitorientiert und deshalb abzulehnen. Die meisten Krankenhäuser sind jedoch adäquat bis gut und manche sind hervorragend. Besonders empfehlenswert sind diejenigen, die auf die Behandlung erwachsener oder jugendlicher Schizophrener spezialisiert sind und weder Kinder noch Senioren, Drogenabhängige und Alkoholiker aufnehmen.

Während das Hauptziel des allgemeinen Krankenhauses darin besteht, die Anzeichen akuter Dekompensation zu beseitigen (wie die Weigerung zu essen oder sich selbst zu versorgen, Inkontinenz, Grimassenschneiden oder Schreien), hat das Pflegepersonal von Privatkliniken gelernt, diese Anzeichen der Regression zu tolerieren.

Langfristige Hospitalisierung ist erforderlich, wenn man den Eindruck hat, daß der Patient eine stabile Umgebung braucht, wo er seine Symptome abbauen und ein Gefühl des Selbstvertrauens erlangen kann. Entweder hat die beabsichtigte kurzfristige Hospitalisierung nicht die gewünschten Wirkungen gehabt, oder die Besserung erfolgt nur langsam, bzw. bleibt ganz aus, oder früheren kurzfristigen

Hospitalisierungen war kein Erfolg beschieden. Das Hauptziel des Pflegepersonals ist es, eine grundlegende Veränderung in der Art und Weise hervorzurufen, wie der Patient sich selbst, das Leben und die Welt erlebt. Das Personal ist bereit, dem Patienten die Zeit zu widmen, die nötig ist, um dieses Ziel zu erreichen. Auch in manchen Privatkliniken werden akute Anzeichen von Regression rasch bekämpft, aber dem langfristigen Ziel gilt das Hauptaugenmerk. Obwohl Psychopharmaka eingesetzt werden, wird auch Psychotherapie angewandt. Wenn die Familie einen längeren Aufenthalt in einer Privatklinik nicht zahlen kann, dann ist es möglich, den Patienten in einem Landeskrankenhaus unterzubringen. Manche dieser Hospitäler haben sich in letzter Zeit enorm gebessert, insbesondere was die Behandlung schizophrener Patienten betrifft. Sie sind viel weniger überfüllt als früher, da die medikamentöse Behandlung zur Entlassung vieler Patienten geführt hat. Auch nehmen viele keine Patienten mit organischen Befunden (Senilität, Arteriosklerose und neurologische Fälle) mehr auf.

Bis zum Jahre 1955 betrug der durchschnittliche Aufenthalt in einem Landeskrankenhaus sechs Monate. Die durchschnittliche Dauer der stationären Behandlung ist inzwischen auf etwa vierzig Tage abgesunken (obwohl es natürlich immer noch eine bestimmte Zahl chronischer Patienten gibt, die jahrelang, manche unbegrenzt, dort bleiben). Obwohl die Zahl der Krankenhauspatienten abgenommen hat, ist die Zahl der Neuaufnahmen heute fast doppelt so hoch wie 1955. Abteilungen mit inkontinenten, sich selbst beschmutzenden, nackten, aggressiven und brüllenden Patienten sind so gut wie verschwunden. Die Behandlung mit Psychopharmaka hat all diese Veränderungen bewirkt.

Trotz der Verbesserungen lassen viele Landeskrankenhäuser noch viel zu wünschen übrig. Wegen der begrenzten Mittel und auch, weil relativ wenige Mediziner eine Facharztausbildung in Psychiatrie machen (und die vorhandenen Fachärzte es vorziehen, nicht in Landeskrankenhäusern zu arbeiten), leiden die Landeskrankenhäuser fast immer an Personalmangel. Die medikamentöse Behandlung wird der Psychotherapie vorgezogen, und ein Großteil der Arbeit bleibt den Pflegern überlassen. Nicht einmal Krankenschwestern sind in ausreichender Zahl vorhanden.

Eine Klage, die man häufig hört, ist, daß die Mehrzahl der in den

Landeskrankenhäusern beschäftigten Ärzte Ausländer seien, die sich aufgrund ihrer Sprachschwierigkeiten nicht hinreichend mit den Patienten verständigen könnten. Die psychiatrische Praxis erfordert eine subtilere Kenntnis der gesprochenen Sprache als andere Zweige der Medizin. Diese Behauptungen mögen eine gewisse Berechtigung haben, aber es müssen auch andere Faktoren in Betracht gezogen werden. Sicher ist eine genaue Kenntnis der Landessprache einschließlich umgangssprachlicher Wendungen und Ausdrücke, wie sie in Kinderliedern oder -versen vorkommen, von Nutzen. Andererseits wurde oft bemerkt, daß Ausländer gerade aufgrund der Tatsache, daß sie einer fremden Kultur entstammen, den Schizophrenen besser verstehen können, der sich in seiner eigenen Gesellschaft als Fremder fühlt. Das lateinische Wort *alienus* und das davon abgeleitete englische *alien* bedeuten Ausländer. Es ist kein Zufall, daß das ebenfalls vom Lateinischen abgeleitete *alienist* früher einen Psychiater bezeichnete. In den ersten therapeutischen Gemeinschaften, die vor mehreren Jahren in England gegründet wurden, war man der Auffassung, daß ausländisches Personal aus den skandinavischen Ländern besser mit den Patienten umgehen könne als die einheimischen Ärzte. Die Fähigkeit, die Auswirkung zweier verschiedener Kulturen auf die menschliche Psyche zu vergleichen, eröffnet dem im Ausland geborenen Psychiater in bestimmten Fällen ebenfalls die Möglichkeit eines besseren Verständnisses.

Krankenhausbehandlung in der Bundesrepublik

Die Verhältnisse in der Bundesrepublik im Hinblick auf die stationäre psychiatrische Versorgung entsprechen jenen in den Vereinigten Staaten nur teilweise. Die psychiatrische Krankenhausbehandlung wird hier immer noch in erster Linie von den großen überregionalen psychiatrischen Landeskrankenhäusern getragen. An allgemeinen Krankenhäusern stehen in der gesamten Bundesrepublik weniger als hundert psychiatrische Abteilungen zur Verfügung. Manche davon sind zudem recht klein. Andere können bestimmte schwerkranke Patienten nicht behandeln, weil sie nicht über geschlossene Abteilungen verfügen. Darüber hinaus stehen 32 psychiatrische Universitätskliniken und einige private psychiatrische Krankenhäuser zur Verfügung. Anders als in den Vereinigten Staaten sind letztere allgemein zugänglich. Die Behandlungskosten werden auch dort von den gesetzlichen Krankenversicherungen getragen. Eigentlich müßte in jedem Landkreis und in jeder größeren Stadt eine psychiatrische Abteilung zur Verfügung stehen, damit die Patienten gemeindenah behandelt werden können und die Verbindungen zu ihren Angehörigen und Freunden nicht abbrechen. Die große Entfernung vom Heimatort ist eines der Probleme, mit denen die großen öffentlichen psychiatrischen Krankenhäuser konfrontiert sind. Ein anderes besteht darin, daß ihnen der schlechte Ruf der alten Heil- und Pflegeanstalt anhaftet, obwohl sich in ihnen während der letzten zwanzig Jahre viel geändert hat. Sie wurden verkleinert und baulich modernisiert. Die Zahl der Ärzte, Psychologen, Sozialarbeiter sowie der Krankenpfleger und -schwestern wurde vermehrt. Zeitgemäße Therapiekonzepte wurden in den meisten psychiatrischen Krankenhäusern verwirklicht. Der durchschnittliche Aufenthalt eines neu aufgenommenen Kranken hat sich deutlich verkürzt. Er beträgt zwischen sechs Wochen und zwei Monaten. Die Kliniken werden möglichst offen geführt. Sie sind nach außen orientiert. Sie verfügen über eigene Tageskliniken; oder sie arbeiten mit gemeindezentrierten Tageskliniken, Übergangswohnheimen, niedergelassenen Ärzten und sozialpsychiatrischen Diensten eng zusammen. In diesen Krankenhäusern mag noch einiges zu tun sein. Aber sie sind Orte, wo für schizophrene Kranke wirksame Hilfe geleistet werden kann. Das gilt nicht nur für die akute Phase der Erkrankung, sondern auch dann, wenn eine längerfristige Behandlung oder Rehabilitationsmaßnahmen erforderlich sind.

(Asmus Finzen)

Milieutherapie

Das Krankenhaus hat natürlich nicht bloß die Aufgabe, dem Patienten Schutz und Obhut zu bieten und das diagnostische Verfahren zu beschleunigen, sondern ihn zu behandeln. Abgesehen von den verschiedenen Formen der Behandlung, die außerhalb des Krankenhauses vorgenommen werden könnten, aber im Krankenhaus nötigenfalls alle gleichzeitig zur Verfügung stehen, kann das Krankenhaus selbst als Milieu oder spezielle Umgebung ein Instrument der Behandlung im Sinne einer *therapeutischen Gemeinschaft* sein, wie es der Psychiater Maxwell Jones bezeichnet hat.

Während sich in der Psychotherapie ein Patient durch seine Erfahrungen mit einem anderen Menschen besser verstehen lernt, ist es in der therapeutischen Gemeinschaft das gesamte Umfeld – das Krankenhaus samt den dort anwesenden Menschen (Patienten, Ärzten, Schwestern, Pflegern und Helfern) –, das ein Klima bietet, welches gesunden Beziehungen förderlich ist. Die therapeutische Gemeinschaft als eine Behandlungsform hat viel mit der moralischen Behandlung des 19. Jahrhunderts gemein, von der wir zu Beginn dieses Kapitels gesprochen haben.

Maxwell Jones hat die therapeutische Gemeinschaft folgendermaßen beschrieben:

> Aus der Beobachtung des Patienten in einer relativ normalen und vertrauten sozialen Umgebung ist viel zu lernen, da seine übliche Art und Weise des Umgangs mit anderen Menschen, seine Reaktion auf Stress etc. beobachtet werden können. Wenn man ihm gleichzeitig die Auswirkung seines Verhaltens auf andere Menschen bewußt machen und ihm helfen kann, die seinen Handlungen zugrunde liegende Motivation zu verstehen, ist die Situation potentiell therapeutisch. Dies halten wir für die entscheidende Qualität einer therapeutischen Gemeinschaft. Natürlich besteht die Möglichkeit, daß sich jede persönliche Beziehung therapeutisch oder antitherapeutisch auswirkt. Mit der Einführung von geschultem Pflegepersonal in die Gruppensituation sowie der planmäßigen Zusammenarbeit von Patienten und Personal in den meisten, wenn nicht allen Aspekten des Lebens in der Abteilung, erhöht sich die Möglichkeit, daß die soziale Erfahrung eine therapeutische ist.

In der therapeutischen Gemeinschaft wird der einzelne Patient als wichtiges Mitglied der Gruppe betrachtet. Im Vordergrund steht, wie er mit der Gruppe interagiert. Allen Kraft erklärt in seinen Ausführungen über das Thema, wie sich durch Interaktion in der Gemeinschaft ein Kommunikationsnetz entwickelt, das »jede Art von Kommunikation einschließt, manifest und latent, verbal und nonverbal, bewußt und unbewußt, und auf allen Ebenen, Patient-Patient, Patient-Personal und Personal-Personal. Die perzeptiven und emotionalen Verzerrungen der Kommunikation werden in allen Beziehungen untersucht«.

Der schizophrene Patient, dem es schwerfällt, mit anderen zu kommunizieren und in Beziehung zu treten, kann aus einer solchen Umgebung großen Nutzen ziehen. Alle Lebensaspekte des Patienten werden untersucht und offen diskutiert und bieten Gelegenheit für

Lebens- und Lernerfahrungen. Kraft gibt uns eine sehr gute Beschreibung dieser Art von Milieutherapie, wenn er schreibt, daß »eine therapeutische Gemeinschaft so etwas wie eine Schule des Lebens ist. Die ›Schüler‹ sind Menschen, denen es nicht gelungen ist, den Anforderungen der täglichen Verantwortung zu genügen. Die ›Lehrer‹ sind das Pflegepersonal, das die Kompetenz und Sensibilität besitzt, die es befähigen, anderen soziale Fertigkeiten und Selbsterkenntnis zu vermitteln. Der ›Unterricht‹ besteht aus der täglichen Lebenssituation, die in vieler Hinsicht den normalen Lebenssituationen gleicht, aber geschützter und mit zusätzlichen Lernmöglichkeiten angereichert ist.«

In der therapeutischen Gemeinschaft wird den Patienten mehr Verantwortung übertragen als in den übrigen Krankenhäusern. Die Patienten nehmen an der Entscheidungsfindung teil, und es wird eine reguläre »Patienten-Selbstverwaltung« gegründet. Die Rolle des Patienten erweitert sich mit zunehmender Besserung, und seine Vorstellung, daß er in einer Krankenhausumgebung passiv Lösungen für seine Probleme entgegennimmt, wird allmählich verändert.

In letzter Zeit wurde von J. C. Folsom eine neue Form der Milieutherapie, die sogenannte *Haltungstherapie*, entwickelt. Die Behandlung basiert auf fünf grundlegenden Haltungen: (1) aktive Freundlichkeit, mit der dem Patienten aus seiner Isolierung herausgeholfen wird; (2) passive Freundlichkeit, d. h. der Therapeut steht für Freundschaft zur Verfügung, macht aber keine freundlichen Annäherungsversuche, sondern wartet darauf, daß der Patient den ersten Schritt tut; (3) gütige Festigkeit, mit der der Therapeut den Patienten in freundlicher, aber entschiedener Weise zu lohnenden Beschäftigungen dirigiert; (4) Sachlichkeit, d. h. der Umgang miteinander im Rahmen einer normalen Alltagsbeziehung; (5) die Haltung, keine Anforderungen an den Patienten zu stellen, insbesondere wenn sich dieser in einem Zustand der Panik oder Desintegration befindet, wo er um nichts gebeten wird.

Das therapeutische Angebot der Krankenhäuser

Obwohl sich die meisten Krankenhäuser heute bemühen, zumindest einige Kennzeichen der therapeutischen Gemeinschaft beizubehalten, konzentrieren sich viele eher auf die Dienstleistungen, die sie anbieten können. Dexter Bullard Jr. hat eine Liste von Dienstleistungen aufgestellt, die ein psychiatrisches Krankenhaus offerieren sollte:

Psychiatrische Diagnose
Einzelpsychotherapie
Gruppenpsychotherapie
Familientherapie
Betreuung durch Sozialarbeiter
Milieutherapie
Entspannungstherapie
Aktivitätstherapie
psychologische Tests
Schultests
Berufstests
Rehabilitationstraining
Lebensberatung
Bildungsberatung
Krisenintervention
psychiatrische Betreuung
Verhaltenstherapie
Beschäftigungstherapie
Tanztherapie
Kunsttherapie
Musiktherapie
medikamentöse Behandlung
physikalische Therapien
medizinische und zahnmedizinische Betreuung
stationäre Behandlung
Tagesklinik
Nachtklinik
ambulante Behandlung

Dies ist nicht gerade eine kurze Liste, obwohl der Verfasser sie als »unvollständig« bezeichnet. Nicht jeder Patient benötigt alle diese Dienstleistungen. Die zuständigen Ärzte entscheiden, was für jeden einzelnen in Frage kommt. Leider wird dieses Verfahren in großen Krankenhäusern automatisiert, und früher oder später werden alle über den gleichen Kamm geschoren.

Im sechsten Kapitel sind wir auf Psychotherapie und die Behandlung mit Psychopharmaka eingegangen. Es ist nicht nötig, die verschiedenen von Bullard angeführten Dienstleistungen im einzelnen zu erörtern. Drei davon möchte ich jedoch etwas näher behandeln: die Verhaltenstherapie durch Belohnung, die Kunsttherapie und die Tanztherapie.

Das »Münzverstärkungsprogramm« wurde von T. Aylon und

N. H. Azrin entwickelt und basiert auf der Technik des operanten Konditionierens. Wenn sie für erwünschte Verhaltensweisen wie Arbeit, Pflege der eigenen Person, Sauberkeit, Zähneputzen und so weiter Belohnungen erhalten, erwickeln auch stark regredierte Patienten bessere Gewohnheiten, und ihre Betreuung macht weniger Schwierigkeiten. Nach meiner Meinung sollten alle Methoden, die auf dem operanten Konditionieren beruhen, für Schwerkranke reserviert sein, die auf andere Behandlungsformen nicht ansprechen. Solange der Patient keine menschliche Wärme erlebt, ist zu erwarten, daß das System der Belohnung und Bestrafung nur auf der Verhaltensebene eine Besserung bewirkt, ohne daß innerlich eine merkbare Veränderung eintritt.

Viele schizophrene Patienten beginnen spontan zu malen, obwohl sie das vor ihrer Erkrankung nicht taten. Es ist unmöglich, die von manchen Autoren berichtete Beobachtung zu verifizieren, daß Schizophrene häufiger malen als gesunde Menschen. Ob dies zutrifft oder nicht, es steht jedenfalls fest, daß der bei vielen Schizophrenen auftretende Wunsch zu malen in Gegensatz zu ihrer Neigung steht, sich von anderen Aspekten des Lebens fernzuhalten. Zur Erklärung dieses Phänomens sind viele Hypothesen vorgebracht worden, aber sie überschreiten den Rahmen dieses Buches.*

Die Kunst von Schizophrenen kann uns helfen, die Diagnose zu beschleunigen und das Wesen dieser Krankheit zu verstehen. Seit der Pionierarbeit von Margaret Naumburg** haben viele Fachleute gelernt, die Gemälde und Zeichnungen schizophrener Patienten als graphische Darstellungen ihrer Konflikte zu deuten. Manchen Patienten fällt es schwer, sich mit Worten auszudrücken oder bestimmte Schichten ihrer Seele durch introspektive Gedanken zu erreichen, die der Worte bedürfen. Sie können ihre Probleme sich selbst und anderen viel besser durch ihre Malereien und Zeichnungen vermitteln. Der Kunsttherapeut hilft dem Patienten, stereotype Formen aufzugeben und sich eine größere Freiheit des Ausdrucks zu gestatten. Kunsttherapie ist in vielen Krankenhäusern aus zumindest zwei triftigen Gründen sehr beliebt geworden. Sie macht dem Patienten

* Siehe S. Arieti, *Interpretation of Schizophrenia,* 2. Ausg. (New York: Basic Books, 1974), S. 351–374.

** Margaret Naumburg, *Schizophrenic Art: Its Meaning in Psychotherapy* (New York: Grune & Stratton, 1950).

seine Konflikte und seine Unfähigkeit, darüber zu sprechen, deutlicher bewußt, und sie fördert die Kreativität des Patienten und gibt ihm ein Gefühl der Produktivität und der Befriedigung.

Die Tanztherapie basiert auf der Annahme, daß sich Leib und Seele in Harmonie befinden sollten. Jede emotionale Erkrankung wirkt sich störend und verändernd auf die Körperbewegungen aus, insbesondere auf diejenigen, die Gefühle ausdrücken. Die stärkste Veränderung der Körperbewegungen findet beim katatonen Typus der Schizophrenie statt, aber in einem weniger ausgeprägten Grad ist sie bei allen Formen dieser Krankheit zu beobachten. Veränderungen der Bewegungen sind ein Zeichen von Funktionsstörungen in präverbalen Schichten.

Die Tanztherapie schult das Körperbewußtsein, fördert eine bessere Einstellung zum eigenen Körper und steigert das Vergnügen, sich im Rhythmus mit anderen Menschen zu bewegen. Tanztherapeuten befassen sich mit Phänomenen wie Schwerkraft, Atmung, Energiefluß und das Verfügen über den Raum mit speziellen Bewegungssequenzen und die Wiederholung von Bewegungen. Durch ihre Teilnahme an rhythmischen Übungen in der Gruppe lockern sich die Fixierungen der Patienten, sie reagieren auf äußere Reize und lernen sich in Harmonie mit anderen zu bewegen.

Was ich in bezug auf die Malerei festgestellt habe, ließe sich auch über das Tanzen sagen. Durch ihre Teilnahme an rhythmischen Gruppenübungen können manche Patienten Dinge ausdrücken, die sie mit Worten nie hätten äußern können.

8. Kapitel
Das tägliche Zusammenleben mit dem Patienten

Ist zu Hause der richtige Ort?

Der Patient, der als schizophren diagnostiziert wurde, lebt jetzt bei seiner Familie. Er kann aus dem Krankenhaus zurück sein oder vielleicht ist er oder sie auch nie in einem Krankenhaus gewesen. Zumindest der akute Schub ist vorbei, oder es hat nie einen solchen gegeben. Gegenwärtig ist der Patient gesund oder fast gesund, bzw. sein Befinden ist erheblich gebessert.

Was bedeutet es, einen Menschen, der als schizophren diagnostiziert wurde, in der Familie zu haben?

Durch die neuere und begrüßenswerte Tendenz, den Patienten sobald wie möglich aus dem Krankenhaus zu entlassen, hat die Rolle, die die Familie in dieser Phase spielen kann, eine neue Bestätigung erfahren und wird jetzt mit anderen Augen gesehen. Im Vordergrund steht nicht mehr die Familie als Quelle der Pathologie, sondern als wichtige Verbündete zur Wiederherstellung der Gesundheit. Selbst wenn der Patient völlig wiederhergestellt scheint, muß er eine bestimmte Zeit lang als anfällig betrachtet und mit besonderer Rücksicht behandelt werden.

Die Teilnahme der Familie am Genesungsprozeß muß im größeren Zusammenhang der Rehabilitation gesehen werden. Rehabilitation ist ein Thema, mit dem wir uns im neunten Kapitel befassen, wo ich auf Institutionen eingehen werde, die für diese Aufgabe ins Leben gerufen wurden: Übergangsheime (*halfway houses*), Tageskliniken und Tageszentren, Clubs ehemaliger Patienten und sogar Pflegefamilien. Die eigene Familie des Patienten bleibt das häufigste und in vielen Fällen das geeignetste Medium der Rehabilitation. Viele der Untersuchungen, die von Forschern gemacht wurden, welche die Familie als Quelle des Konflikts und der Abnormität studierten, können uns jetzt Einsichten darüber liefern, wie die Familie stattdessen wertvolle Hilfe leisten kann.

Die Familie kann den Patienten rehabilitieren, aber sie kann keine

Psychotherapie mit ihm machen. Es besteht ein großer Unterschied zwischen diesen beiden Arten der Hilfe, doch die Rehabilitation wird oft mit Psychotherapie verwechselt oder für eine Form von Psychotherapie gehalten. Wir haben gesehen, daß die Psychotherapie dem Patienten hilft, sich der Gründe für seine Gefühle und Handlungen bewußt zu werden. Sie hilft dem Patienten zu verstehen, daß Symptome der Ausdruck von Bedürfnissen sind, die er nicht akzeptieren kann und die unbewußt geworden sind. Psychotherapie hilft dem Patienten auch, fehlangepaßte Verhaltensmuster abzubauen und falsche Denkweisen zu korrigieren. Die Familie wäre überfordert, wenn man ihr diese schwierigen Aufgaben zumuten würde. Während der Psychotherapeut und der Patient gemeinsam darangehen, das Seelenleben des Patienten zu erforschen, begeben sich seine Angehörigen mit ihm auf eine Erkundung der äußeren Umstände. Sie verhelfen ihm zu der Erkenntnis, daß die Außenwelt nicht so schrecklich ist, wie sie ihm erschien, sondern daß sie ein Ort ist, an dem auch der Patient seine eigene Nische und noch viel mehr finden kann.

Es wurde bisher noch keine Theorie formuliert, wie die Rehabilitation innerhalb der Familie oder mit Instanzen außerhalb der Familie funktioniert. In bezug auf Rehabilitation, die außerhalb der Familie erfolgt, wird gewöhnlich die Auffassung vertreten, daß sie wirksam sei, wenn sie dem Patienten dazu verhelfe, normale Beziehungen zu anderen herzustellen, sein Selbstvertrauen wiederzugewinnen und sich mit produktiven Tätigkeiten zu beschäftigen.

Die Herstellung normaler Beziehungen zu anderen schließt gutnachbarliche Haltungen, Gespräche mit Kollegen, Freundschaften und den Beginn einer Suche nach Intimität und Liebe ein. Den Glauben an sich selbst zurückzugewinnen bedeutet, eine hoffnungsvolle Einstellung zur eigenen Gegenwart und Zukunft zu entwickeln. »Produktive Tätigkeit« bezieht sich sowohl auf den Alltag wie auf die Arbeit, auf die täglichen Gewohnheiten und sogar auf das Spiel.

Obwohl Rehabilitation all dies einschließt, beinhaltet die Rehabilitation, die sich in der eigenen Familie vollzieht, noch mehr, so daß das Wort *Rehabilitation* in bezug auf die Familie vielleicht gar nicht angemessen ist. Wenn wir darauf bestehen, es zu benutzen, müßten wir hinzufügen, daß es sich um eine besondere Art der Rehabilitation handelt, die die Wiedereingliederung in die Familie einschließt und nicht die bloße Wiederherstellung, sondern auch eine Verbesserung der eigenen Rolle in diesem engeren Milieu. Sie bedeutet ein Vertrautwerden oder Wiedervertrautwerden mit der eigenen Familie, sich wieder anfreunden mit den Geschwistern und anderen Verwandten – und hat damit eine wärmere affektive Note als das, was wir uns unter Rehabilitation durch öffentliche Einrichtungen vorstellen.

Aber schauen wir uns zunächst die Tatsachen an, die bei der Rückkehr des Patienten nach Hause eine Rolle spielen. Ein neuer Faktor ist hinzugekommen, und das Familienklima ist nicht mehr dasselbe. So zu tun, als sei alles völlig unverändert, hieße, die Wirklichkeit zu verschleiern; dazu müßten Verleugnungsmechanismen in Gang gesetzt werden, die schnell Schaden anrichten würden. Außerdem ist es für die Familie ratsam, bestimmte Veränderungen vorzunehmen, wie ich gleich verdeutlichen werde. Von Schizophrenie zu genesen ist nicht dasselbe, wie nach Mumps oder Masern wieder gesund zu werden. Die Entstehung eines anderen Klimas ist gewöhnlich gar nicht schlecht, aber es muß ein Klima sein, das befriedigende Resultate zeitigt. Tag für Tag mit dem Patienten zusammenzuleben wird zu einer therapeutischen Aufgabe, die auch für die hilfsbereiteste Familie nicht leicht zu bewältigen ist.

Das erste Problem ist, zu entscheiden, ob es im besten Interesse des Patienten ist, bei seiner Familie zu leben. Obwohl die Entscheidung unter Beteiligung aller Betroffenen gefällt wird, liegt die Hauptverantwortung dafür bei dem behandelnden Psychiater. Zu dieser Frage werden in Psychiaterkreisen unterschiedliche Meinungen geäußert. Manche stehen der therapeutischen Rolle der Familie sehr skeptisch gegenüber, weil die Konflikte des Patienten, die zu der Krankheit führten, im Schoße der Familie entstanden. Die Familie des Patienten, der Patient selbst und seine Krankheit werden von diesen Psychiatern als eine Einheit angesehen, deren Anomalie zu dem unerwünschten Resultat führte. Es steht außer Zweifel, daß in einer beträchtlichen Anzahl von Fällen tatsächlich diese Situation existiert. Die intrafamiliären Konflikte sind vorhanden, und ihre Lösung oder auch nur Abschwächung ist so unwahrscheinlich, daß die günstigste Entscheidung für den Patienten darin besteht, getrennt von seiner Familie zu leben. Selbst wenn der Psychiater glaubt, daß die starken negativen Gefühle, die der Patient gegenüber seiner Familie hegt, ungerechtfertigt seien und nur auf seinen Entstellungen beruhten, ist es nicht ratsam für ihn, bei seiner Familie zu leben, bis er sein häusliches Milieu in einer anderen Weise sieht. Wieder ist es wichtig zu betonen, daß die Gefühle des Patienten, obwohl sie auf unrealistischen Prämissen beruhen mögen, für ihn sehr real sind und respektiert werden müssen. Sich anders zu verhalten würde wahrscheinlich zu unerfreulichen Resultaten führen.

In anderen Fällen ist der Patient wirklich bereit, bei seiner Familie zu leben, aber der Psychiater entscheidet dagegen, weil er den Eindruck hat, daß diese spezielle Familie nicht imstande ist, dem Patienten zu helfen. Nicht jeder ist dazu fähig. Manche Angehörige sind, obwohl sie gute Absichten haben, zu stark mit ihren eigenen Problemen, Schwierigkeiten, Krankheiten oder anstrengenden Berufen beschäftigt, um sich an dieser, hohe Anforderungen stellenden Aufgabe zu beteiligen. Wenn die Familienmitglieder nicht helfen können, muß man auf die Dienste einer therapeutischen Hilfskraft oder eines psychiatrischen Begleiters zurückgreifen, wie ich im zehnten Kapitel darlegen werde. Diese Entscheidungen müssen mit großer Umsicht getroffen werden, denn obwohl die Rehabilitation in der Familie am besten sein kann, ist sie unter Umständen auch am gefährlichsten bzw. riskantesten. Die Familie muß dem Patienten nicht bloß ein Dach über dem Kopf bieten, sondern Geborgenheit, einen Ort, an dem Freud' und Leid in einem Gefühl der Zusammengehörigkeit miteinander geteilt werden.

Die Familie mit der Aufgabe bekanntmachen

Eine größere Anzahl von Patienten und ehemaligen Patienten lebt weiterhin mit ihrer Familie zusammen, entweder, weil der Psychiater den Eindruck hat, daß das Familienmilieu befriedigend ist, oder weil es das einzige ist, das zur Verfügung steht. Nicht alle Psychiater bereiten die Familie auf diese Aufgabe vor, aber ich halte es zusammen mit vielen anderen für wichtig, den Angehörigen eine Orientierungshilfe zu geben. Das Ziel ist nicht, die Familienmitglieder in psychiatrische Krankenpfleger zu verwandeln, sondern ihnen die Probleme, um die es geht, besser verständlich zu machen, damit sie dem Kranken oder ehemaligen Kranken nicht nur mit Zuneigung und persönlicher Anteilnahme, sondern auch mit Verständnis begegnen können. Ich bin mir stets bewußt – und möchte das auch der Familie bewußtmachen – daß sich Familienmitglieder in einem großen Vorteil selbst gegenüber der besten Krankenschwester befinden. Für die Familie wird der Patient immer eine vertraute Person, kein klinischer Fall sein. Die Angehörigen wissen bereits, was der Patient mag und was er nicht mag.

In meinen Worten zur allgemeinen Orientierung der Angehörigen weise ich zunächst darauf hin, daß wir von klein auf lernen, zumindest in der Mehrzahl unserer Beziehungen mit anderen in einer Weise umzugehen, welche die Gesellschaft oder unser jeweiliges Milieu empfiehlt. Die Gesellschaft kritisiert diejenigen, die keine akzeptablen Haltungen gegenüber anderen an den Tag legen, ja sie lehnt sie ab oder bestraft sie sogar. Akzeptable Haltungen spiegeln gewöhnlich jahrhundertealte Traditionen wider und sind im Leben der meisten Menschen gefühlsmäßig tief verwurzelt. Sie werden nicht nur durch Beispiel, Nachahmung und Unterricht aufrechterhalten, sondern auch durch Methoden der Belohnung und Bestrafung oder auch durch Machtdemonstrationen. Gesellschaftliche Rollenerwartungen haben definitive erzieherische Werte, aber sie können katastrophale Wirkungen entfalten, wenn sie dem schizophrenen Patienten oder jemandem, der im Begriff ist, von Schizophrenie zu genesen, aufgezwungen oder von diesem übernommen werden. Zumindest am Anfang der Rekonvaleszenz darf die Familie einen solchen Druck nur in geringstmöglichem Umfang ausüben. Der Patient muß sich akzeptiert fühlen, selbst wenn er sich anders und unkonventionell verhält. Den Patienten anzunehmen, wie er ist, bedeutet jedoch nicht, sein Verhalten unterschiedslos hinzunehmen, wie wir später sehen werden. Der Patient muß allmählich in ein strukturiertes Leben eingegliedert werden.

Die meisten Angehörigen versichern, daß sie niemals einen Patienten bestrafen, der nach seiner Rückkehr in die Familie unkonventionelles Verhalten manifestiert. Mit großer Aufrichtigkeit erklären sie, es sei ihnen bewußt, daß das Verhalten des Patienten – selbst wenn es Anstoß errege – nur die Folge seiner Krankheit sei und daß sie ihn deshalb nicht zur Verantwortung zögen. In Wirklichkeit ist es so, daß sie, wenn sie kein anderes Verhalten einüben, den Patienten dennoch auf subtile Weise bestrafen – das heißt durch Mittel, die sie vielleicht gar nicht bemerken, die der Patient, der für jede negative Reaktion seiner Umgebung besonders sensibilisiert ist, jedoch sehr deutlich spürt. Ein Familienmitglied kann den Patienten bestrafen, indem es ihn meidet oder so wenig Zeit wie möglich mit ihm zubringt; indem es nur in kurzen, brüsken Sätzen mit ihm spricht; indem es sich weigert, ihm zuzuhören oder ihm Erklärungen zu geben; indem es eine herablassende, gönnerhafte oder überlegene Haltung an den Tag legt; indem es bei jedem Wortwechsel mit dem Patienten in Eile ist; indem es einen ratlosen, verärgerten, gelangweilten oder mißbilligenden Gesichtsausdruck, manchmal sogar einen Ausdruck von Entsetzen zur Schau trägt. Das Familienmitglied sollte nicht nur das Verhalten und das Auftreten des Patienten beobachten, sondern auch sein eigenes – dieses ganz besonders.

Nehmen wir an, daß der Bruder des Patienten diesem wirklich freundlich, hilfsbereit und ermutigend entgegenkommen möchte. Statt dafür dankbar zu sein, reagiert der Patient, der gerade aus dem Krankenhaus zurückkehrte, mißtrauisch, möglicherweise verächtlich und feindselig. Es ist normal, wenn der Bruder darauf verärgert, vielleicht auch empört und verurteilend reagiert. Der Patient spürt seinerseits, daß sein Bruder solche Gefühle hegt, und das wirkt verstärkend auf seine mißtrauische und feindselige Haltung. Der Teufelskreis kann sich wiederholen. Natürlich muß sich der Bruder darin schulen, nicht auf die als normal geltende Weise zu reagieren, sondern sich bewußtzumachen, daß der Patient noch ein starkes Bedürfnis hat, seine innere Erregung auf andere zu projizieren und ihnen die Schuld daran zu geben.

Dieses Beispiel erklärt die Klage, die wir oft von Familienmitgliedern hören: »Ich möchte mich echt und unverfälscht verhalten. Seit Anne zurück ist, muß ich jedes Wort auf die Waagschale legen, das ich zu ihr sage. Ich kann nicht mehr spontan sein. Aber ich weiß nicht, ob das, was ich tue, richtig ist. Vielleicht schade ich ihr, wenn ich mich so gekünstelt verhalte. Ich glaube an Echtheit!« Solche Zweifel, die man gegenüber sich selbst oder gegenüber dem Psychiater äußert, sind legitim und verdienen volle Beachtung. Der Verwandte muß weiter analysieren, was er unter Echtheit versteht. Sich die eigenen Worte zu überlegen, bevor er mit Anne spricht, bedeutet nicht notwendigerweise, die eigene Authentizität zu verlieren. Aber so zu tun, als ob eine uns teure oder nahestehende Person nicht ernsthaft krank gewesen sei, bedeutet nicht, sich echt zu verhalten. Es ist echter und günstiger, sich klarzumachen, daß wir aufgrund der besonderen Verletzbarkeit und Sensibilität des Patienten manche unserer Verhaltensweisen modifizieren müssen, und daß wir uns solcher Worte und Wendungen enthalten sollten, die in seinen Ohren zweideutig oder gar bedrohlich klingen könnten. Wenn wir uns die Bereiche klarmachen, in denen der Patient besonders verletzbar und sensibel ist, werden wir außerdem vielleicht erkennen, daß wir unsere Verhaltensweisen durchsetzen wollten, weil wir sie für angemessener, effizienter, den Erwartungen der Gesellschaft entsprechender gehalten haben – oder einfach, weil sie uns persönlich besser zusagen.

Das Zusammenleben mit einem Schizophrenen oder mit einem Menschen, der dabei ist, von einer Schizophrenie zu genesen, erfordert höchste Anstrengungen, um auf diesen Menschen und all seine Rechte Rücksicht zu nehmen und ihm besondere Wünsche zuzugestehen. Dies fällt uns schon gegenüber einem normalen Menschen schwer, der mit uns zusammenlebt. Gegenüber dem Schizophrenen ist es noch viel schwieriger wegen unseres fast automatischen Wunsches zu helfen, indem wir Ratschläge geben, dem anderen etwas beibringen wollen, die Manifestationen der Krankheit zu korrigieren suchen und Anpassen predigen.

Wir müssen uns auch klarmachen, daß es schwieriger ist, einem kranken Erwachsenen zu helfen als einem kranken Kind. Gegenüber einem Kind erscheint es uns relativ selbstverständlich, Anweisungen oder direkte Ratschläge zu erteilen und eine aktive Rolle zu übernehmen. Gegenüber einem Erwachsenen zögern wir, das zu tun, damit er unsere besorgte Haltung nicht als unerbetene Einmischung oder als Bestätigung seiner Hilflosigkeit, Kindlichkeit und Irrationalität interpretiert. Übermäßige elterliche Fürsorge kann tatsächlich als kränkend erlebt werden und die geringe Meinung verstärken, die der Patient von sich selbst hat.

Eine andere schlechte Gewohnheit, die sich zum Glück in sehr wenigen Familien findet, besteht darin, die Äußerungen des Patienten als in höchstem Grade unsinnig und manchmal sogar komisch hinzustellen.

Aus den Ausführungen dieses Buches geht klar hervor, daß die Bemerkungen und Klagen, die der Patient vorbringt, mit Respekt angehört und bewertet werden müssen. Befürchtungen und Wahnideen sind für den Patienten reale, lebhafte und fast immer unangenehme Erlebnisse, auch wenn sie auf komplizierten Mechanismen beruhen, die nur der Psychiater versteht. Wenn das Familienmitglied nicht versteht, was der Patient sagt, dann muß es zumindest auf seine Bitte um Aufmerksamkeit und seinen Wunsch nach einem Gespräch eingehen. In dem Maße, in dem er dazu fähig ist, muß der Angehörige den Patienten beeinflussen und leiten, nicht indem er dessen Aktivitäten einschränkt, sondern indem er sein Wissen vermehrt und schwierige Situationen klärt. Wie bereits erwähnt, reagiert das kooperative Familienmitglied mit zunehmender Bewußtheit auf die Empfindlichkeiten des Patienten; es spürt immer genauer, was den Patienten ungünstig beeinflussen könnte. Seine »Antennen« müssen alle störenden Einflüsse wahrnehmen; es muß wachsam sein, aber nicht zu besorgt oder übereifrig; es muß ihm nahe genug bleiben, um für den Patienten da zu sein, wenn er das Bedürfnis danach hat, aber auch ausreichend Distanz wahren, um den Patienten nicht zu verschrecken, wenn er noch nicht fähig ist, Wärme zu empfangen.

In Harry Stack Sullivans Terminologie können wir sagen, daß der Patient, der noch nicht so viel Wärme vertragen kann, oft eine feindselige Umdeutung vornimmt und den Argwohn hegt, hinter dem Angebot von Wärme könnten sich Hintergedanken verbergen. Eine Familie, die imstande ist, die Schwierigkeiten zu tolerieren, die das Zusammenleben mit einem rekonvaleszenten Schizophrenen mit sich bringt, leistet einen sehr wichtigen Beitrag zu einer günstigen Entwicklung. Obwohl es ein Familienmitglied geben mag, das mit dem Patienten mehr zu tun hat als die übrigen Angehörigen, muß die ganze Familie mit dem Patienten in Kontakt treten und sich wechselseitig unterstützen. In einer Atmosphäre der Solidarität ist es leichter, dem Patienten eine stabile Umgebung zu bieten, in der er sich angenommen fühlt. In diesem therapeutischen Milieu wird der Patient fast wie ein verlorener Sohn willkommen geheißen und respektiert. Er wird akzeptiert, gleichgültig, wie er ist und wie er war. Es herrscht ein Klima der Zuwendung, der Geduld und Ausdauer und der punktuellen Permissivität. Ein Gefühl der Zuversicht hinsichtlich der Fähigkeit des Patienten, sich zu ändern, und des Vertrauens in seine Fähigkeit, sich weiterzuentwickeln, liegt in der Luft.

Diese Haltung des Annehmens sollte, obwohl sie ein beträchtliches Maß an Nachsicht enthält, nicht zu einem unbegrenzten Gewährenlassen führen. In einer warmen Atmosphäre, in der es keine Ablehnung und Bestrafung, keine Herabsetzung und keinen Spott gibt, versteht der Patient im allgemeinen, welche Verhaltensweisen von ihm erwartet werden. Die Drohung, ihn in das Krankenhaus zurückzuschicken, wenn er sich nicht gut benimmt, ist ein schwerer Schlag für sein Selbstbewußtsein. Wenn sich die Probleme als zu schwierig erweisen, wenn trotz des guten Willens aller Beteiligten die interpersonellen Spannungen ansteigen, wenn die Möglichkeit des Suizids oder des Ausbruchs von Gewalt besteht, ist eine erneute Klinikbehandlung ernstlich in Erwägung zu ziehen. Sie sollte dem Patienten nicht als eine Form der Bestrafung präsentiert werden, sondern als Notwendigkeit einer stärker programmierten und strukturierten Umgebung, als eine Familie sie bieten kann.

Es ist ein Faktum, daß sich die Aufgabe für die Familie oft als zu schwierig erweist, wenn zusätzlich zu der Einzeltherapie des Patienten keine Familientherapie in Anspruch genommen wird.

Familientherapie

Viele Autoren haben berichtet, daß Familientherapie Rückfälle weitaus seltener macht, die Länge der Therapie für den einzelnen Patienten abkürzt und das allgemeine Klima der Familie auch unabhängig von der Krankheit des Patienten verbessert. Ich habe bisher die Rolle der Familientherapie nicht hervorgehoben. Das ist teilweise auf die Tatsache zurückzuführen, daß leider nur eine kleine Minderheit von Familien bereit ist, sich dieser Art der Therapie zu unterziehen. Manchmal sind einige Mitglieder dazu bereit, aber nicht die ganze Familie. In einer großen Zahl von Fällen gestattet die finanzielle Situation eine Therapie nur für den rekonvaleszenten Patienten.

Wie wir im vierten Kapitel erwähnten, sind familiäre Schwierigkeiten nicht die einzige Ursache der Schizophrenie, aber bei unserem gegenwärtigen Wissensstand gelten sie als einer der Hauptfaktoren. Die Beseitigung dieser Schwierigkeiten mag nicht so effektiv sein, wie sie es während der Kindheit des Patienten oder vor dem Ausbruch der Krankheit gewesen wäre, aber sie kann immer noch dynamisch genug wirken, um das Milieu in günstiger Weise zu verändern, in dem der Patient noch für längere Zeit leben muß. Familientherapie kann folgende Fragen beantworten: Behindern die Verleugnungen,

Verfälschungen und Selbsttäuschungen der Familie immer noch die Genesung des Patienten? Ist die Familie immer noch durch ein »Schisma« geteilt, wie es der Psychiater Theodore Lidz nannte? Welche Art von Kommunikation findet zwischen den Mitgliedern statt? Gibt es einen Pseudodialog oder einen echten Dialog? Gegenseitigkeit oder Pseudogegenseitigkeit? Echtheit oder Theater?

Obwohl Familientherapie nachdrücklich zu befürworten ist, wo immer Gelegenheit dazu besteht, muß die Familie auf jeden Fall versuchen, zu einem therapeutischen Milieu zu werden, und ich glaube, das ist in vielen Fällen möglich.

Manche Therapeuten haben empfohlen, nicht nur die unmittelbare Familie, sondern auch nahe oder entferntere Verwandte wie Tanten, Onkel, Cousins und Großeltern an der Wiedereingliederung des Patienten zu beteiligen. Dieser Versuch sollte gemacht werden, wo immer sich Gelegenheit dazu bietet. (Leider habe ich dieses Verfahren sehr selten praktizieren können. Vielleicht ist mein Mangel an Erfolg darauf zurückzuführen, daß sich meine Praxis fast ausschließlich auf eine Großstadtumgebung stützt, wo es praktisch keine Familienclans mehr gibt.)

Auf wenige Mitglieder oder eine »Kerngruppe« reduzierte Familien haben oft keine engen Bande zu ihren näheren oder ferneren Verwandten; die Verwandten sind nicht sonderlich motiviert, einem entfernten Verwandten zu helfen, den sie kaum kennen. Der Korrektheit halber muß ich jedoch hinzufügen, daß ich gelegentlich liebevolle Großeltern gefunden habe, die hervorragende Arbeit mit ihren halbwüchsigen Enkeln geleistet haben.

Spezifische Fragen

Bevor ich auf die Umstände des Zusammenlebens mit einem rekonvaleszenten Schizophrenen eingehe, muß ich nochmals betonen, daß jeder Fall anders ist; jedes Individuum ist anders, und kein häusliches Milieu ist genau identisch mit irgendeinem anderen.

Wir wollen jetzt auf bestimmte Fragen eingehen, die sich im täglichen Zusammenleben mit dem Patienten häufig stellen. In den vorangegangenen Kapiteln habe ich bereits eine wichtige und ziemlich häufige Entwicklung angesprochen. Der Patient, der unter Wahnvorstellungen litt, hat diese abgelegt, aber er verfälscht immer noch viele persönliche Beziehungen, sieht sie in einem schlechteren Licht, als es der Realität entspricht, und er kann eine ziemlich anklagende Haltung einnehmen, insbesondere gegenüber seinen Eltern, die er jetzt für die Ursache seines Unglücks hält. Auch andere Familienmitglieder werden, wenn auch in geringerem Maß, beschuldigt. Dies zu akzeptieren, fällt in der Tat schwer. Am besten ist es, mit dem Patienten nicht zu streiten, bzw. ihm nicht zu erklären, daß er nicht recht hat. Aber vielen Müttern und Vätern fällt es schwer, sich nicht zu verteidigen. Ihr Stolz ist verletzt; sie können aufbrausen und den Wunsch haben, sich so entschieden wie möglich zu wehren, als ob sie vor Gericht wären. Wenn sie dieser Tendenz nachgeben, wird der Prozeß kein Ende nehmen, und es wird kein Fortschritt erzielt werden. Eine gute Haltung seitens der Eltern ist es, zu dem Patienten zu sagen: »Vielleicht wird die Zeit kommen, da du das, was wir getan und zu tun versuchten, in einem anderen Licht sehen wirst.« Gleichzeitig können die Eltern den Patienten beruhigen, indem sie erklären, daß jedes Familienmitglied dazu beitragen werde, die Rechte und Bedürfnisse aller in der bestmöglichen Weise zu befriedigen. Die Chance wird dann größer sein, daß die Zukunft viel besser wird als die Vergangenheit.

Obwohl man auf die Beschädigungen und die empfindlichen Bereiche des Patienten Rücksicht nehmen sollte, brauchen diese nicht hochgespielt zu werden. Wir sollten es vermeiden, den Patienten abhängiger zu machen, als er ist, indem wir ihn als Invaliden oder als kleines Kind behandeln. Es stimmt, daß der Aktionsradius mancher rekonvaleszenter Patienten stark eingeschränkt ist, aber viele andere sind dagegen nur minimal behindert. Wir sollten die Bereiche voll ausschöpfen, die durch die Krankheit kaum oder gar nicht beeinträchtigt sind. Eines der Hauptziele ist es, innerhalb des Familienverbandes eine Rolle für den Patienten zu finden. Gewisse Aufgaben sollten ihm übertragen werden. Dies ist im allgemeinen bei weiblichen Patienten leichter, aber auch ein männlicher Patient muß häusliche Pflichten übernehmen. Das Gefühl, etwas zur Familie beitragen zu können, wird sich günstig auswirken, und der Bodensatz an Mitleid und Entmutigung, der durch die Haltung der Familienmitglieder hindurchschimmert, hat dadurch eine bessere Chance, sich aufzulösen.

Es hat sich gezeigt, daß Patienten aus ärmeren Schichten nach ihrer Rückkehr in die Familie schneller genesen als Patienten aus wohlhabenden Kreisen. Reiche Leute tendieren dazu, Alltagspflichten von anderen erledigen zu lassen. In vermögenden Familien ist es schwierig, dem Patienten Hausarbeiten zu übertragen. Der Patient muß ermutigt werden, sein Zimmer selbst sauberzuhalten, aber es empfiehlt sich auch, seine Tätigkeiten nicht nur auf das zu beschränken, was ihm gehört. Im Gegenteil, es ist günstiger, wenn er Beschäftigungen hat, die der ganzen Familie zugute kommen.

Besonders unmittelbar nach seiner Rückkehr aus dem Krankenhaus ist der Patient häufig nicht imstande, die Initiative zu ergreifen. Die Angehörigen müssen initiativ werden und gleichzeitig sehr viel Geduld aufbringen. Es ist kennzeichnend für teilweise wiederhergestellte Patienten, Dinge in viel langsamerem Tempo zu tun als der durchschnittliche Gesunde. Mangel an Konzentration, Hemmungen aller Art und Gedanken, die sich aufdrängen, können sich störend auf seine Tätigkeiten auswirken. Dennoch wird der Patient, wenn er stetig arbeitet und bei seinem Tun, so langsam dies auch sein mag, ermutigt wird, ein Gefühl der Befriedigung empfinden. Sobald sein Selbstvertrauen wächst, wird auch das Tempo bei den verschiedensten Tätigkeiten zunehmen.

Eine der Fragen, die oft gestellt werden, ist, ob der Patient, der mit den Rollen und Aufgaben, die ihm zu Hause übertragen werden, nicht mehr zufrieden ist, von Verwandten einen Arbeitsplatz erhalten soll. Vater und Onkel Georg haben eine große Firma. Sollte Andreas dort eingestellt werden? Manchmal ist zufällig eine Stelle frei; in anderen Fällen kann leicht eine geschaffen werden. Wieder können wir keine Antwort geben, die für alle Fälle Gültigkeit hat. Ein vernünftiges allgemeines Prinzip scheint mir zu sein, daß ein Mensch mit ernsten Problemen nicht bei seinen Verwandten arbeiten sollte. Wenn der Patient einen Zustand der Normalität oder Beinahe-Normalität erreicht hat, sollte man ihn ermutigen, sich anderswo eine Stelle zu suchen. Wenn er andererseits sehr langsam ist oder sich nicht an einen Tagesablauf anpassen kann, der erfordert, früh am Morgen aufzustehen und verschiedenste Aufgaben zu erfüllen, dann ist es für den Patienten ratsam – zumindest vorübergehend und aus rein pragmatischen Gründen –, für Angehörige zu arbeiten, die eher bereit sind, seine Langsamkeit und möglichen Ausfälle zu akzeptieren.

Viele Therapeuten haben beobachtet, daß hinsichtlich der Fähigkeit, nützliche Beschäftigungen auszuüben, Patienten, die aus dem Krankenhaus zu ihren Ehepartnern zurückkehren, viel bessere Fortschritte machen als diejenigen, die zu ihren Eltern zurückgehen. Im allgemeinen behandeln die Lebenspartner den Patienten weniger als abhängige Person, sie sind seltener bereit, einen Zustand der Passivität hinzunehmen, und ermutigen den Patienten, wieder eine aktive Rolle zu spielen. Eltern neigen dagegen eher dazu, wieder in die Elternrolle zu schlüpfen und übermäßige Abhängigkeit zu fördern.

Der Therapeut wird oft gefragt: »Sollten wir den Patienten drängen, aktiv zu sein oder nicht?« Auch darauf gibt es keine allgemein gültige Antwort. Bei Patienten, die zur Passivität neigen, ist ein kleiner Schubs angebracht. Aber es muß ein freundlicher Schubs sein, der mit Samthandschuhen verabreicht wird, und keinesfalls ein autoritärer Befehl. Der Patient muß ermutigt und für seine Leistungen gelobt werden, gleichgültig, wie wenig er zustande bringt oder wie lange er dazu braucht. Die entgegengesetzte Haltung ist angezeigt, wenn der Patient bereit ist, Schritte zu unternehmen, die ihn noch überfordern: sofort an seinen alten Arbeitsplatz zurückzukehren, sich eine neue Stelle zu suchen, sein Studium wieder aufzunehmen, um das Semester abzuschließen, allein in seiner eigenen Wohnung zu leben, und so weiter. Hier sollte eine Art Verzögerungstaktik angewandt werden. Man rät dem Patienten, diese Pläne aufzuschieben, bis er den Anforderungen besser gewachsen ist. Er sollte keinesfalls entmutigt werden, aber man sollte ihn bitten, erst kleinere und danach größere Schritte zu machen. In der Zwischenzeit sollte man ihn ermuntern, die Fähigkeiten zu nutzen, die er zu Hause einsetzen kann, von einfachen Besorgungen für die Familie bis zur komplizierteren Buchhaltung.

Im Umgang mit manchen Familien stoßen wir auf Probleme anderer Art. Ihre Erwartungen in bezug auf den Patienten sind einfach zu hoch. Wir haben bereits erwähnt, daß der Ehepartner im allgemeinen stärker als die Eltern dazu neigt, den Patienten zu einer aktiven Rolle zu ermuntern. Obwohl dies im allgemeinen günstige Resultate zeitigt, kann es sich auch schädlich auswirken, wenn die Erwartungen des Partners in bezug auf den Patienten, der sich von einem akuten Anfall erholt, übertrieben sind. Manche Ehefrau erwartet von ihrem Mann, daß er sofort wieder den Familienunterhalt verdient; und mancher Mann erwartet von seiner Partnerin, daß sie ihre Mutterpflichten wieder voll übernimmt. Wenn man die Tatsache akzeptiert, daß die Wiederherstellung der Gesundheit eine längere Zeitspanne in Anspruch nimmt, erspart man sich manches an Spannungen, Ungeduld und Enttäuschungen.

Eine häufige Klage, insbesondere unter jungen Paaren, lautet, daß der rekonvaleszente Patient kein sexuell vollwertiger Partner mehr sei. Wenn man seinen Partner in Hinblick auf die Zukunft beruhigt, dann wird er oder sie besser imstande sein, die vorübergehende Beeinträchtigung zu tolerieren. Mangel an sexuellem Interesse ist im allgemeinen auf die verschiedensten Ursachen zurückzuführen. Die häufigste sind die Medikamente, die der Patient noch nehmen muß. Eine Reihe von Neuroleptika vermindern den sexuellen Appetit, besonders beim Mann, und können den Samenerguß verhindern. Manche Psychiater informieren den Patienten, daß mit einer Abschwächung der sexuellen Wünsche zu rechnen sei, und versichern ihm oder ihr, daß es sich um ein vorübergehendes Phänomen handle, das verschwinden werde, sobald die Medikamente reduziert oder abgesetzt werden oder man zu anderen Arzneien übergehe. Viele Psychiater versäumen es jedoch, den Partner zu informieren, der ebenfalls beruhigt werden sollte, daß es sich nicht um einen Dauerzustand handelt.

Der Mangel an sexuellem Interesse kann natürlich auf die Tatsache zurückzuführen sein, daß sich der Patient gar nicht mit sexuellen Dingen beschäftigt hat, sondern seine Aufmerksamkeit lange Zeit auf anderes richtete, so daß schließlich auch sein Verlangen abgenommen hat oder er sich sogar an die sexuelle Abstinenz gewöhnte. In anderen Fällen muß der Patient seine Partnerbeziehung vielleicht einer Neubewertung unterziehen, um zu wissen, wo er steht. Für den Partner ist es natürlich ratsam, dem Patienten nahezulegen, Gefühle der Unsicherheit, der Angst oder der unaufgelösten Feindseligkeit mit dem Therapeuten durchzusprechen.

Eines ist sicher und sollte ganz klar ausgesprochen werden. Es stimmt nicht, daß sich der genesende Schizophrene in einem Zustand der Anhedonie befindet, wie manche Psychiater früher glaubten. *Anhedonie* bedeutet die Unfähigkeit, Lustgefühle einschließlich sexueller Lust zu empfinden. Der Patient ist durchaus imstande, Freude und Lustgefühle uneingeschränkt zu erleben, sobald er gesund ist oder sich sein Zustand weitgehend gebessert hat; ja, es kann sogar sein, daß er imstande ist, Sex in einer Intensität zu genießen, die er vor dem Ausbruch seiner Krankheit gar nicht kannte. Bei einer bestimmten Gruppe von Patienten verstärkt sich der sexuelle Appetit vom Beginn der Krankheit an, und dieses erhöhte Verlangen bleibt bis zu ihrer Genesung erhalten.

Gespräche mit dem Therapeuten werden der Familie und dem Patienten helfen, die entgegengesetzten Gefahren zu geringer oder zu starker Anregung zu vermeiden, das heißt, dem Patienten eine Umgebung zu bieten, die ihn entweder überfordert oder unterfordert. Tatsächlich ist es manchmal schwierig, die richtige Balance zu finden. Reizüberflutung zwingt den Patienten, sich in einer Umwelt zurechtzufinden, der er nicht gewachsen ist. Wenn der Patient in sich gekehrt, schlapp oder geistesabwesend wirkt, dann versuchen seine wohlmeinenden Angehörigen ihn auf hunderterlei Weise zu animieren, etwa indem sie mit ihm ins Kino, in Museen und Theater gehen; und indem sie ständig auf ihn einreden und ihm immer wieder Geschichten von den schönen, gemeinsam verbrachten Zeiten erzählen. Dem Patienten kann das alles zuviel sein, besonders wenn er gerade aus einem Krankenhaus zurückgekommen ist, wo er sich trotz der Therapie und der Beschäftigungsmöglichkeiten allein fühlte. Es kann sehr anstrengend für ihn sein, sich an eine Situation anpassen zu müssen, in der er ständig gezwungen ist, mitzumachen und sich an Gesprächen zu beteiligen.

Wenn der Patient unter diesen Umständen über das Wohnen zu Hause sagt: »Ich gehöre da nicht hin« oder »ich fühle mich herumgeschubst«, dann sind das Gefahrensignale. Die Angehörigen müssen sich klarmachen, daß es Zeit ist, den Patienten mehr in Ruhe zu lassen oder zumindest die Bande etwas zu lockern.

Einige britische Autoren haben eine Unterscheidung zwischen der *subjektiven Belastung*, d. h. der Bürde, die die Anwesenheit des Patienten nach Einschätzung der Familie darstellt, und der *objektiven Belastung* getroffen, wobei sich letzteres auf ihre eigene Einschätzung bezog. Diesen Forschern zufolge besteht insofern eine Diskrepanz zwischen objektiver und subjektiver Einschätzung, als die Belastung nach der objektiven Bewertung immer größer ist als nach der subjektiven. Mit anderen Worten, nach Ansicht dieser Autoren war die Belastung tatsächlich immer größer, als die Angehörigen bereit waren zuzugeben. Natürlich kann man die Frage stellen, wie objektiv die Einschätzung der Forscher tatsächlich war. Die Einschätzung eines Außenseiters der familiären Situation kann ebenfalls subjektiv sein, gerade aufgrund seiner Distanz zu der Situation, das heißt aufgrund seines Mangels an intensiven Gefühlen für den Patienten, bzw. der persönlichen Anteilnahme an ihm. Jedenfalls spricht die Tatsache, daß die objektive Belastung von diesen Forschern für weitaus größer gehalten wurde als die subjektive, für die Familie des Patienten. Es deutet darauf hin, daß die meisten Familien im Gegensatz zur allgemeinen Meinung ihr bestes tun, das ihrige zu dem großen Werk der Wiederherstellung eines geschätzten Familienmitglieds beizutragen, und daß sie bereit sind, die unumgänglichen Belastungen auf sich zu nehmen.

Mit dem Problem der Überstimulierung bzw. Unterstimulierung hängt auch die Frage nach der richtigen Distanz zusammen. Britische Autoren, angeregt von John Wing, der sich eingehend mit diesem Thema auseinandergesetzt hat, haben berichtet, daß eine allzu enge Bindung an die Familie einschließlich der Äußerung von zuviel Emotion zu Rückfällen führen könne. Er und seine Kollegen schrieben: »Fünfzehn Stunden pro Woche oder mehr persönlicher Kontakt zwischen einem schizophrenen Patienten und einem sehr zugewandten Familienmitglied bringen ein hohes Risiko eines weiteren Zusammenbruchs mit sich.«

Wenn die Nähe alte Konflikte wieder aufrührt und den Rückzug auf sich selbst unmöglich macht, dann haben wir es tatsächlich mit der von Wing und seinen Kollegen beschriebenen erdrückenden Nähe zu tun. Diese Art von übertriebener Einmischung scheint die Fortsetzung einer Konstellation zu sein, die in manchen Familien von Schizophrenen schon vor der Krankheit zu beobachten ist. In diesen Familien empfindet jedes Mitglied nicht bloß Gefühle der Rivalität gegenüber den anderen, sondern eine extrem starke Anteilnahme und Reaktionsbereitschaft, sowie eine spezielle Empfindlichkeit gegenüber den Verhaltensweisen der anderen, die oft in negativer Weise interpretiert werden. Die Mitglieder der Familie wollen einander helfen, aber aufgrund ihrer besonderen Verstrickungen, ihrer Angst und ihres Mißtrauens und ihrer Mißdeutungen tun sie sich am Ende weh. Sie erinnern einen an Figuren Tschechows, deren Persönlichkeiten und intensive Anteilnahme aneinander früher oder später zu tragischen Resultaten führen.

Ein krankhaftes Maß an Anteilnahme ist jedoch vielleicht nicht so häufig, wie Wing und andere zu vermuten scheinen. Kulturelle Unterschiede mögen eine Rolle spielen. Wing und seine Mitarbeiter haben fast ausschließlich mit Patienten und Familien angelsächsischer Abstammung gearbeitet. Was in diesem Milieu als Distanzlosigkeit gelten mag, könnte in italienischen oder jüdischen Familien der Normalzustand sein. Mit anderen Worten: bei der Bewertung dieser Faktoren muß die ethnische Herkunft und die jeweils herrschende familiäre Kultur in Betracht gezogen werden.

Entstellungen und ihre Vermeidung

Wie bereits erwähnt, kann der genesende Patient falsch interpretieren, was seine Angehörigen sagen, und entstellen, was zwischen ihm und seiner Familie vor sich geht, ohne sich dessen bewußt zu sein. Diese Entwicklung tritt besonders häufig in einem bestimmten Stadium der Genesung ein. Wenn der Patient zur Familie zurückkehrt, hat er vielleicht alle Wahnideen oder falschen Überzeugungen abgelegt, die aufgrund ihrer Realitätsferne auch von Laien leicht als Anzeichen seiner Krankheit zu erkennen waren. Der Patient verzerrt die Dinge jetzt lediglich. Verzerrungen und Entstellungen basieren auf der Realität, aber die Proportionen oder die verschiedenen Komponenten der realen Situation werden verändert. Durch diese Verfälschungen kann menschliche Anteilnahme seitens der Familie wie krankhafte Einmischung und Zudringlichkeit, wie Anspielungen und Beleidigungen erscheinen. Obwohl diese Entstellungen in der Psychotherapie sachkundig behandelt werden, ist es wichtig, sie um der Angehörigen willen hier zu erörtern, damit diese lernen, sie zu erkennen und ihr Auftreten zu verhindern.

Ein Kompliment einer Verwandten – beispielsweise, »wie hübsch du in diesem Kleid aussiehst« – wird von der Patientin als schlimmste Verlogenheit empfunden. Ein Wort, das nur von Taktlosigkeit zeugen mag, wird als Zeichen der Falschheit oder Schlechtigkeit betrachtet. Wie wir im fünften Kapitel gesehen haben, sind solche Entstellungen durch das Bedürfnis des Patienten bedingt, aus der Kindheit stammende Eindrücke zu reproduzieren, Eindrücke, die nicht nur das Produkt dessen waren, was wirklich geschah, sondern auch das Ergebnis der Unwissenheit des Patienten, seiner kindlichen Unreife und seiner Fehldeutungen. Die Mutter einer Patientin sagte einmal zu ihr: »Deine Schwiegermutter ist krank.« Die Patientin interpretierte die Worte ihrer Mutter so, als bedeuteten sie: »Durch deine Verdorbenheit hast du deine Schwiegermutter krank gemacht, so wie du früher mich krank gemacht hast.« Ein anderes Mal fragte die Mutter, was die Patientin zum Abendessen koche. Die Patientin interpretierte die Bemerkungen ihrer Mutter als Kritik. Die Mutter habe angedeutet, daß sie keine gute Köchin sei und nicht wisse, wie man eine Mahlzeit plane. Bei einer anderen Gelegenheit sprach die Mutter über die schöne Wohnung, die die frisch verheiratete jüngere Schwester der Patientin gerade eingerichtet hatte. Die Patientin – die übrigens eifersüchtig auf die Aufmerksamkeit war, die die Mutter ihrer Schwester schenkte –, interpretierte diese Bemerkung so, als hätte sie damit sagen wollen: »Deine Schwester hat einen viel besseren Geschmack als du.«

Interpretationen dieser Art können tatsächlich die Angst des Patienten verstärken und einen neuen psychotischen Schub beschleunigen. Wenn die Familienmitglieder keinen so großen Anteil an den Patienten nähmen, dann würden diese schädlichen Situationen wahrscheinlich seltener eintreten. Distanz ist jedoch auch nicht wünschenswert und fördert nicht die Wiederherstellung. Wenn der Patient eine Psychotherapie macht, wird er diese kleinen Vorfälle mit dem Therapeuten besprechen, und die Atmosphäre wird dadurch gereinigt werden. Die Familie ist für diese Aufgabe nicht qualifiziert; die Angehörigen können anfangen, sich unnötigerweise zu verteidigen, und der kleine Vorfall kann dann in eine heftige Redeschlacht ausarten.

Der Therapeut dagegen ist dank seiner Ausbildung in der Lage, dem Patienten zu erklären, warum er das Bedürfnis hat, einem Verhaltensmuster zu folgen und das alte Bild zu festigen und aufrechtzuerhalten, das er von dem Familienmitglied hat. Indem der Patient diese kleinen Episoden des täglichen Lebens dem Therapeuten berichtet und mit diesem zusammen analysiert, kommt er allmählich zu der Erkenntnis, daß seine Eltern oder die anderen wichtigen Menschen in seinem Leben zwar diese Eigenschaften haben mögen, daß diese Züge jedoch nicht unbedingt Pfeile oder Waffen sind, mit denen sie ihn absichtlich verletzen wollen. Es sind lediglich Merkmale dieser Menschen, die nicht als vorherrschende Eigenschaften oder für ihre Gesamtpersönlichkeit typische Wesenszüge betrachtet werden sollten. Zum Beispiel können wir in dem oben referierten Fall in der Tat Elemente der Feindseligkeit aus den Bemerkungen der Mutter heraushören. Tatsächlich könnte man glauben, daß die Patientin die Tatsachen nicht nur *nicht* fälschte, sondern der Wahrheit sehr nahe kam, weil sie besonders sensibel für die Feindseligkeit ihrer Mutter geworden war – eine Feindseligkeit, die andere leugnen wollten. Solche Situationen erinnern oft an ein Pirandello-Drama, bei dem wir nicht wissen, wer recht und wer unrecht hat. In diesem Fallbeispiel half der Therapeut der Patientin zu erkennen, daß ihre Bewertung spezieller Aspekte der Bemerkung ihrer Mutter richtig gewesen sein mag. Ja, daß es vielleicht stimmte, daß die Bemerkungen ihrer Mutter mehr als ein Element der Feindseligkeit enthielten, Elemente, deren sich die Mutter nicht bewußt gewesen sein mochte. Aber auch in einer sehr liebevollen Beziehung können Elemente der Feindseligkeit enthalten sein, und wir müssen sie in den richtigen Proportionen bewerten, ohne ihre Bedeutung zu übertreiben.

Jede menschliche Beziehung und Kommunikation, jedes soziale Ereignis hat viele Dimensionen und Bedeutungen. Der Patient konzentriert sich auf die negativen Aspekte und vernachlässigt alle anderen Dimensionen einer reichhaltigen Kommunikation, die vermutlich auch Gefühle der Wärme und echten Anteilnahme enthält. Dem Patienten fällt es schwer, irgendeine Ambivalenz, einen Pluralismus von Dimensionen zu ertragen. Die Psychotherapie wird ihm helfen, diesen Pluralismus als integralen Bestandteil des menschlichen Lebens zu akzeptieren.

Das obige Beispiel kann auch Familienmitgliedern einen Wink geben, wie sie ihre Beziehung mit dem genesenden Patienten verbessern können. Die Familie muß lernen, die Bereiche, in denen der Patient besonders empfindlich ist, zu erkennen und zu vermeiden; und das ist natürlich nicht ganz leicht. Die Mutter wußte, daß die Patientin eine gewisse Rivalität gegenüber ihrer Schwester empfand, und daß sie sich als Hausfrau und Köchin nicht recht kompetent fühlte. Sie wußte auch, daß sich ihre Tochter nur für eine berufliche Karriere interessierte. Warum mußte sie diese Themen anschneiden?

Und was die Schwiegermutter betrifft, warum überließ es die Mutter nicht dem Mann der Patientin, ihr diese Mitteilung zu machen? All dies deutet darauf hin, daß die Mutter ziemlich unsensibel war, aber nicht unbedingt boshaft oder absichtlich destruktiv, wie die Patientin sie empfand. Die mangelnde Sensibilität der Mutter mag ihrerseits das Resultat psychologischer Umstände gewesen sein, die wir hier nicht untersuchen können. Wie wir bereits angedeutet haben, erfordert das Zusammenleben mit einem genesenden Schizophrenen eine erhöhte Sensibilität seitens der Familienmitglieder. Wenn es gelingt, diese gesteigerte Sensibilität zu entwickeln, dann wird sich dies günstig auf das Leben aller Familienmitglieder auswirken.

Wir haben bereits einige der unterschiedlichen, manchmal sogar entgegengesetzten Standpunkte erwähnt, die wir im Umgang mit einem genesenden Schizophrenen einnehmen müssen, und wir haben hervorgehoben, wie schwierig das Lavieren zwischen diesen verschiedenen Richtungen ist. Einige weitere Probleme sollten angesprochen werden. Eines davon ist die Situation, in der Bedürfnisse des Patienten sowohl nach Gesellschaft als auch nach einer Rückzugsmöglichkeit dringlich sind und befriedigt werden müssen. Für beides muß Zeit gefunden werden. Eine weitere schwierige Balance muß zwischen dem Bedürfnis des Patienten nach Freiheit und nach einer festen Einteilung hergestellt werden. Der Patient muß Bewegungsfreiheit haben; andererseits sollte gemeinsam mit ihm ein Tagesablauf, ein Stundenplan festgelegt werden, zumindest für die ersten paar Monate nach seiner Rückkehr aus dem Krankenhaus. Obwohl sein Tagesablauf strukturiert sein sollte, heißt das nicht, daß er vollgestopft oder unübersichtlich sein sollte. Der Grad an Komplexität muß auf die Fähigkeiten des Patienten abgestimmt werden.

Die Familie ist fast immer außerstande, alle Bedürfnisse eines Menschen zu befriedigen, der, obwohl er sich auf dem Weg der Besserung befindet, noch nicht fähig ist, seine früheren Tätigkeiten wieder aufzunehmen. Wie wir im neunten Kapitel sehen werden, kann es für den Patienten wünschenswert sein, eine gewisse Zeit in Tageskliniken oder Clubs für ehemalige Patienten zuzubringen. Die Hilfe eines psychiatrischen Begleiters, einer Krankenschwester oder einer therapeutischen Hilfskraft ist nur für solche Patienten empfehlenswert, die nicht genesen oder deren Befinden sich kaum bessert, wie wir im zehnten Kapitel erörtern werden.

Wenn der Patient Kontakte mit dem Krankenhaus aufrechterhält, aus dem er entlassen wurde, laufen diese Kontakte in der Regel über die Vermittlung eines Sozialarbeiters. Auch die Stellung des Sozialarbeiters hat sich in dem neuen Milieu der Rehabilitation des genesenden Schizophrenen verändert. Während der Sozialarbeiter in den fünfziger und sechziger Jahren vom Krankenhaus oder vom zuständigen Psychiater aufgefordert wurde, genau zu erforschen, wie stark die Familie zu der Erkrankung des Patienten beitrug, wird heute von ihm erwartet, alle positiven Aspekte der Familie und die verschiedenen Einrichtungen festzustellen, die der Patient für seine Rehabilitation nutzen kann. Der Sozialarbeiter kann eine aktive Rolle bei der Zusammenstellung eines Programms für den Patienten übernehmen.

Wichtige Ereignisse und wichtige Entscheidungen

Manchmal ist die Familie mit ungewöhnlichen Vorkommnissen im Leben des Patienten konfrontiert. Obwohl diese Ereignisse gewöhnlich ausführlich mit dem Therapeuten besprochen werden, kann die Familie noch vor dem Therapeuten betroffen sein, oder vielleicht ist auch kein Therapeut vorhanden, an den sie sich wenden könnte. Der Patient hat die Bekanntschaft einer Person des anderen (oder seltener: desselben) Geschlechts gemacht und möchte mit ihm oder ihr zusammenziehen. In anderen Fällen kann der Patient den Wunsch haben, sich zu verloben und sofort zu heiraten. Die Familie hat das starke Gefühl, daß der Patient noch nicht reif dafür ist, aber sie will keinen so starken Druck auf ihn ausüben, daß er sich in seiner Freiheit eingeschränkt oder kontrolliert fühlen würde. Eine Verzögerungstaktik – der Versuch, den Patienten zu überreden, einen Zeitpunkt abzuwarten, zu dem er mit den aufgestellten Programmen besser zurechtkommt – ist die richtige Reaktion. Wenn der Patient jedoch insistiert und nicht überredet werden kann, seine Pläne aufzuschieben, dann ist es am besten, auf ihn einzugehen und ihn so weitgehend wie möglich zu unterstützen. Offene Auflehnung, Widerstand oder Sanktionen sind nicht ratsam und können aus einer möglicherweise fruchtbaren Situation genau das Gegenteil machen.

Dasselbe könnte man über die genesende Patientin sagen, die sich ein Kind wünscht. Schwangerschaft und Mutterschaft sind echte Herausforderungen für alle Frauen. Absichtlich eine solche Komplikation herbeizuführen, während sich die Patientin auf dem Wege der Genesung befindet, ist nicht empfehlenswert. Um nicht mißverstanden zu werden: Ich behaupte nicht, daß genesende Schizophrene oder ehemalige Schizophrene nicht Mutter werden sollten. Manche sind ausgezeichnete Mütter. Vielen Patientinnen aber – auch solchen mit den besten Heilungserfolgen – fällt es während eines gewissen Zeitraums (der mindestens ein Jahr dauert, aber auch fünf Jahre dauern kann) schwer, mit außergewöhnlichen und belastenden Herausforderungen wie Schwangerschaft, Geburt und Mutterschaft fertigzuwerden. Wenn die Patientin medikamentös behandelt wird, ist es noch wichtiger, eine Schwangerschaft zu vermeiden, weil die Ungefährlichkeit der meisten Psychopharmaka für die Schwangerschaft und das Stillen noch nicht erwiesen ist, obwohl es bis jetzt keine Anzeichen von Mißbildungen des Feten gibt. Jedenfalls enthält die Muttermilch gewisse Rückstände der Medikamente.

Manchmal möchte der Patient einen radikalen Schritt tun, beispielsweise seinen Partner und die Kinder verlassen. Der Partner, der in Gefahr ist, verlassen zu werden, nachdem er die Belastungen der Krankheit mitgetragen hat und seinem Partner Loyalität und Unterstützung geboten hat, ist oft tief gekränkt. In anderen Fällen ist der Partner bereit, die Entscheidung zu akzeptieren, die oft nicht rückgängig gemacht werden kann. Auch in einem solchen Fall empfiehlt sich die Verzögerungstaktik, aber wenn der Patient an seinen Plänen festhält, muß ihn die Familie dabei unterstützen. Wir dürfen nicht vergessen, daß der Patient wohl kaum aus einer Laune oder einem unüberlegten Impuls heraus eine wichtige familiäre Bindung zerbrechen wird, sondern nur aufgrund seiner Unfähigkeit, mit der Situation fertigzuwerden. Wenn Kinder betroffen sind, muß die bestmögliche Lösung für ihre Versorgung gefunden werden. Trotz meiner Feststellung, daß manche ehemalige Schizophrene oder auch noch nicht ausgeheilte Schizophrene ausgezeichnete Eltern sein können, ist andererseits auch richtig, daß ein rekonvaleszenter Patient, der sich außerstande fühlt, mit den Umständen fertigzuwerden, für ein kleines Kind sehr beunruhigend sein kann. Eine Ersatzmutter oder ein Ersatzvater müssen gefunden werden.

Eine Frage, die sich häufig stellt, ist die folgende: Sollte man dem genesenden Patienten die Wahrheit sagen, wenn einem Verwandten oder einer anderen, dem Patienten nahestehenden Person ein Unglück zustößt (wie der plötzliche Tod desselben oder die Diagnose einer ernsten Krankheit)? Vor mehr als dreißig Jahren, als ich in einem Landeskrankenhaus arbeitete, wurde mir von erfahreneren Psychiatern geraten, der Familie zu empfehlen, immer die Wahrheit zu sagen. Sicher wollen wir weder Patienten noch sonst jemanden anlügen. Es gibt jedoch gute und schlechte Zeitpunkte, um die Wahrheit zu sagen. Die Psychiater des Landeskrankenhauses behaupteten, die Mitteilung schlechter Nachrichten hätte noch keinem Patienten geschadet. Sie sprachen von einer Gruppe von Patienten, die, abgesehen von ihrer Krankheit, vielfach in einem Zustand der Entfremdung lebten, der durch die Umgebung noch verschlimmert wurde. Viele dieser Patienten waren nicht fähig, ihre Gefühle auszudrücken. Eine scheinbare Gleichgültigkeit sollte nicht als Gefühllosigkeit interpretiert werden. Selbst ein katatoner Schizophrener, der unempfindlich erscheint und unbeweglich wie eine Statue ist, hat starke Gefühle. Hinter seiner äußeren Versteinerung verbirgt sich oft ein Vulkan an Empfindungen.

Mit dem genesenden Schizophrenen befinden wir uns in einer völlig anderen Situation. Er ist sehr empfindlich und würde den Angehörigen nicht vergeben, wenn sie ihm nicht die Wahrheit sagten. Und dennoch kann es ihm schaden, die Wahrheit zu erfahren, solange er noch instabil ist und darum ringt, seine geistige Gesundheit völlig wiederzugewinnen. Der Patient muß allmählich darauf vorbereitet werden und soll die Wahrheit erst dann erfahren, wenn er Möglichkeiten und Methoden zu ihrer Bewältigung bereits in seinem eigenen Bewußtsein vorweggenommen hat.

Eine andere Frage ist, was man einem genesenden Patienten raten soll, der nicht sicher ist, ob er wichtige Menschen in seinem Leben über seine Krankheit aufklären soll. Soll er, wenn er verlobt ist, seiner künftigen Braut sagen, daß er an Schizophrenie erkrankt war? Soll er, wenn er sich um einen Studienplatz bewirbt, in seiner Bewerbung angeben, daß er aufgrund einer psychiatrischen Erkrankung hospitalisiert war? Als Assistenzarzt in Psychiatrie wurde ich damals angewiesen, dem Patienten zu empfehlen, immer die Wahrheit zu sagen. Sicher sind wir alle auf seiten der Wahrheit. Wer einen anderen Menschen in der intimen Beziehung eines Ehegatten akzeptiert, muß bereit sein, diesem Menschen wichtige Dinge über sein Leben mitzuteilen, und sollte darauf vertrauen können, daß diese Mitteilung auf Verständnis trifft. Dies ist jedoch etwas anderes, als den Patienten anzuweisen, die Wahrheit zu sagen. Niemand hat das Recht, das zu tun, weder der Therapeut noch die Eltern. Es ist Sache des Patienten, selbst eine Entscheidung zu treffen. Und es ist Sache der anderen Betroffenen, wie sie auf die Mitteilung reagieren wollen.

Was Angaben über frühere Krankenhausaufenthalte in Bewerbungen für Studienplätze betrifft, so wünschte ich, wir könnten den Patienten immer raten, die Wahrheit zu sagen; aber auch in diesem Fall ist diese Verantwortung zu groß. Nur der Patient sollte entscheiden, gegebenenfalls gemeinsam mit seinen Eltern. Dies mag dem Leser seltsam erscheinen, aber ich muß gestehen, daß ich auf diesem Gebiet unangenehme Erfahrungen gemacht habe. Ich habe Patienten behandelt, die in ihren Bewerbungen um einen Studienplatz ihre frühere schizophrene Erkrankung angegeben hatten und deren Professoren oder Dekane in ihren Berichten an die Zulassungsausschüsse ebenfalls die Krankheit erwähnten. Obwohl diese Studenten völlig wiederhergestellt waren und ausgezeichnete akademische Leistungen vorzuweisen hatten, wurde es ihnen in mehreren Fällen schwergemacht, an den Hochschulen ihrer Wahl Aufnahme zu finden. Trotz Versicherungen des Gegenteils hegen manche Zulassungsausschüsse von Hochschulen und Universitäten immer noch Vorurteile gegenüber psychischen Krankheiten. Es ist anzuerkennen, daß dieses Vorurteil rapide abnimmt und daß einige meiner Patienten trotz ihrer vorangegangenen Krankheit, über die vollständige Angaben gemacht wurden, an den besten Universitäten aufgenommen wurden. Gute Hochschulen, die für neue Entwicklungen in der Medizin aufgeschlossen sind und über ein psychologisch informiertes Professorenkollegium verfügen, haben keine Vorurteile dieser Art. Aber manchmal ist es schwierig herauszufinden, welche Einstellung an einem bestimmten Institut herrscht.

Abschließende Bemerkungen

Abschließend kann man sagen, daß das Zusammenleben mit einem genesenden Schizophrenen zwar eine schwierige, aber nicht unüberwindliche Aufgabe ist. Es kann nicht nur für den Patienten, sondern für alle Beteiligten befriedigend sein. Wenn wir die Belastungen des Zusammenlebens mit einem rekonvaleszenten oder teilweise wiederhergestellten Schizophrenen mit den Belastungen im Zusammenleben mit einem schweren Alkoholiker, einem Blinden, einem Epileptiker oder einem chronisch Kranken mit einem schwer behindernden Leiden vergleichen, dann ist das Leben mit einem genesenden Schizophrenen erheblich leichter. In vielen Fällen herrscht eine Atmosphäre der Hoffnung; und die Befriedigung, Resultate zu sehen, die zumindest teilweise durch die gemeinsamen Bemühungen der Familie zustande kommen, läßt ein Klima froher Erwartung entstehen. Selbst in Familien mit kleinen Kindern dürfte es möglich sein, die Aufgabe zu lösen, auch wenn sich die Situation weiter kompliziert. Wenn die Kinder groß genug sind, um es zu begreifen, sollte man ihnen sagen, daß ein Mitglied der Familie krank ist und besonderer Rücksichtnahme bedarf. Ungewöhnliche Verhaltensweisen des Kranken sollten den Kindern als Folge der Krankheit und in einem Kontext ernster, aber hoffnungsvoller Anteilnahme erklärt werden. Kinder kommen im allgemeinen gut mit ungünstigen oder abnormen Bedingungen zurecht, vorausgesetzt, daß es Möglichkeiten gibt, einen Ausgleich bzw. ein Gegengewicht zu schaffen. In einer Atmosphäre herzlicher Zuwendung und offener Gespräche spielt die geistige Erkrankung eines Familienmitglieds gewöhnlich eine geringere Rolle im Leben des Kindes, als allgemein angenommen wird, und in manchen Fällen trägt sie sogar zur Reifung bei.

9. *Kapitel*

Das Ergebnis: Klinische Bilder, Betreuung, Pflege

Vorhersagbarkeit des Ergebnisses

Wie wir im ersten Kapitel erwähnten, kann die schizophrene Erkrankung sowohl mit einer völligen Wiederherstellung als auch mit einer Verschlechterung bzw. Chronifizierung des Zustands enden.

Wir müssen hervorheben, daß die Zahl der Heilungen zunimmt und daß mit künftigen Fortschritten in den Behandlungsmethoden der Prozentsatz an vollständigen Genesungen noch höher sein wird.

Die finnischen Autoren Niskanen und Achté zählen zu den Forschern, die die wichtigsten statistischen Untersuchungen über den Verlauf dieser Krankheit durchgeführt haben. Sie studierten Patienten, die in den Jahren 1950, 1960 und 1965 in Krankenhäusern aufgenommen worden waren. Der Prozentsatz an Patienten, die nach einem Zeitraum von fünf Jahren völlig oder teilweise geheilt waren, betrug bei den Patienten von 1950 59 Prozent, bei jenen von 1960 68 Prozent und bei jenen von 1965 64 Prozent. Diese Untersuchungen ergaben auch, daß der Anteil derjenigen, die nach einer Zeitspanne von fünf Jahren stationär behandelt werden mußten, ständig zurückging: Von den Patienten von 1950 waren es 22 Prozent; von den Patienten von 1960 14 Prozent und von jenen des Jahres 1965 waren es nur noch 10 Prozent.

Diese Befunde sind in der Tat ermutigend. Wir können bestätigen, daß Patienten, die ganz genesen oder die fähig werden, sich mehr oder weniger wieder in die Gesellschaft zu integrieren, etwa zwei Drittel der ursprünglich an Schizophrenie erkrankten darstellen.

In der Vergangenheit, vor der Einführung der wichtigsten modernen Behandlungsmethoden, basierte die Prognose, d. h. die Voraussage, wie groß die Heilungschancen in einem bestimmten Fall von Schizophrenie sind, ausschließlich auf der ursprünglichen Symptomatik und dem Verlauf der Krankheit. Statt sich wie damals ausschließlich auf die günstigen Aspekte der Anfangssymptome zu verlassen, schenkt man heute der Beeinflussung des Krankheitsverlaufs die meiste Beachtung. Dennoch ist es nach wie vor wichtig, die Symptomatik zu bewerten. Zu den günstigsten Ausgangsbedingungen zählen folgende:

1. Je akuter die Krankheit einsetzt, desto günstiger sind die Aussichten. Dieses Kriterium ist bei einer Mehrheit von Fällen, aber nicht bei allen zuverlässig.

2. Wenn das Eintreten eines offenkundigen spezifischen Auslösefaktors wie Verlust des Arbeitsplatzes, eine zerbrochene Verlobung oder die Geburt eines Kindes einen wichtigen Teil der komplexen Ursachen der Krankheit bildet, dann hat der Betroffene eine relativ bessere Chance der Wiederherstellung, sobald dieser Faktor beseitigt oder nicht mehr wirksam ist.

3. Bewußte Angst ist ein wichtiges Anzeichen für einen günstigen Verlauf. Ihr Vorhandensein zeigt, daß auch auf der bewußten Ebene keine prognostisch ungünstige Abstumpfung der Affekte eingetreten ist. Weil sie ihn quält, motiviert die Angst den Patienten, seine Suche fortzusetzen und möglicherweise zur Realität zurückzukehren.

4. Der sprunghafte Persönlichkeitstypus läßt einen günstigeren Verlauf erwarten.

5. Eine generell fügsame Haltung gegenüber den Therapeuten und Pflegern ist ein günstiges Anzeichen. Dieses Kriterium ist bei paranoiden Schizophrenen besonders zuverlässig.

6. Die Fähigkeit, etwas vorzutäuschen oder zu lügen, ist ein gutes prognostisches Anzeichen. Seine Wahnideen sind für den Patienten Realität, nicht Rollenspiel. In schweren Fällen kann der Patient, wenn man ihn über seine Wahnvorstellungen befragt, diese nicht leugnen oder in bezug auf ihre Existenz lügen, weil er zu keiner fiktiven Annahme fähig ist. Das Leugnen von Wahnideen, die für ihn real sind, erfordert die Fähigkeit zu abstrahieren oder eine Reihe von Fakten anzunehmen, die von seinem Standpunkt aus nicht real sind. Wenn der Patient imstande ist, hinsichtlich seiner Wahnideen zu lügen, dann ist er auf dem Wege der Besserung. Er wird nicht sehr lange lügen müssen, weil die Wahnvorstellungen bald verschwinden werden (es ist daran zu erinnern, daß Schizophrene nach der Behandlung mit geringen Mengen von Neuroleptika oft die Fähigkeit zu lügen wiedergewinnen. Dieses Kriterium gilt dann für sie nicht).

Als ungünstige prognostische Merkmale müssen in einer beträchtlichen Zahl von Fällen – aber nicht in allen – die folgenden angesehen werden:

1. Langsamer, schleichender Beginn der Krankheit.
2. Fehlen beschleunigender Faktoren oder leicht erkennbarer psychischer Ursachen.
3. Abstumpfung des Affekts und ausgeprägte schizoide Persönlichkeitsmerkmale.
4. Allgemeine Trotzhaltung gegenüber Ärzten und Pflegern.
5. Versuch, andere zu beschuldigen und sich selbst reinzuwaschen. Dieses Kriterium hat nicht immer Gültigkeit.
6. Hinnahme der eigenen Krankheit oder Resignation angesichts des Leidens. Dieses Merkmal entspricht eher fortgeschrittenen Stadien der Schizophrenie.

Im folgenden werden wir uns mit drei Patientengruppen beschäftigen: erstens mit jenen, die ihre Krankheit völlig überwunden haben, zweitens mit jenen, die mäßig krank bleiben, drittens mit den chronisch Kranken.

Wir werden diese drei Gruppen beschreiben und langfristige Pläne für Patienten der zweiten und dritten Gruppe vorstellen.

Patienten, die von Schizophrenie genesen

Ja, Schizophrenie ist heilbar. Patienten werden gesund und völlig wiederhergestellt, trotz der pessimistischen Einstellungen, die in der Vergangenheit üblich waren. Nur etwa ein Drittel wird jedoch geheilt. Wir müssen auch klarstellen, was wir mit »geheilt« meinen. Wir haben bereits erwähnt, daß das Verschwinden aller Symptome zwar ein gutes Resultat ist, daß es jedoch in der Psychiatrie nicht das wünschenswerteste Ergebnis darstellt. Die traditionelle Medizin versteht unter einer Heilung die Rückkehr zu dem Zustand, der vor dem Einsetzen der Krankheit existierte. Aber ein Psychiater kann sich nicht mit der Rückkehr zu einem Persönlichkeitstypus zufriedengeben, der viele Schwächen hatte und für Geisteskrankheiten anfällig war. Er strebt mehr an. Er möchte, daß der Patient die Fähigkeit erwirbt, gute Beziehungen zu anderen Menschen und eine enge Bindung an einige wenige Personen herzustellen und daß er einen Lebenspartner und Kinder lieben lernt. Der Patient muß seine Persönlichkeit so umgestaltet haben, daß er nunmehr ein Identitätsgefühl besitzt. Er weiß, wer er ist, und er akzeptiert sich selbst; er mag sich sogar. Er hat einen Lebensinhalt und Hoffnungen; er glaubt an die Möglichkeit seiner eigenen Erfüllung. Mit anderen Worten, er muß sich selbst, das Leben, die Welt und die Zukunft in anderer Weise sehen.

Es ist möglich, in einem beträchtlichen Prozentsatz von Fällen solche Resultate zu erzielen. Viele ehemalige Patienten haben erklärt, daß die Krankheit eine hilfreiche Erfahrung für sie gewesen sei, etwas, das sie durchmachen mußten, um fähig zu werden, sich dem Leben ohne Furcht und mit weniger Konflikten und geringerem Zaudern zu stellen, und um zu lernen, Schwierigkeiten entgegenzutreten und zu bewältigen. Sie fühlen sich, als sei ihnen ein neues Leben geschenkt worden. Während der Krankheit glaubten sie manchmal in einer wahnhaften Weise und in dem Versuch, ihrem Leben zu entrinnen, daß sie *buchstäblich* wiedergeboren seien. Jetzt fühlen sie sich wie neugeboren, weil sie Fähigkeiten in sich entdecken, von denen sie nie zu träumen wagten. Wir Psychiater gehen nicht so weit wie manche frühere Patienten, die überzeugt sind, daß es eine gute Sache sei, diese Krankheit durchzumachen. Da gibt es nichts, was wir empfehlen würden. Wir ziehen es vor, die Schizophrenie abzuwenden, soweit es uns möglich ist, weil wir keinerlei Sicherheit haben, daß die Sache ein gutes Ende nehmen wird. Aber es steht außer Zweifel, daß viele Patienten dank einer erfolgreichen Behandlung, die Psychotherapie einschließt, einen Grad an Reife erreichen, der weit über den hinausgeht, den sie vor ihrer Erkrankung aufwiesen.

Wenn wir mit Heilung jedoch meinen, einen Zustand der Immunität zu erreichen, der ein späteres Wiederaufflackern ausschließt, dann sind wir heute noch nicht in der Lage, darüber definitive Aussagen zu machen. Die Statistiken sind noch umstritten, und die angewandten Methoden eignen sich nicht zu Vergleichen. So viel läßt sich jedoch sagen: Wenn es der Behandlung gelingt, die psychischen Grundstrukturen zu ändern und eine fundamentale Reorganisation der Persönlichkeit zu bewirken, dann ist die Wahrscheinlichkeit von Rückfällen weitaus geringer.

Auf der praktischen Ebene lernen erfolgreich behandelte Patienten, mit den Herausforderungen des Lebens fertigzuwerden. Sie lernen auch, die Dinge zu erkennen, die sie überfordern, und sie lernen, wie sie sie vermeiden können. Schließlich lernen sie, die spezielle Art von Angst zu erkennen und zu vermeiden, die nicht abebbt, sondern sich verstärkt.

Bei der Durchsicht von Fällen, die zufriedenstellend mit Methoden behandelt wurden, zu denen auch intensive Psychotherapie zählte, kam ich zu dem Schluß, daß sich meine optimistischen Voraussagen in der großen Mehrzahl der Fälle als richtig erwiesen hatten. Einige Patienten, die bis zu einem Zustand behandelt worden waren, der als befriedigend angesehen worden war, hatten dennoch Rückfälle. Sie blieben anfällig für furchtauslösende Situationen. Es ist wichtig, hinzuzufügen, daß die Rückfälle bei den meisten dieser Patienten von moderater Stärke waren und daß die Patienten wieder gesund wurden.

Die Wiederkehr schizophrener Anfälle wird heute anders bewertet als in der Zeit, bevor die wichtigsten Behandlungsformen – insbesondere die intensive psychodynamisch orientierte Psychotherapie – entstanden. In der Vergangenheit wurde der zweite Rückfall (bzw. die dritte Hospitalisierung) als entscheidend betrachtet. Der dritte Schub bedeutete, daß der Patient unwiderruflich in chronische Schizophrenie versank. Bei richtig behandelten Patienten sind die zweiten oder dritten Schübe im allgemeinen milder als die vorangegangenen und auch von kürzerer Dauer. Keinesfalls deuten sie auf ein ungünstiges Endresultat hin, und der Patient und seine Familie sollten in diesem Sinne beruhigt werden. Nur wenn ein Anfall schlimmer ist als der vorangegangene, ist ein günstiger Ausgang ernsthaft zu bezweifeln. Viele Psychiater haben erlebt, daß ihre früheren Patienten einen voll und ganz befriedigenden Lebensstil entwickelten. Manche haben bedeutende Positionen in der Geschäftswelt, in der Kunst, im akademischen Leben und in anderen Lebensbereichen erreicht.

Wenn ich ein gemeinsames negatives Charakteristikum bei den Patienten benennen sollte, die ich erfolgreich behandelt habe, dann würde ich sagen, daß eine beträchtliche Anzahl sich Ehepartner gesucht haben, die ihnen geistig unterlegen waren. Das gemeinsame positive Merkmal, das ins Auge springt, ist, daß es ihnen gelungen ist, früher oder später in ihrem Leben Liebe zu finden, wenn auch in unterschiedlichem Maß.

Damit soll nicht gesagt sein, daß alle Schwierigkeiten des Patienten nach einer erfolgreichen Therapie ausgestanden sind. Mit den berühmten Worten von Frieda Fromm-Reichmann müssen wir sagen, wir können keinen Rosengarten versprechen. Es wäre unrealistisch zu glauben, daß die Verheißung von Leben mit einem Garten vergleichbar sei, der für den Patienten ebenso utopisch wäre wie für uns. Aber es ist realistisch, dem Patienten etwas zu versprechen, was wir uns auch selbst erhoffen – daß wir früher oder später unser eigenes kleines Gärtchen haben werden.

Patienten, die mäßig krank bleiben

Das Bild ist nicht immer so rosig. Wir haben bereits erwähnt, daß bei 30 bis 40 Prozent der Patienten die Behandlung nur kurzfristige Ziele erreicht.

Verschiedene Situationen können das Resultat sein. Manchen Patienten gelingt, obwohl sie noch immer Anzeichen der Krankheit aufweisen, ein besserer Grad der Anpassung als der, den sie vor ihrer Krankheit erreicht hatten. Manche lassen deutlichere Anzeichen der Krankheit erkennen, und wir können nicht einmal sagen, daß sie einen Grad der Anpassung erreicht hätten, der dem vor Ausbruch der Krankheit vergleichbar wäre. In diesen Fällen sollte man dafür sorgen, daß die Erwägungen, wie sich trotz allem eine Besserung erreichen läßt, nicht von einer Atmosphäre des Pessimismus überschattet werden. Bei manchen dieser Patienten kann über mehrere Jahre hinweg eine langsame Besserung eintreten. Manchmal erfolgt die Besserung so langsam, daß man sie kaum bemerkt, aber wenn man dann das Befinden des Patienten nach langen Zeiträumen überprüft, merkt man befriedigende Fortschritte. Diese Entwicklung erinnert mich an fotografische Aufnahmen mit dem Zeitraffer. Wenn das Wachstum von Pflanzen und ihr Erblühen mit normaler Geschwindigkeit fotografiert wird, sehen wir nur statische Bilder. Nichts scheint sich zu verändern. Aber der Zeitraffer ermöglicht, daß die Pflanze in Abständen fotografiert wird, und wenn diese Einzelaufnahmen zu einem Film zusammengefügt werden, sehen wir das Wachsen, die Entfaltung und das Erblühen der Pflanze.

Wenn der Patient bei seiner Familie lebt, sollten die im achten Kapitel beschriebenen Verhaltensweisen beachtet werden. In vielen anderen Fällen wird man sich an Einrichtungen außerhalb der Familie um Hilfe wenden müssen. Ich werde darauf im nächsten Abschnitt dieses Kapitels eingehen.

Das Bild, das diese Patienten bieten, die in einem mittleren Stadium verharren, ist vielfältig und recht unterschiedlich. In einigen Fällen sind das Patienten mit einem Übermaß an Lebendigkeit und Lebensfreude, wie das auch bei manchen gesunden Menschen vorkommt. In den meisten Fällen haben wir es jedoch mit Menschen zu tun, denen Spontaneität und Aufrichtigkeit, Engagement und das Verlangen fehlt, sich zu beteiligen und mit anderen zu teilen. Den Patienten fehlt der Antrieb. Sie müssen ständig motiviert werden; doch wenn dieses Zureden nicht mit großem Takt und Behutsamkeit erfolgt, kann es mehr Schaden als Nutzen bewirken. Wenn der Patient seine Gedanken auf ein bestimmtes Thema konzentrieren soll, scheint er dazu nicht fähig und zeigt nur vage und verschwommene Reaktionen. Andere Patienten behalten ein tiefsitzendes Mißtrauen bei. Sie fahren fort, alles, was geschieht, als absichtlich gegen sie gerichtet zu interpretieren. In seltenen Fällen hören sie eingebildete Stimmen und äußern bizarre Ideen, wenn auch keineswegs so häufig wie während des akuten Schubs. Manche tendieren allmählich dazu, ihr Leben auf eine Reihe von Gewohnheiten und routinemäßige Abläufe zu reduzieren, und wenn ihnen nicht beharrlich geholfen wird, führen sie ein eingeschränktes Leben.

Zwei grundlegende Ziele dienen als Richtlinien für Patienten, die mäßig krank bleiben.

1. Man sorge dafür, daß der Patient die Behandlung fortsetzt, die er zu Beginn der Krankheit erhielt. Die von Fachleuten durchgeführte Behandlung besteht mit einigen Ausnahmen aus denselben Verfahren, die im sechsten Kapitel beschrieben wurden.

2. Man sorge für die Rehabilitation und die Eingliederung des Patienten entweder in seine alte oder in eine neue Umgebung, wobei zu berücksichtigen ist, daß er die von der Krankheit verursachten Beeinträchtigungen vielleicht verliert, vielleicht aber auch beibehält.

Man kann diese Ziele auch anders formulieren:

1. Die Wiederherstellung geistiger und psychischer Gesundheit.

2. Die Fähigkeit, trotz mancher Rückstände der Krankheit ein befriedigendes Leben zu führen.

Einige Faustregeln können sich im Umgang mit partiell genesenden Patienten als nützlich erweisen.

1. Vor allem anderen müssen wir akzeptieren, daß der Patient zumindest eine bestimmte Zeit lang kein so intensives Leben führen kann, wie wir uns das vielleicht wünschen. Wir müssen seine gegenwärtigen Beschränkungen akzeptieren. Ihn zu etwas zu zwingen, was er nicht tun kann, würde bedeuten, die Mobilisierung großer Angst und die Verschlechterung seines allgemeinen Zustands zu riskieren. Wir müssen ihm mehr entgegenkommen, als wir das von ihm erwarten können. Wir müssen uns vor Augen halten, daß die Wiederherstellung eine lange Prozedur ist und nicht in einem frontalen Angriff erzwungen werden kann.

2. Der Patient sollte nicht als ein Mensch behandelt werden, der verantwortungslos ist oder dazu neigt, sich oder anderen Schaden zuzufügen. Statistiken haben niemals bewiesen, daß Gewalttätigkeit oder kriminelles Verhalten bei Schizophrenen häufiger ist als bei der übrigen Bevölkerung.

3. Obwohl der Patient nicht völlig in Kontakt mit der Realität ist, ist er dennoch imstande, das Leben weitgehend richtig zu beurteilen. Er ist nicht schwachsinnig. Er sollte weder als ein Kind noch als unterlegen oder als ein Objekt behandelt werden. Wir müssen seine Menschenwürde stets respektieren. Wir müssen ihn mit Vertrauen und Hoffnung erfüllen. Wir sollten ihn mit Fragen verschonen wie: »Warum hast du das getan?« oder »Warum hast du das gesagt?« oder »Warum sagst du nichts?«. Wir sollten nichts sagen, wodurch er sich beschuldigt, angeklagt, abgewertet oder zurückgewiesen fühlen könnte.

4. Obwohl der Patient gleichgültig und von der Welt abgekehrt erscheint, sollten wir uns vor Augen halten, daß er von seiner Umgebung beeindruckt ist, auch wenn keine Reaktion sichtbar wird. Gerade weil er so empfindlich ist, wappnet er sich oft mit diesem Panzer der Gleichgültigkeit.

5. Wenn schizophrene Patienten übermäßig provoziert oder grausam behandelt werden, oder wenn man von ihnen verlangt, etwas zu tun, was sie nicht tun können, dann werden sie leicht aggressiv. Wenn sie wahnhafte Ideen äußern, nämlich daß sie abgewertet, verspottet oder verfolgt werden, dann sollte dieses Verhalten jedoch mit dem zuständigen Psychiater besprochen werden, nicht mit einer Hilfskraft.

6. Obwohl der Patient Anzeichen oder Spuren einer Geisteskrankheit aufweist, bleiben große Teile seiner Psyche gesund. Wir müssen an diese gesunden Elemente appellieren. Wir müssen klären und erklären, aber nicht mehr, als er verarbeiten kann. Wir sollten uns nicht scheuen, dieselben Dinge immer wieder zu erklären.

Spätere Beziehungen zu den Patienten, die ein Zwischenstadium zwischen Gesundheit und Krankheit erreicht haben, müssen auf deren spezifische und individuelle Bedürfnisse abgestimmt werden. Das allgemeine Klima sollte ähnlich dem im achten Kapitel beschriebenen sein. Die Patienten müssen wissen, daß sie damit rechnen können, daß sich ihr Befinden bessert. Sie müssen gleichzeitig ihr bestes tun, um an einem Programm oder Behandlungsplan festzuhalten, der speziell für sie aufgestellt wurde.

Wenn der Patient trotz all dieser allgemeinen Maßnahmen regrediert und kindliches Verhalten an den Tag legt oder unkontrollierbare Wutanfälle bekommt, wenn er schreit und weint, dann müssen wir daraus schließen, daß die familiäre Umgebung nicht der beste Ort für seine Wiederherstellung ist.

Eine beträchtliche Zahl von Fachleuten glaubt, daß man besser keine Rehabilitation in der familiären Umgebung versuchen sollte, wenn das Befinden des Patienten auf diesem mittleren Niveau stagniert. Ich möchte betonen, daß dieser Standpunkt nicht übereinstimmend vertreten wird. Oft haben wir es mit einer anderen Konstellation zu tun: Die Familie würde gern mit allen Kräften zu der Rehabilitation des Patienten beitragen, aber besondere Umstände (die Anwesenheit von Kindern, schwangeren Frauen und Behinderten, große Feindseligkeit und Groll gegenüber dem Patienten, extreme Empfindlichkeit oder emotionale Instabilität einiger Familienmitglieder) lassen es unumgänglich erscheinen, daß die Rehabilitation sofort nach der Entlassung des Patienten aus dem Krankenhaus außerhalb der Familie stattfindet.

Zum Glück gibt es viele Organisationen für die Rehabilitation des mäßig kranken Schizophrenen, und die Zahl der Patienten, die Gebrauch davon machen, nimmt rapide zu. Lang dauernde Hospitalisierung ist auch für Patienten, die ziemlich schwer krank bleiben, aus mehreren Gründen nicht zu empfehlen. In vielen Fällen führt diese nämlich zu einem Krankheitsbild, das als *Institutionalismus* oder Anstaltsneurose bzw. -psychose bezeichnet wird und durch Verlust der

Individualität, Resignation, Apathie und Rückzug aus der Umwelt gekennzeichnet ist.

Klinische und der Rehabilitation dienende Einrichtungen sind auch in vielen psychiatrischen Krankenhäusern vorhanden. Die Patienten bleiben jedoch in der Geborgenheit der Krankenhausumgebung, und wie sich der Patient an diese anpaßt, ist kein sicherer Indikator dafür, wie er später mit den von der Gemeinde gebotenen Einrichtungen zurechtkommen wird, die es ihm gestatten, in engere Berührung mit den Risiken des Lebens zu treten.

Der Trend läuft heute zu Formen der Rehabilitation, so wie sie von der Gemeinde unter der Prämisse angeboten werden, daß der Patient nach einer Zeitspanne der gemeindenahen Rehabilitation wieder der Obhut der Familie übergeben werden wird. Dann werden die im achten Kapitel beschriebenen Empfehlungen und Verfahrensweisen zu beachten sein. Wir müssen noch einmal betonen, daß das Ziel nicht eine endgültige Überweisung des Patienten an eine Institution sein sollte, die an die Stelle des alten Landeskrankenhauses treten würde. Das Endziel ist eine Rückkehr des Patienten zu seiner Familie oder zu einer neuen Familie. Nur wenn es nicht möglich ist, diese Ziele wegen des fortgeschrittenen Alters des Patienten oder weil er keine Familie hat zu erreichen, sollten andere Regelungen ins Auge gefaßt werden.

Wenn wir mit *Wiedereingliederung in die Gemeinschaft* meinen, daß der Patient gleich nach seiner Entlassung aus dem Krankenhaus und ohne Inanspruchnahme dieser speziellen Einrichtungen wieder in seine Gemeinde integriert wird, dann müssen wir uns klarmachen, daß wir in Euphemismen sprechen. Wir verwenden nostalgische oder wünschenswerte Begriffe, die von nicht existierenden sozialen Bedingungen ausgehen. Außerhalb eines Krankenhauses zu leben, bedeutet in dichtbesiedelten Gebieten nicht zwangsläufig, ein Mitglied der Gemeinschaft zu werden. Traditionelle Gemeinwesen – wo die Menschen einander kannten, gemeinsame Interessen und Anliegen hatten und einander unterstützten – sind infolge der Industrialisierung, der Entstehung großer städtischer Ballungsgebiete und der Mobilität der Bevölkerung auch für gesunde Menschen eine Seltenheit.

Rehabilitationszentren in der Gemeinde

Die historische Entwicklung

Im Jahr 1955 erklärte in den USA eine Gemeinsame Kommission zu Fragen der Geisteskrankheiten und der Gesundheit, »die Erfahrungen mit bestimmten gemeindenahen ambulanten Diensten und Rehabilitationszentren scheinen darauf hinzudeuten, daß viele psychiatrische Patienten auf ambulanter Basis nicht nur besser, sondern auch bei einem geringeren Kostenaufwand als durch ein Krankenhaus behandelt werden könnten«. Der 1961 erschienene abschließende Bericht der Joint Commission, *Aktion für psychische Gesundheit*, regte an, daß die psychiatrischen Krankenhäuser verkleinert, ihre finanziellen Mittel erhöht und ihre Dienstleistungen für die Gemeinde erweitert werden sollten. Die Kommission empfahl, den Patienten sobald wie möglich wieder in seine Familie oder die Gemeinschaft einzugliedern, und ihn dabei mit »Tageskliniken, Nachtkliniken, Nachbehandlungskliniken, Pflegezentren, Pflegefamilien, Rekonvaleszentenheimen, Rehabilitationszentren, Dienstleistungszentren und Selbsthilfegruppen zu unterstützen ... sofern diese gut geplant, entsprechend mit Personal ausgestattet und als Teil eines integrierten Systems psychiatrischer Einrichtungen betrieben werden«.

Im Jahr 1963 trat Präsident Kennedy in der ersten Botschaft, die je ein Präsident der Vereinigten Staaten zum Thema Psychiatrie an den Kongreß sandte, für einen neuen Ansatz in der Behandlung psychiatrischer Erkrankungen ein, bei dem »das kalte Verfahren« der alten Hospitalisierungsmethoden durch »die Offenheit und Wärme gemeindenaher Einrichtungen« ersetzt werden würde. Diese neue Haltung war zu optimistisch in bezug auf eine bestimmte Kategorie von Patienten – diejenigen, die schwer und chronisch krank bleiben. Wir werden auf ihre Situation in einem späteren Abschnitt dieses Kapitels eingehen. Für Patienten, die mäßig krank bleiben, markierte dieser Ansatz dagegen den Beginn einer neuen Ära und eröffnete neue Möglichkeiten.

Wenn Patienten die schützende Umgebung des Krankenhauses verlassen und man ihnen nicht rät, zu ihren eigenen Familien zurückzukehren, müssen sie verschiedene Übergangsstadien der Rehabilitation durchlaufen. Für manche von ihnen ist die erste Station die *Nachtklinik*. Manche Patienten leiden besonders nachts unter Angstzuständen, entweder, weil sie sich vor Gefahren in der Umwelt fürchten, die nach ihrem Gefühl nachts zunehmen, oder weil sie Angst vor sich selbst haben, das heißt, Angst davor, daß sie nachts von Impulsen und Symptomen überwältigt werden könnten.

Die *Tagesklinik* geht einen Schritt weiter. Sie ist insofern besonders wertvoll, als sie leicht das gesamte Krankenhaus ersetzen und darüber hinaus ausgezeichnete Rehabilitationsprogramme anbieten kann.

Die erste psychiatrische Tagesklinik wurde von M. A. Dschagarow 1933 in Rußland ins Leben gerufen, aber das Projekt blieb mehrere Jahre lang in den westlichen Ländern unbekannt. Auf dem amerikanischen Kontinent wurde die erste solche Klinik 1947 von Ewen Cameron in Montreal gegründet, eine weitere wurde 1948 von Joshua Bierer in England aufgezogen. Die Zahl der Tageskliniken erhöhte sich in den Vereinigten Staaten rasch, insbesondere nach 1963, als jedes gemeindeeigene Zentrum für Psychohygiene eine Tagesbetreuungseinrichtung aufweisen mußte, wenn es Bundesmittel in Anspruch nehmen wollte. Während in den Vereinigten Staaten 1960 erst 37 Tageskliniken existierten, waren es im März 1964 bereits 1949. Ihre Zahl hat sich seither laufend erhöht. Der für eine Tagesklinik geeignete Patient darf nicht so gestört sein, daß die Familie nachts mit ihm nicht zurechtkommt, und er muß imstande sein, ins Krankenhaus und wieder zurück zu fahren.

Tageskliniken haben viele Vorteile. Sie kosten weniger als die üblichen Krankenhäuser. Es brauchen keine Schlafzimmer und -säle eingerichtet zu werden. Die Personalkosten verringern sich dadurch, daß sich zwei der drei Schichten erübrigen und durch die Einschränkung von einem siebentägigen auf einen fünftägigen Betrieb. Manche traditionellen Verfahrensweisen normaler Krankenhäuser werden überflüssig. Um die Reaktion des Patienten auf seine übliche Umgebung zu testen, ist es nicht mehr nötig, ihn für halbe Tage oder über das Wochenende nach Hause zu schicken. Der Patient fühlt sich nicht in einer mehr oder weniger geschlossenen Anstalt gefangen. Er fühlt sich nicht mehr »verrückt« oder eingesperrt, bzw. von der übrigen Welt getrennt. Er hält eine ausreichende Bindung an die Familie und seine soziale Umwelt aufrecht, doch ist diese Bindung nicht so stark, daß sie Konflikte und Störungen auslösen könnte. Die Tagesklinik beseitigt die tiefe Kluft zwischen der Familie und dem Vollzeitkrankenhaus, die manchmal zu unerfreulichen Resultaten führte. Natürlich bietet auch die Tagesklinik all jene im siebten Kapitel beschriebenen Einrichtungen, über die Vollzeitkrankenhäuser verfügen.

Ich habe die Tagesklinik bisher als ein Übergangsstadium vom üblichen Krankenhaus zur familiären Umgebung beschrieben. Aber auch das Umgekehrte trifft in vielen Fällen zu. Viele Patienten gehen direkt in die Tagesklinik, ohne sich je in eines der üblichen Krankenhäuser zu begeben. Dies ist ein häufiger Vorgang, wenn der Patient weiterhin von seinem eigenen Psychiater in dessen Praxis behandelt wird.

In der Vorstellung vieler Menschen ist die psychiatrische Tagesklinik in der Regel nicht mit überholten Vorstellungen in bezug auf Geisteskrankheiten verknüpft. Viele Patienten, die sich gegen den Gedanken wehren, in ein reguläres psychiatrisches Krankenhaus zu gehen, haben keine oder nur geringe Einwände gegen eine Tagesklinik. Auch der Familie fällt es im allgemeinen leicht, ein solches Arrangement zu akzeptieren. Die Bezeichnung *Tageszentrum* scheint mir richtiger als *Tagesklinik* und sollte im allgemeinen vorgezogen werden.

Übergangsheime und ähnliche Einrichtungen

Übergangswohnheime (*halfway houses*) wurden für Patienten ins Leben gerufen, die sich auf halbem Weg zwischen dem Zustand, in dem sie im Krankenhaus waren, und der vollen Rehabilitation befinden. Die Bezeichnung *halfway* sollte nicht wörtlich genommen werden. Viele Patienten haben mehr als die Hälfte dieses Weges zurückgelegt, manche weniger. Manche dieser Zwischenstationen sind auch als Tageszentren eingerichtet. Die Bewohner von Übergangsheimen, die über diese Einrichtungen nicht verfügen, können während des Tages ein reguläres Tageszentrum besuchen.

In den USA sind solche Übergangsheime häufig ehemalige Pensionen oder alte Häuser, die von Philanthropen gestiftet wurden. Viele dieser Heime setzen die maximale Dauer des Aufenthalts (zwischen 60 Tagen und einem Jahr) fest, aber in den meisten Häusern werden diese zeitlichen Begrenzungen nicht strikt eingehalten. Das Prinzip der zeitlichen Begrenzung verschafft nicht nur vielen Menschen die Chance eines solchen Aufenthalts, sondern es erinnert sie auch daran, daß es sich nicht um eine dauerhafte Lösung handelt. Sie müssen auf ihre Wiedereingliederung in die Gemeinschaft hinarbeiten.

Im allgemeinen sind diese Übergangsheime nicht gewinnorientiert. Manche sind völlig kostenlos, andere ziemlich teuer. Das Pflegepersonal hat eine Dauerstellung und ist für den Umgang mit den psychischen Problemen der Bewohner geschult, zumindest auf einer praktischen bzw. verhaltensbezogenen Ebene. Dem Personal können Sozialarbeiter oder freiwillige Helfer angehören. Die Bewohner müssen eine bestimmte Disziplin wahren und sich an Regeln halten. Diese Hausordnung ist jedoch nicht streng, und Verstöße dagegen werden im allgemeinen von den Bewohnern untereinander besprochen, bevor disziplinarische Maßnahmen ergriffen werden. Die Bewohner übernehmen wechselnde Funktionen innerhalb der Gemeinschaft.

Obwohl ein allgemeines Klima der Freundlichkeit und des Angenommenwerdens für alle Übergangsheime kennzeichnend ist, werden sie nach unterschiedlichen Prinzipien geführt. Man sollte deshalb ein Haus wählen, das den speziellen Bedürfnissen des Patienten entspricht. In den USA bezeichnen sich manche dieser Häuser als *high-expectation centres*. Die Patienten müssen dort Kurse besuchen oder arbeiten oder beides. In anderen werden die Patienten weniger gefordert. In allen diesen Zwischenstationen herrscht jedoch keine extreme Permissivität, damit sich nicht die Atmosphäre jener Institutionen für chronisch Kranke ausbreitet, wo Neigungen zur Regression, Passivität und Selbstvernachlässigung nicht bekämpft werden. Häuser mit hohen Erwartungen an die Patienten erzielen Berichten zufolge bessere Resultate als solche mit geringen Anforderungen. Die Frage ist jedoch, wie weit dieser Unterschied auf die ursprüngliche Auswahl der Bewohner zurückzuführen ist.

Leider gibt es auch in den USA, insbesondere in bestimmten Teilen des Landes, nicht genügend solcher Übergangsheime, um den großen Bedarf zu decken. Diese Einrichtungen bieten ihre Dienste auch Patienten mit anderen psychiatrischen Krankheitsbildern als Schizophrenie an. Alkoholiker, Drogenabhängige, Fetischisten, Exhibitionisten und Transvestiten finden jedoch keine Aufnahme. Manche Übergangsheime sind auf längere Aufenthalte eingerichtet und bieten auch Arbeitsmöglichkeiten an. Manche befinden sich in einer ländlichen Umgebung und haben den Charakter von Landkommunen.

Dr. Israel Zwerling, ein Psychiater, der umfangreiche Forschungsarbeiten über die Betreuung psychiatrischer Patienten nach der Hospitalisierung durchgeführt hat, hält die Gründung kleiner Patientengruppen im Verlauf der Krankenhausbehandlung und die Entlassung dieser Patienten als Gruppe in eine Wohngemeinschaft für besonders wertvoll. Er beschrieb die von Dr. Fairweather und dessen Kollegen am Veterans-Administration Hospital in Palo Alto angebotene Betreuung wie folgt:

Sie [die Gruppe um Dr. Fairweather] untersuchten eine Gruppe von 75 chronischen Patienten, die in ein Motel (das *Lodge*) umgezogen waren. Dieser Übersiedlung war eine vierwöchige Planungszeit im Krankenhaus vorausgegangen, in der sowohl die Probleme erörtert wurden, mit denen sich die Patienten draußen konfrontiert sehen würden, wie auch mögliche Lösungen dieser Probleme. Mit Ausnahme eines gelegentlichen Besuchs eines Mitglieds des Ärzte- und Pflegeteams zu besonderen Anlässen wurde das *Lodge* ausschließlich von den Patienten organisiert und betrieben. Jobs und Aufträge ... wurden von *Lodge*-Gruppen und nicht von einzelnen Patienten entgegengenommen; die Aufgaben eines Patienten, der vorübergehend indisponiert und arbeitsunfähig war, konnten dann von anderen *Lodge*-Mitgliedern übernommen werden, so daß der Auftrag nicht verlorenging.Fragen des Alltags und der Arbeit, etwa wer das Einkaufen, das Kochen und die Buchführung übernehmen würde, Aufgaben, die für den Betrieb des *Lodge* wesentlich waren, und wer welche Aufträge von außen erledigen würde, wurden durch Versammlungen der *Lodge*-Bewohner festgelegt. Die Ergebnisse waren äußerst eindrucksvoll: In den ersten sechs Monaten bedurften 63 Prozent der *Lodge*-Bewohner keiner erneuten Hospitalisierung, und 50 Prozent arbeiteten während dieses Zeitraums ganztags; im Gegensatz dazu entgingen von einer sorgfältig parallelisierten Vergleichsgruppe nur 24 Prozent einer Rehospitalisierung, und nur drei Prozent arbeiteten während dieses Halbjahres voll. Die Unterschiede zwischen diesen beiden Gruppen blieben auch während des folgenden Zeitraums von 30 Monaten verblüffend signifikant. Am interessantesten ist, daß es keine signifikanten Unterschiede in den Symptomen zwischen den beiden Gruppen gab, wenn die Patienten einzeln untersucht wurden; die Symptome stellten in der Umgebung des *Lodge* einfach keine Behinderung mehr dar. Die Sozialstruktur des *Lodge* gestattete die Entwicklung eines äußerst wirksamen Systems gegenseitiger Unterstützung, bei dem die Behinderungen eines Patienten, die es ihm unmöglich gemacht hätten, draußen zurechtzukommen, wenn er allein gelebt hätte, von anderen Mitgliedern der Gruppe kompensiert werden konnten.

Es gibt Organisationen, die Rehabilitation anbieten, deren Struktur aber schwer zu beschreiben ist, weil sie gewisse Merkmale von Tageskliniken, manche von Übergangsheimen und andere von Clubs ehemaliger Patienten aufweisen. *Fountain House* in New York City war die erste derartige Einrichtung, die ins Leben gerufen wurde, und ist wahrscheinlich immer noch die bekannteste.

Fountain House als Organisation wurde Anfang der vierziger Jahre von Patienten des Rockland State Hospital gegründet. Im Jahr 1948 wurden Gelder gesammelt, um im Zentrum von Manhattan ein altes Haus zu kaufen. In den fünfziger Jahren kam unter Leitung von John Beard ein Tagesprogramm hinzu. *Fountain House* zielt darauf ab, seinen Bewohnern zu helfen, ein Gefühl der Zugehörigkeit und des Gebrauchtwerdens zu entwickeln. Man versucht dort eine neue und erweiterte Familie zu bilden, die andere Einstellungen zu Freundschaft, Zusammenarbeit und gegenseitiger Hilfe pflegt als die herkömmliche Familie.

Die folgenden Ausführungen des Leiters John Beard, zitiert aus einer Studie des gemeinsamen Informationsdienstes der American Psychiatric Association und der National Association for Mental Health, sprechen für sich und zeichnen ein anschauliches Bild:

Menschen wollen sich wichtig fühlen, und zu diesem Zweck müssen sie in eine Umgebung kommen, die dazu beiträgt, daß sie sich wichtig fühlen können. Weil wir mit Klienten arbeiten, die ›am wenigsten versprechen‹, sind unsere Pfleger davon durchdrungen, daß jeder kleine Erfolg und jeder Fortschritt wichtig ist. Nehmen Sie unser Restaurant-Projekt. Wir haben dort sehr kranke, berufsunfähige Mitglieder, insgesamt siebzehn, beschäftigt. Und sie arbeiten und verdienen echte Gehälter in einem echten Unternehmen, das einen Gewinn erzielt. Das Pflegepersonal weiß diese Art von Erfolg zu schätzen.

Wenn wir auch den allerbesten, weitestgehend wiederhergestellten Patienten, den wir je in *Fountain House* hatten, einem psychiatrischen Assistenzarzt vorführen würden, dann würde dieser, falls er kompetent ist, immer noch die Diagnose Schizophrenie stellen. Aber das ist nicht relevant, weil dieser Patient seinen Platz in der Gesellschaft ausfüllt. Die Diagnose wird zu einer rein akademischen Frage. Ich bin deshalb überzeugt, daß der Grund, warum Schizophrene in der Gemeinschaft so schlecht zurechtkommen, der ist, [daß] wir es versäumt haben, ihnen die Art von Erfahrungen zu verschaffen, die ihre Ichfunktion maximieren.

Beard fügte hinzu, daß sich das Personal von *Fountain House* nicht für die Krankheit des Patienten *als solche* oder für seine Vergangenheit interessiert, sondern daß es den Pflegern darum gehe, den Patienten all das beizubringen, »was sie wissen müssen, und ihnen die Unterstützung zu geben, die sie brauchen, um in der Gemeinschaft zu arbeiten und zu leben und um ein erfülltes Leben zu haben«.

Zu dem Zeitpunkt, als der obige Bericht verfaßt wurde (1971), bestand das Pflegepersonal von *Fountain House* aus 56 Vollzeit- und zehn Teilzeitkräften. Als das heutige *Fountain House* gegenüber von dem ursprünglichen Backsteingebäude auf der 47. Straße errichtet wurde, betrugen die Baukosten etwa zwei Millionen Dollar. Über 80 Prozent der Bewohner wurden ursprünglich als schizophren diagnostiziert. Mehr als 300 Personen nehmen täglich an den Tagesprogrammen teil, und noch weitaus mehr besuchen die Abend- und Wochenendprogramme. Die Teilnehmer haben Gelegenheit, gemeinsam Musik zu hören, die verschiedensten Spiele zu spielen und fernzusehen. Das weitere Angebot, das hauptsächlich am Abend und am Wochenende genutzt wird, umfaßt unter anderem Theaterspiel, Fotografie, Schwimmen, Korbball, gemeinsame Kinobesuche, Gruppendiskussionen und Ausflüge.

Das Arbeitsbeschaffungsprogramm bildet den eindrucksvollsten Teil der Bemühungen in *Fountain House*, wobei man sich das Ziel gesetzt hat, Patienten auf die Arbeit vorzubereiten und Stellen für sie zu finden. Das Programm umfaßt zwei Stadien:

1. Vorberufliche Tätigkeiten, die im Rahmen von *Fountain House* ausgeübt werden. Die Bewohner arbeiten im Empfang, im Secondhand-shop, in der Cafeteria, im Speisesaal, in der Weiterbildung und so weiter.

2. Vermittlungen an eine große Zahl von Geschäften und Gewerbebetrieben in New York City. Selbst so große Firmen wie Sears & Roebuck, *Newsweek* und die größten Banken haben an dem Programm teilgenommen und Bewohnern von *Fountain House* »Übergangs-Jobs« angeboten.

Andere wichtige Rehabilitationszentren sind *Horizon House* in Philadelphia, *Council House* in Pittsburgh, *Thresholds* in Chicago, *Portal House* in Los Angeles und *Hill House* in Cleveland.

Außer den Programmen zur beruflichen Rehabilitation, die mit Zwischenstationen und Rehabilitationszentren verbunden sind, gibt es in den USA noch andere, und es ist zu hoffen, daß weitere hinzukommen werden. CHIRP (Community Hospital Industry Rehabilitation Program) wird von der Veterans Administration in Brockton, Massachusetts, betreut. Die Patienten werden für die Arbeit bezahlt, die sie verrichten, während sie an Weiterbildungskursen und Beschäftigungstherapie teilnehmen.

Die 141 Werkstätten der nationalen Programme unter der Leitung von Goodwill Industries nehmen Personen mit psychiatrischer Vorgeschichte auf. Auch die Altro Workshops, die Bestandteil des Rehabilitationszentrums für chronisch rezidivierende Krankheiten sind, beschäftigen psychiatrische Patienten. Die Nationale Vereinigung Beschützender Werkstätten besteht aus 1300 Einrichtungen, von denen 1000 etwa Personen mit psychiatrischen Diagnosen aufnehmen.

Von den verschiedenen Clubs, die ähnliche Programme wie die der Rehabilitationszentren organisieren, ist der größte *Recovery Incorporated*, der 1937 gegründet wurde und jetzt etwa 5000 Mitglieder hat.

Chronisch Kranke und Schwerkranke

Wir müssen uns jetzt dem bedrückendsten Thema des Buches zuwenden, dem Problem der Patienten, die von Schizophrenie nicht nur nicht genesen, sondern chronisch und schwerkrank bleiben. Wenn der Leser dieses Buches jemand ist, der in der Vergangenheit oder auch erst in jüngster Zeit als schizophren diagnostiziert wurde, dann braucht er sich nicht zu dem Personenkreis zu zählen, über den wir jetzt sprechen werden. Wenn er dazugehören würde, wäre er nicht imstande gewesen, dieses Buch zu lesen, bzw. er wäre nicht über die ersten zwei oder drei Seiten hinausgelangt. Die Ausführungen in diesem Abschnitt *betreffen ihn somit nicht.*

In bezug auf diese Patientengruppe gilt es eine erfreuliche Anmerkung zu machen: Sie ist zahlenmäßig im Schwinden begriffen. Darüber hinaus werden heute auch innerhalb dieser Gruppe der sehr schwer Kranken die schlimmsten Stadien viel seltener erreicht.

Keiner dieser Patienten ist zu einer anhaltenden geistigen Konzentration fähig. Unter den am schwersten Betroffenen sind verschiedene klinische Bilder zu finden. Manche bleiben in Erregungszuständen, sind aggressiv und destruktiv und reden laut, wobei sie imaginären Stimmen antworten. Paranoide Vorstellungen, die in früheren Stadien vorhanden waren, können bestehen bleiben. Bei der Mehrzahl dieser Patienten sind die Halluzinationen und Wahnvorstellungen jedoch verschwunden oder können nicht mehr festgestellt werden. In manchen Fällen sind sie noch vorhanden, aber sie sind völlig desorganisiert und entbehren der emotionalen Färbung. Die Patienten weisen eine schwere Zerrüttung ihrer Denkvorgänge auf, so daß ihre Ideen oft nur unter großen Schwierigkeiten zu verstehen sind. Manche Patienten haben merkwürdige Gewohnheiten, Kennzeichen fortgeschrittener Stadien des Verfalls. Manche sammeln verschiedene Objekte, gewöhnlich von begrenzter Größe und ohne praktischen Zweck. Sie bewahren sie in Bündeln auf, die ihnen viel zu bedeuten scheinen und mit denen sie umgehen, als wären es kostbare Besitztümer.

In einer Untersuchung, die ich vor vielen Jahren an Patienten in Abteilungen für regredierte und chronisch Kranke machte, stellte ich fest, daß manche Patienten in ihren Bündeln Dinge horteten wie Papier aller Art – alte Briefe, Klopapier, Zeitungen –, Holzstückchen, Steine, Blätter, Zweige, Seife, Löffel, Schnüre, Lappen, Haarnadeln, alte Zahnbürsten, Draht, Tassen, Federn, Obstkerne, Essensreste, Haare, Bleistifte, Federn, Kämme, kleine Schachteln, Kartons und anderes. Man sollte nicht glauben, daß nur Patienten, die viele Jahre in Krankenhäusern oder in Nervenheilanstalten des alten Typs zugebracht haben, zu solchen Gewohnheiten neigen. Gelegentlich begegnen wir Patienten dieses Typs, die entweder aus Krankenhäusern entlassen wurden oder noch nie hospitalisiert waren. Sie streunen durch die Straßen der Städte und tragen ihre ganze Sammlung von Objekten mit sich, als seien diese ein wichtiger Bestandteil ihrer Person. Weniger regredierte Patienten, die diese Gewohnheit erst in neuerer Zeit entwickelt haben, sammeln vielleicht Dinge, die einen symbolischen oder konkreten Nutzen haben – Briefe, Bilder, neuere Zeitungen. In einem späteren Stadium sammeln sie diese Dinge aber nicht, um sie zu gebrauchen, sondern bloß um des Sammelns willen. Sie machen nicht nur keinen Gebrauch von diesen Gegenständen, sondern beginnen auch andere nutzlose Dinge zu horten.

Dieses gewohnheitsmäßige Hamstern hat, so bizarr es erscheinen mag, eine Bedeutung. Die nutzlosen Dinge, die der Patient sammelt, sind für ihn wichtig. Sie repräsentieren die letzten Überreste seiner Beziehungen zu Menschen und Dingen; sie ersetzen die wichtigen Beziehungen, die er einst hatte oder sich erträumte; durch sie erhält er eine gewisse Verbindung mit der Außenwelt aufrecht. Es ist nicht ratsam, einen Patienten seiner Schätze zu berauben, es sei denn, daß sie aufgrund ihrer Größe und Zahl nicht mehr in dem ihm zugewiesenen Raum Platz finden.

Andere Patienten, insbesondere Frauen, entwickeln die Gewohnheit, sich in außergewöhnlicher, auffallender und – in den Augen der Welt – bizarrer Weise zu schmücken. Sie machen übermäßigen Gebrauch von Lippenstift und Lidschatten oder bemalen sich in auffälliger Weise das Gesicht. Manche Patientinnen fertigen sich aus Papier und Stoffstreifen Armbänder, Ringe oder Halsbänder an. Viele Patienten beiderlei Geschlechts schmücken sich, indem sie sich Knöpfe, Briefmarken, kleine Schachteln, Flaschenkorken oder Münzen umhängen. Diese Gewohnheiten sind als ein Bedürfnis nach Aktivität zu interpretieren, als letzte Versuche, Dinge zu tun, die dem regredierten Verstand als Mittel zur eigenen Aufwertung erscheinen.

Patienten, die noch fortgeschrittenere Stadien der Krankheit erreichen, können ihren Harn oder Stuhl nicht mehr halten, kleiden sich nicht an und sind nicht imstande, sich um ihre persönlichen Bedürfnisse zu kümmern. Ihr Leben besteht entweder aus extremer Passivität oder impulsivem, reflexartigem Verhalten. Manche haben die Tendenz, Dinge in den Mund zu stecken und zu versuchen, sie zu verspeisen, ob sie eßbar sind oder nicht.

Ich wiederhole, daß Patienten, die diese fortgeschrittenen Stadien erreichen, heute sehr selten sind. Wenn wir die hinteren Abteilungen heutiger psychiatrischer Krankenhäuser besuchen, die für Patienten dieser Art reserviert sind, werden wir feststellen, daß die meisten dieser Patienten seit langer Zeit krank sind; manche wurden aufgenommen, als es noch keine modernen Behandlungsmethoden gab.

Dank der Behandlung mit Psychopharmaka gibt es keine Patienten mehr, die schreien und sich gewalttätig und aggressiv verhalten, aber in Hinblick auf diese regressiven Tendenzen und primitiven Gewohnheiten haben sich die Medikamente als weniger wirksam erwiesen.

Das Problem ist, was können wir für diese schwerkranken oder chronischen Patienten tun? Da sie nicht zu einem normalen Leben zurückkehren können: Was kann getan werden, um ihr Leben so angenehm und erfreulich wie möglich zu gestalten? Was können wir tun, damit sie nicht zu einer ernsthaften Behinderung für das Leben anderer werden? Es gibt mehrere Möglichkeiten, von denen jede aus dem einen oder anderen Grund mehr oder weniger unbefriedigend ist. Wir werden sie nacheinander untersuchen, ich will sie aber hier kurz aufzählen:

1. Rückkehr ins Familienleben
2. Psychiatrische Behandlung
3. Dauernder Anstaltsaufenthalt
4. Respektierung der Bürgerrechte
5. Wiedereingliederung in die Gemeinschaft

In der Patientengruppe, mit der wir uns jetzt beschäftigen, gibt es viele Bilder des Verfalls, von denen sich manche besser als andere für eine bestimmte Lösung eignen.

Rückkehr ins Familienleben

Die Rückkehr schwerkranker Patienten in die Familie ist viel schwieriger als die der mäßig kranken. Zum einen ist die Belastung für die Familie viel größer, da der Patient oft selbst hinsichtlich seiner Grundbedürfnisse Pflege und Betreuung braucht. Zweitens finden die Verwandten oft, daß die Übernahme einer so schwierigen Aufgabe aussichtslos und damit fragwürdig sei. Ein Gefühl der Sinnlosigkeit macht sich breit, und was auch immer an anfänglichem Enthusiasmus vorhanden war, scheint zunehmend dahinzuschwinden. Wenn sich die Anzeichen der Krankheit jedoch auf Passivität und zusammenhangloses Reden ohne Ausbrüche von aggressivem Verhalten beschränken, kann es durchaus eine Quelle innerer Befriedigung sein, einen Schwerkranken zu Hause zu betreuen. Ich kenne eine beträchtliche Anzahl von Patienten, die zu Hause von alten Eltern gepflegt und mit Liebe und Zärtlichkeit behandelt werden. Ehepartner und Geschwister sind in geringerem Maße bereit, diese Last auf sich zu nehmen.

Obwohl die Betreuung eines solchen Patienten zu Hause oft nur schwer zu erreichen ist, stellt sie vom Standpunkt des Patienten aus die beste und wünschenswerteste aller Lösungen dar. Es ist eine humane Lösung. Oft ist es rührend zu sehen, mit welcher Wärme und Zuneigung diese Patienten von ihrer Familie behandelt werden. Dies geschieht häufiger in Dörfern und Kleinstädten, wo das Leben weniger kompliziert ist. Es ist allerdings zu betonen, daß es in der Regel weitaus schwieriger ist, einen sehr stark regredierten Schizophrenen zu Hause zu betreuen als einen senilen oder geistig behinderten Menschen.

Psychiatrische Behandlung

Die psychiatrische Behandlung sehr schwer kranker Patienten bringt nur begrenzte Erfolge. Dennoch ist es wichtig, daß der Patient in regelmäßigen Abständen einen Psychiater aufsucht, damit möglicherweise die Medikation geändert und der Patient generell in Hinblick auf seine Lebensbedingungen beraten werden kann. Nur wenige Psychiater wenden bei dieser Patientengruppe Psychotherapie an. In den USA werden in vielen dieser Fälle die Behandlungskosten von den Krankenkassen übernommen. Manche Polikliniken sind mit dem Krankenhaus verbunden, aus dem der Patient entlassen wurde, andere Ambulanzen behandeln Patienten ohne persönliches Einkommen bzw. Unterstützung durch ihre Familien gegen einen nominellen Betrag.

Dauernder Anstaltsaufenthalt

Es ist viel gegen die Verwahrung chronisch und schwer geisteskranker Patienten in großen Anstalten wie Landeskrankenhäusern und regionalen Krankenhäusern geschrieben worden. Sie wurden mit Gefängnissen oder mit Verwahranstalten verglichen, wo die Patienten nur in Obhut genommen werden. Wir sollten differenzieren, wieviel an diesen Behauptungen wahr ist, wieviel völlig unzutreffend ist und wieviel eine Übertreibung darstellt. Im Jahr 1948 schrieb Albert Deutsch *The Shame of the States*, eine Anklage gegen die *State Hospitals* in den USA. Manche Autoren möchten, daß alle Patienten aus den *State Hospitals* entlassen und in anderen Institutionen wie allgemeinen Krankenhäusern, Pflegeheimen oder neuartigen Institutionen untergebracht werden. In einigen europäischen Ländern sehen neue gesetzliche Bestimmungen die frühestmögliche Schließung öffentlicher psychiatrischer Anstalten vor.

Einige Autoren haben bewiesen, daß der Krankenhausaufenthalt die Tendenz hat, die Krankheit des Patienten in ein chronisches Leiden zu verwandeln, das heißt, die Symptome zu verewigen. Das traditionelle Anstaltsleben sei unbefriedigend und würde sich selbst auf Gesunde ungünstig auswirken. Unter diesen Autoren ragt Erving Goffman* besonders heraus, der detailliert über die Lebensbedingungen, die Erfahrungen und das Verhalten chronisch Geisteskranker in traditionellen Anstalten berichtet und den Prozeß der Demütigung eingehend beschrieben hat, dem der Patient dort ausgesetzt ist. Wie Goffman schreibt, beraubt das Krankenhaus den Patienten der Handlungsfreiheit, die ihm das Gefühl gibt, seine persönliche Welt selbst gestalten zu können, was aber die Voraussetzung seines Selbstwertgefühls ist. Es fehlt ihm der Handlungsspielraum, der das Gefühl von Autonomie vermittelt und dem Patienten die Chance gibt, Initiativen zu entwickeln.

Viele Beschreibungen psychiatrischer Anstalten stammen aus einer Zeit, als sich die Zahl der stationär behandelten psychiatrischen Patienten alljährlich erhöhte und als diese Institutionen noch nach Prinzipien organisiert waren, die auf frühere Zeiten zurückgingen, als es noch keine wirksame Behandlung für Geisteskrankheiten gab.

Vor vielen Jahren war es eine Tatsache – so unerfreulich dies auch sein mochte –, daß das Krankenhaus für die Mehrzahl aller Patienten außer der Pflege und Verwahrung nichts anzubieten hatte. Es stimmt jedoch, daß auch die Pflege und Verwahrung viel besser hätten sein können und daß Versuche hätten gemacht werden sollen, die Bewahranstalt in eine therapeutische Gemeinschaft umzuwandeln. An-

* E. Goffman, *Asylums. Essays on the Social Situation of Mental Patients and other Inmates* (Garden City, N. Y.: Double Day, 1961).

dererseits gab es die neuen Erkenntnisse hinsichtlich der therapeutischen Milieutherapie damals noch nicht, und die »moralische Behandlung« früherer Zeiten war in Vergessenheit geraten. Außerdem bestanden die Regierungen mancher amerikanischer Bundesstaaten damals noch unter dem Einfluß der Wirtschaftskrise auf striktester Sparsamkeit im Betrieb der *State Hospitals*.

Zum Glück hat sich die Situation in beträchtlichem Maß geändert und ist immer noch im Begriff, sich zum Besseren zu ändern. Vor allem wurde die Zahl der Patienten in den psychiatrischen *State* und *County* Hospitälern, die 1955 mit 558922 einen Rekord erreicht hatten, bis zum Jahre 1976 auf 193436 gesenkt, eine Verminderung um 65,4 Prozent, und dies trotz einer erheblichen Zunahme der Gesamtbevölkerung der Vereinigten Staaten. Zweitens sind 30 bis 40 Prozent dieser Patienten Kranke, die zum wiederholten Mal aufgenommen wurden. Man verfährt jetzt nach dem Prinzip, die Patienten sobald wie möglich zu entlassen und weniger Rücksicht auf die Dauerhaftigkeit der Heilung zu nehmen. Drittens besteht ein weiterer großer Prozentsatz aus Neuzugängen. Wenn sich die Mehrzahl der Patienten aus Neuaufnahmen und kurzfristigen Wiederaufnahmen zusammensetzt, dann kann das Krankenhaus nicht länger als eine Verwahranstalt betrachtet werden. Es stimmt jedoch, daß immer noch ein harter Kern von regredierten Patienten bleibt, die ständiger Beaufsichtigung und Pflege bedürfen. Da sich die Gesamtzahl der Patienten verringert hat, sollten die jetzt reichlicher zur Verfügung stehenden finanziellen Mittel für die Verbesserung der Lebensqualität dieser geringeren Zahl von Dauerpatienten aufgewendet werden. Das Problem zu leugnen und die Schließung dieser Anstalten zu verfügen, bevor befriedigende Alternativen zur Verfügung stehen, scheint mir unrealistisch.

Manche privaten Krankenhäuser nehmen sehr stark regredierte Patienten auf, aber die Kosten sind so hoch, daß sich nur wenige Bürger das leisten können. Die Zahl der privaten Sanatorien, die bereit sind, solche Patienten zu betreuen, nimmt außerdem rapide ab. Jeder Bürger sollte Druck auf den Gesetzgeber ausüben, damit viel mehr zur Besserung der Bedingungen in den Krankenhäusern für chronisch kranke psychiatrische Patienten getan wird.

So wundervoll die Wiedereingliederung in die Gemeinschaft für Patienten ist, die von Schizophrenie genesen sind oder nur noch mäßig krank erscheinen, so selten gelingt sie bei den Patienten, die zum harten Kern des Personenkreises gehören, von dem wir in diesem Abschnitt gesprochen haben. Wir müssen uns vor Augen halten, daß das gravierendste Problem dieser Patienten im Gegensatz zu dem, was uns manche Autoren einreden wollen, nicht der Anstaltsaufenthalt, sondern der Grad ihrer geistigen Beeinträchtigung ist.

Es war daher eine Maßnahme, die zwar von guter Absicht zeugte, aber dennoch ziemlich unrealistisch war, viele Patienten aus Krankenhäusern zu entlassen, die keine Chance haben, sich in eine normale Gemeinschaft einzufügen. Ich bin nicht gegen die Entlassung von Patienten, selbst wenn diese nur eine geringe Chance haben, es in der Welt draußen zu schaffen. Mich schreckt auch nicht die Möglichkeit, Patienten immer wieder aufnehmen zu müssen und eine sogenannte *Drehtürpolitik* zu verfolgen. Eine Drehtür ist besser als eine verschlossene Tür. Ich bin natürlich dafür, diesen Menschen in jeder möglichen Weise zu helfen, die verschiedenen Stadien der Rehabilitation zu durchlaufen. Es gibt jedoch eine Reihe von Problemen im Zusammenhang mit sehr schwer kranken psychiatrischen Patienten, die in Betracht gezogen werden müssen. Das Kriterium, ob der Patient gefährlich für andere ist, ist nicht das einzige, das bedacht werden muß. Das Problem ist vielmehr, wie man dem Patienten helfen kann, in einer befriedigenden (oder weniger unbefriedigenden) Weise zu leben. Viele leben in Pensionen, die keine Lizenz haben und schlecht geführt sind. Diese Patienten streunen jetzt ziellos durch die Straßen und schlafen oft in den Vorräumen von Kirchen, in Bahnhöfen oder Straßennischen, die vor der Witterung Schutz zu bieten scheinen. Sie tragen oft ihre Bündel mit den gesammelten Objekten bei sich und sind unrasiert, schmutzig und abgemagert. Manche werden von jugendlichen Banden oder Drogensüchtigen verprügelt und ausgeraubt. Viele Kommunen reagieren mit Empörung auf den Anblick dieser menschlichen Wracks und bringen ihnen kein Mitgefühl, nur Ablehnung entgegen. Wenn Albert Deutsch noch leben würde, dann hätte er gute Gründe, ein neues Buch über diesen zweiten Schandfleck der Staaten zu schreiben.

Die Menschenrechte auch sehr schwer geisteskranker Personen sind zu respektieren. Die Einweisung in eine noch so liberale Anstalt bedeutet eine Freiheitsberaubung, die nicht ohne Einhaltung des gebotenen Rechtsweges erfolgen sollte. In letzter Zeit wurden die Kriterien für die Zwangseinweisung in den USA durch den Gesetzgeber in den einzelnen Bundesstaaten beträchtlich verändert. Unfreiwillige Hospitalisierung kann im allgemeinen dann verfügt werden, wenn eine unmittelbare Gefährdung des Patienten für sich selbst oder andere nachgewiesen werden kann. Eine geringe oder entfernte Möglichkeit, sich selbst oder anderen Schaden zuzufügen, ist in den meisten amerikanischen Bundesstaaten kein ausreichender Grund mehr.

Seit 1960 hat eine Bewegung, die das Anrecht jedes Patienten auf Behandlung hervorhebt, an Schubkraft gewonnen. Wenn eine Anstalt nicht nachweisen kann, jedem einzelnen Patienten, der gegen seinen Willen dort festgehalten wird, eine adäquate Behandlung zu bieten, dann muß der Patient auf seine Bitte entlassen werden. Es ist natürlich schwierig, die Maßstäbe adäquater Behandlung für den psychiatrischen Patienten, der chronisch und schwer krank ist, zu definieren. Für diejenigen, die die fortgeschrittensten Stadien der Regression erreicht haben, ist keine Behandlung adäquat. Ohne Zweifel sollte die Umgebung menschenwürdig sein, die Ärzte und Pfleger sollten berechtigten quantitativen und qualitativen Ansprüchen genügen und jeder Patient sollte wenigstens ein Minimum an individueller Zuwendung erfahren. Aber reichen diese Voraussetzungen für die Einstufung *angemessene Behandlung* aus? Patienten haben noch andere Rechte, über die in manchen juristischen und psychiatrischen Kreisen noch diskutiert wird. Eines davon ist das Recht auf jene Behandlung, die die persönliche Freiheit am wenigsten einschränkt. Wenn eine Behandlung zur Verfügung steht, die an die Stelle der zwangsweisen Internierung treten könnte, dann sollte diese Behandlungsform gewählt werden.

Viele sind der Auffassung, daß der Patient, so krank er auch sein mag, das Recht habe, seine Zustimmung zu Psychochirurgie, Elektroschock, medikamentöser Behandlung und sogar Psychotherapie zu verweigern. Ich unterstütze die Abschaffung der Psychochirurgie. Die Unwiderruflichkeit des dem Gehirn zugefügten Schadens, der sowohl die Nutzung neuer, in Zukunft entwickelter Methoden als auch zusätzlicher, unvorhersehbarer Chancen ausschließt, sollte eigentlich jeden davon abhalten, zu dieser Behandlungsform zu greifen. Wenn ich andere Behandlungsarten empfohlen habe, ist es mir immer gelungen, die Zustimmung des Patienten dafür zu erhalten. Es ist mir jedoch klar, daß das bei manchen schwerkranken Patienten schwierig sein kann, die jegliche Behandlung verweigern. Selbst bei den sehr wenigen, für die bei den gegenwärtigen Behandlungsformen praktisch sehr wenig oder gar keine Hoffnung auf Besserung besteht, dürfte es ratsam sein, keinen Druck auszuüben. Zumindest behält der Patient das Gefühl, sein Leben bis zu einem gewissen Grad noch selbst zu lenken.

Abschließende Bemerkungen

Welche allgemeine Haltung sollten wir gegenüber dem schwer und chronisch geisteskranken Patienten einnehmen?

1. Die Gemeinschaft sollte zu einer toleranteren Haltung gegenüber diesen Menschen erzogen werden. Erstens müssen wir den Bürgern begreiflich machen, daß sie nicht gefährlicher sind als andere Menschen, die nie an einer schizophrenen Störung gelitten haben.

2. Der Gesetzgeber muß auf die unumgängliche Notwendigkeit hingewiesen werden, Geisteskranken nicht nur Obhut, sondern auch menschenwürdige Lebensbedingungen zu ermöglichen. Vielleicht könnten manche alten Landeskrankenhäuser in Wohnanlagen umgebaut werden, wo diese Menschen mit dem Minimum an Reglement leben könnten, das für einen geordneten Ablauf nötig ist.

3. Wir müssen von der von manchen Optimisten verbreiteten Illusion Abschied nehmen, daß die Nachbetreuung in der Gemeinschaft für sehr regredierte Personen billiger sei, als wenn man sie in Anstalten verwahren würde. Wenn wir in einer Weise für sie sorgen wollen, die den gegenwärtigen unzulänglichen Bedingungen überlegen ist, dann muß die Gesellschaft bereit sein, mehr Geld dafür aufzuwenden. Bei allen Versuchen, zu helfen und zu retten, sollten wir uns nicht von ökonomischen Erwägungen leiten lassen, sondern von der Frage, was unseren therapeutischen Zielen am nächsten kommt.

Die humane Behandlung des harten Kerns stark regredierter Schizophrener ist nicht ausschließlich oder auch nur überwiegend ein psychiatrisches Problem. Es ist ein Problem, das die Gesellschaft als Ganzes betrifft. Die Gesellschaft muß eingreifen und die Hauptverantwortung übernehmen. Der Grad an Zivilisation, den eine Gesellschaft erreicht hat, ist nicht zuletzt daran abzulesen, was diese Gesellschaft für ihre unheilbar Kranken tut. Der humanitäre Geist eines Volkes kann sich kaum in überzeugenderer Weise manifestieren als in einer einfühlenden und hilfsbereiten Haltung gegenüber solchen Patienten. Umgekehrt zeigt sich auch die Stufe der Barbarei, auf die eine Gesellschaft herabgesunken ist, durch die Lösungen, die sie für ihre Kranken findet. Das jüngste Beispiel eines solchen Rückfalls in die Barbarei war die »Endlösung«, der das nationalsozialistische Deutschland während des Zweiten Weltkriegs schwer geisteskranke Patienten zuführte.

10. Kapitel
Besondere Situationen

Therapiehelfer und psychiatrische Begleiter

In früheren Jahren habe ich mich bei der Behandlung und Rehabilitation von Patienten, die mäßig bis schwer krank blieben und weiterhin bei ihrer Familie lebten, der Unterstützung einer Therapiehelferin oder eines psychiatrischen Begleiters bedient. Der Grund, warum ich dies früher viel häufiger getan habe als heute, liegt in einer Kombination von Faktoren:

1. Es ist schwieriger geworden, Menschen zu finden, die bereit sind, eine solche Aufgabe zu übernehmen, insbesondere bei jungen männlichen Patienten.
2. Die steigenden Kosten dieser Dienstleistung haben sie für die meisten Menschen unerschwinglich gemacht.
3. Die Behandlung mit Psychopharmaka (die es noch nicht gab, als diese Einrichtung geschaffen wurde) und die dadurch bedingte Besserung der Symptome hat die Unterstützung durch einen Therapiehelfer oder einen Begleiter weniger zwingend gemacht, obwohl dies in manchen Fällen noch wünschenswert wäre.
4. In den Jahren, die seither vergangen sind, wurden die bis dahin vorliegenden Konzepte zur Rolle der Familie für die Psychodynamik des Patienten revidiert.

Die genannten Gründe waren ein Ansporn, sich in der im achten Kapitel beschriebenen Weise um die Unterstützung der Familienmitglieder zu bemühen und die Hinzuziehung von Therapiehelfern auf spezielle Situationen zu begrenzen.

Solche besonderen Situationen liegen vor, wenn die Anforderungen, die der Patient stellt, außergewöhnlich hoch sind und von den Verwandten nicht erfüllt werden können, oder wenn die emotionale Verstrickung der Familie zu konfliktreich geworden ist und eine Änderung nicht möglich erscheint. In diesen Fällen wird u. U. durch die Verpflichtung eines Außenseiters in der Rolle eines Therapiehelfers oder psychiatrischen Begleiters eine Hospitalisierung vermieden.

Eine psychiatrisch ausgebildete Krankenschwester, ein Mensch mit großem Einfühlungsvermögen und Verständnis oder jemand, der erfolgreich analysiert wurde, bzw. sich einer psychodynamischen Psychotherapie unterzogen hat, kann ein kompetenter therapeutischer Begleiter werden. Ebenso wie der Psychiater John Rosen, der dieses Verfahren eingeführt hat, habe ich ehemalige psychotische Patienten für diese Aufgabe eingesetzt. Die Erfahrungen, die sie durchgemacht haben, fügen den bereits erwähnten Qualitäten eine weitere und reiche Dimension hinzu. Natürlich sind nicht alle ehemaligen Patienten geeignet, und nur eine Minderheit von ihnen ist bereit, einen Menschen durch die Abgründe seiner Psychose zu begleiten und sich dieser Erfahrung somit ein weiteres Mal zu stellen. Wenn diese Bereitschaft vorhanden ist, dann sind die Ergebnisse jedoch gewöhnlich wirklich lohnend. Der therapeutische Begleiter ist da, um zu helfen, zu unterstützen und die Erfahrungen des Patienten zu teilen.

In einem bestimmten Stadium der Behandlung ist der Helfer besonders wertvoll. Wenn der Patient dank der Psychotherapie seine Wahnvorstellungen und Halluzinationen verloren hat, dann kann bei ihm trotzdem ein vages Gefühl der Bedrohung zurückbleiben – ein Gefühl, das abstrakt und diffus ist und vor dem er sich durch Rückzug in sich selbst zu schützen sucht. Der therapeutische Begleiter ist da, um dieses Gefühl zu zerstreuen. Der Begleiter steht auch zur Verfügung, wenn ein Familienmitglied durch berufliche Verpflichtungen oder aus anderen Gründen ausfällt. Es ist jemand vorhanden, auf den sich der Patient über längere Zeiträume hinweg stützen kann. Der Therapiehelfer ebnet den Weg in die Außenwelt und hilft, die Furcht vor dieser Welt draußen abzubauen. Natürlich könnte diese Furcht nicht überwunden werden ohne die viel tiefer schürfende innere Arbeit, die mit dem Therapeuten geleistet wird. Aber der therapeutische Begleiter bildet ein konkretes Bindeglied zwischen dem psychodynamischen Verständnis, der neuen Beziehung zum Therapeuten und der Außenwelt. Der Helfer zeigt in einer unmittelbaren Weise, daß die vielen Dinge, vor denen sich der Patient fürchtet, nicht existieren und keine Macht haben, ihn zu verletzen. In vielen Fällen wird der Therapiehelfer vom Patienten als überzeugender und beruhigender empfunden als ein Mitglied der Familie.

Wenn sich die Symptome des Patienten abschwächen, kann die Arbeit des therapeutischen Begleiters ihr Verschwinden beschleunigen. Beispielsweise mag sich der Patient dagegen sträuben, einkaufen zu gehen, sei es aus Angst vor Verfolgern oder weil er befürchtet, eine falsche Wahl zu treffen. In Begleitung des Therapiehelfers ist er jedoch dazu bereit; er ist imstande, eine Wahl zu treffen; er wird keine Verfolger sehen.

In vielen Fällen kann der therapeutische Begleiter dem Patienten besser als jedes Familienmitglied helfen, Gewohnheiten und Symptome zu überwinden, die schädlich und störend sind und die die Absonderung des Patienten von der übrigen Welt vergrößern. Wenn sie nicht korrigiert werden, verfestigen sich diese Gewohnheiten und werden zu einem tief verwurzelten Bestandteil seines Lebens. Sie sind jedoch nicht so resistent, wie sie erscheinen. Oft genügt das warme Gefühl, mit einem Menschen zusammen zu sein, damit der Patient seine Gewohnheiten fallenläßt. Der Therapeut weiß von diesen störenden Gewohnheiten gar nichts, entweder weil sie während der Sitzungen nicht auftreten, oder weil er sie nicht bemerkt hat. Die Familienmitglieder sind dagegen so an sie gewöhnt und haben gelernt, sie als selbstverständlich zu betrachten, daß sie es nicht einmal für notwendig halten, sie dem Therapeuten gegenüber zu erwähnen. Dem Therapiehelfer fallen sie auf, er berichtet dem Therapeuten darüber und hilft, sie in einer freundlichen Weise zu beseitigen.

Was ich über Gewohnheiten oder allgemeines Verhalten gesagt habe, gilt auch für Symptome. Es mag hier nützlich sein, einige der bereits im achten Kapitel erwähnten, die Familienmitglieder betreffenden Maßnahmen zu wiederholen und näher zu erläutern. Viele Therapeuten wissen nicht, wann ein Patient halluzinieren oder den Inhalt seiner Halluzinationen ausagieren wird. Der Therapiehelfer weiß dagegen manchmal aufgrund seiner Vertrautheit mit dem Mienenspiel oder der Körperhaltung des Patienten, daß dieser in wenigen Minuten halluzinieren wird und das Erlebnis vielleicht auch mit impulsivem Verhalten ausagiert. Der Helfer nähert sich ihm behutsam, lenkt ihn ab und bezieht ihn in andere Beschäftigungen ein, so daß sich die Gefahr eines Anfalls verringert. Während der Therapeut versucht, die Symptome zu interpretieren und sie unnötig zu machen, zeigt der Therapiehelfer dem Patienten Mittel und Wege, sie *abzuwenden*. Diese Abwendungstherapie hat nichts mit mechanischer Konditionierungstherapie zu tun, wohl aber mit der freundlichen Intervention eines anderen Menschen. Mit Abwendung von Symptomen meine ich, Situationen zu schaffen, in denen das Auftreten der Symptome unwahrscheinlich ist, und Situationen zu vermeiden, in denen sie leicht auftreten könnten. Wenn der Patient beispielsweise die Tendenz hat, sich Ritualen hinzugeben, wenn er allein ist, dann sollte er so wenig wie möglich allein gelassen werden. Abwendungstherapie ist viel mehr als symptomatische Behandlung; Symptome und Gewohnheiten werden um so stärker und resistenter, je häufiger sie auftreten.

Manche Patienten, die von einem therapeutischen Begleiter unterstützt werden, haben die Tendenz, in einen frühkindlichen Zustand zurückzukehren und den Helfer als eine Mischung von Mutterfigur und Krankenschwester anzusehen. Aber der therapeutische Helfer ist noch besser als die Angehörigen imstande, den Patienten zu stärken, ohne seine Entwicklung zu behindern, und einen Druck auf ihn auszuüben, der nicht harsch ist und daher übelgenommen wird, sondern freundlich und sanft. Eher als vorgefaßte Ideen, feste Programme oder Tageseinteilungen wird das Gefühl enger Zusammengehörigkeit mit dem Patienten dem Therapiehelfer sagen, wann er diesen sanften Druck ausüben soll, um einer Tendenz des Patienten entgegenzuwirken, sich hängenzulassen oder zurückzuziehen.

Verschiedene Komplikationen können bei der Arbeit eines Therapiehelfers auftreten. Viele davon betreffen den Helfer als Person, so z. B. das Auftauchen von Übertragungsgefühlen, ähnlich wie der Therapeut sie erlebt. Nicht selten neigt der therapeutische Begleiter dazu, den Patienten als einen Menschen anzusehen, der unbedingt Hilfe braucht, auch wenn sich dessen Befinden erheblich gebessert hat. Der Begleiter ist dann vielleicht nicht bereit, weniger Zeit mit dem Patienten zuzubringen oder seine Fürsorge zu verringern. Er kann eine so starke Zuneigung für den Patienten entwickelt haben, daß es ihm schwerfällt, die Arbeit mit ihm zu beenden. Und dennoch war diese Gegenübertragung für eine gute therapeutische Beziehung notwendig. All diese Gefühle müssen analysiert werden, und es muß in den regelmäßigen Zusammenkünften, die der Therapeut und der Therapiehelfer abhalten müssen, eine Lösung für sie gefunden werden.

Eine andere Schwierigkeit liegt in der Feindseligkeit, die der Patient in manchen Fällen gegenüber dem Begleiter entwickelt, entweder, weil er es verübelt, von ihm abhängig zu sein, weil er sich vor der Zuneigung fürchtet, die er für den Helfer empfindet, oder weil er ihn mit einer wichtigen Figur in seiner Vergangenheit identifiziert und ihn in paranoider Verzerrung wahrnimmt. Über all diese Situationen muß er natürlich dem Therapeuten Bericht erstatten, der sie mit dem Patienten besprechen wird.

Es können sogenannte Dreieckssituationen entstehen, in denen Therapeut und Therapiehelfer aufgrund der Manipulationen des Patienten miteinander konkurrieren oder gegeneinander zu arbeiten scheinen. Wenn der Patient das Gefühl hat, daß es Meinungsverschiedenheiten zwischen dem Therapeuten und dem Therapiehelfer in bezug auf seine eigene Behandlung oder zwischen dem Therapeuten bzw. dem Therapiehelfer und einem Elternteil gibt, dann muß ihn das beunruhigen. Diese Beunruhigung ist in manchen Fällen auf eine Reaktivierung eines Gefühls zurückzuführen, das der Patient aus seiner Kindheit kennt: daß er die Ursache oder das Opfer von Meinungsverschiedenheiten war, die zwischen seinen Eltern bestanden. Wenn die Probleme offen mit dem Patienten besprochen und das Mißverständnis oder die unterschiedliche Akzentuierung aufgeklärt werden, dann verschwindet diese Verstörung rasch wieder.*

Notfälle

Im Gegensatz zu anderen Sparten der Medizin gibt es in der Psychiatrie wenige ernste Notfälle. Es gibt in der Psychiatrie kein Krankheitsbild, das mit einem durchgebrochenen Blinddarm oder Magengeschwür, einem Darmverschluß oder einem Herzinfarkt vergleichbar ist. Die meisten psychiatrischen Patienten können, auch wenn sie an schweren Geistesstörungen leiden, zumindest 24 Stunden warten, bis sie ein Psychiater untersucht. Einige wenige Notfälle gibt es jedoch auch in der Psychiatrie. In einem solchen Fall ist es unumgänglich, daß die Angehörigen einen Arzt verständigen. Wenn kein Arzt

* Siehe auch Sally Lorraine, »The Therapeutic Assistent in Treating the Psychotic«, *International Journal of Psychiatry*, Bd. 10 (1972): 11–22.

zur Verfügung steht, sollten sie den Patienten in ein Krankenhaus bringen. Viele allgemeine Krankenhäuser haben eine psychiatrische Notaufnahmestation oder eine Ambulanz, wo ein Psychiater den Patienten sofort untersucht, ihm erste Hilfe leistet und die nötigen Empfehlungen ausspricht.

Wenn sich die Angehörigen telefonisch an ein Krankenhaus wenden, sollten sie fragen, ob es über einen psychiatrischen Notdienst verfügt. An manchen Orten sind diese Notdienste leicht zu finden. Allein in New York County (Bezirk Manhattan) gibt es neun Krankenhäuser, die über einen solchen Dienst verfügen. Das Familienmitglied muß bereit sein, die Adresse des Patienten bekanntzugeben, damit festgestellt werden kann, ob er zu dem jeweiligen Einzugsgebiet, d. h. dem Stadtteil gehört, für den das betreffende Krankenhaus zuständig ist.

In manchen Teilen des Landes mag es schwierig sein, einen psychiatrischen Notdienst zu finden. Jedes Krankenhaus wird aber imstande sein, einem das nächstgelegene Hospital zu nennen, das über einen solchen Notdienst verfügt.

Zum Glück ist die Zahl der Schizophrenen, die solche Einrichtungen benötigen, nicht so groß, wie man glauben würde – jedenfalls nicht so groß wie die von Drogenabhängigen, akuten Manikern, Alkoholikern oder schwer depressiven Patienten, die mit Suizid drohen. Auch für den schizophrenen Patienten kann jedoch eine Notfallsituation eintreten. Auch er kann mit Selbstmord oder Mord drohen, gewalttätig werden, sich in unerträglichem Maß streitsüchtig oder lärmend verhalten oder unkontrollierbaren asozialen Impulsen nachgeben. Aufgrund ihres auffallenden Verhaltens scheinen solche Patienten zahlreich zu sein, aber tatsächlich sind sie es, verglichen mit der Gesamtzahl der Schizophrenen, nicht. In Amsterdam, einer Stadt von fast einer Million Einwohnern, verfügt das städtische Gesundheitswesen über einen weltberühmten psychiatrischen Notdienst. Wie man hört, wird der Dienst so selten in Anspruch genommen, daß der diensthabende Psychiater nach Mitternacht zu Bett geht und selten in seiner Nachtruhe gestört wird. Und in rund um die Uhr geöffneten Ambulanzen wie am Massachusetts Mental Health Center in Boston und am Malcolm Bliss Mental Health Center in St. Louis bedurften zumindest bis vor wenigen Jahren nur wenige Personen nach Mitternacht einer Betreuung.

Manche Autoren sprechen dann von einem *Notfall*, wenn ein Patient sofort untersucht werden muß und in der Gemeinde keine Einrichtungen existieren, die ihm helfen können. Andere (H. Resnik und H. Ruben) haben einen Notfall als »ein plötzliches, unvorhergesehenes, isoliertes Ereignis« definiert, das, wenn nicht darauf reagiert wird, »lebensbedrohliche oder psychisch schädliche Konsequenzen hat«.

Bei den Notdiensten handelt es sich in den meisten Fällen, die nicht Schizophrene betreffen, um Eheprobleme, Auseinandersetzungen zwischen Eltern und Kindern, traumatische sexuelle Erlebnisse, den plötzlichen Tod eines engen Verwandten oder Freundes und die Folgen von Drogen- oder Alkoholmißbrauch. In den meisten dieser Fälle ist es relativ leicht, die auslösenden oder belastenden Ereignisse festzustellen. Manche Autoren (L. Bellak und L. Small) haben eine Form von Notfall-Psychotherapie beschrieben, die in besonderen Krisensituationen angewandt wird. Sie kann aus zwischen einer und sechs therapeutischen Sitzungen bestehen und erfordert eine sehr aktive Rolle seitens des Therapeuten. Diese Notfalltherapie ist für schizophrene Patienten nicht angezeigt.

Bei schizophrenen Patienten ist die Sache komplizierter. Manche werden unerwartet gefährlich für sich selbst und unternehmen als Reaktion auf Befehle halluzinatorischer Stimmen Suizidversuche. Andere werden gefährlich für andere, ebenfalls aufgrund aggressiver Befehle, die sie von den Stimmen erhalten. Nicht selten sind solche paranoiden Patienten, die aggressive Tendenzen gegenüber imaginären Verfolgern aufweisen, gegen die sie sich zu verteidigen suchten. Ein Notfall liegt dann vor, wenn der Patient gewalttätiges, aggressives oder destruktives Verhalten zeigt. Bei anderen Patienten würde man von einem Notfall sprechen, wenn sie agitierte Verwirrung, Desorientierung, Übererregung und stark manieriertes oder asoziales Verhalten aufweisen. Bei anderen Schizophrenen, die ihre Angehörigen und andere Personen in starke Angst versetzen und zur Notfallintervention veranlassen, besteht das beängstigende Verhalten darin, daß sie dazu neigen, nach ihren Wahnideen zu handeln, d. h., daß sie sich inakzeptabel und bizarr verhalten, jedoch nicht in selbstmörderischer oder mörderischer Weise. Der Bürger toleriert Patienten, die schamlose Briefe schreiben oder sogar Eigentum zerstören, aber nicht solche, die in der Öffentlichkeit masturbieren, defäzieren, urinieren oder sich zur Schau stellen und Kinder belästigen. *Übrigens ist nie bewiesen worden*, das ist wichtig hervorzuheben, *daß diese Kategorien unter Schizophrenen in größerer Zahl existieren als unter Nichtschizophrenen*.

Gewalttätige paranoide Patienten bilden eine sehr kleine Minderheit, können aber große Probleme verursachen, weil der Umgang mit ihnen sehr schwierig ist und sie gefährlich werden können. Ein Patient wird im allgemeinen gefährlich, wenn er Angst hat. Auch Patienten, die fügsam scheinen, können sich ändern, wenn ihnen eine Behandlung droht, vor der sie Angst haben und die ihr wahnhaftes Denken verstärkt. Das bringt uns zu der Frage, ob man die Polizei rufen sollte, wenn eine Notfallsituation eintritt oder ein Angriff seitens eines paranoiden Patienten bevorzustehen scheint.

Das Eingreifen der Polizei ist in einem bestimmten Prozentsatz von Fällen unvermeidlich. Leider gibt es keine anderen Vorkehrungen oder Personenkreise, die auf solche Fälle eingerichtet sind. An vielen Orten muß sogar das Ansuchen um einen Krankenwagen durch die Polizei erfolgen. Der Hilferuf an die Polizei weckt beunruhigende Vorstellungen. Erstens hat es die Polizei üblicherweise mit Gesetzesbrechern zu tun, und wir empfinden es daher als widerwärtig, Kranke in den Händen von Polizeibeamten zu sehen. Außerdem fühlen sich viele paranoide Patienten dadurch in ihrem Wahn bestärkt, von den Organen der Gesellschaft verfolgt und der Freiheit beraubt zu werden. Andererseits haben viele Polizisten, abgesehen von der Tatsache, daß in manchen Fällen keine anderen Mittel zur Verfügung stehen, einen Grad von Geschicklichkeit im Umgang mit Geistesgestörten entwickelt, um den sie von Fachleuten beneidet werden. Irgendwie verstehen sie es, den Patienten zu beschwichtigen, bzw. sie erreichen, daß er sein aggressives Verhalten unter Kontrolle hält.

Eine Minderheit psychiatrischer Notfälle kann nicht in Krankenhäuser oder andere psychiatrische Einrichtungen gebracht werden. In diesen seltenen Fällen muß eine Fachkraft den Patienten zu Hause besuchen. Viele Psychiater sind nur sehr ungern zu solchen Hausbesuchen bereit, aber die meisten kennen junge Kollegen, die eben zu praktizieren begonnen haben und die über die nötige Zeit für solche Besuche verfügen. Der häufigste Grund für einen psychiatrischen Hausbesuch ist die Diagnosestellung und die Klärung der Frage, ob der Patient einer Hospitalisierung bedarf oder nicht. Hausbesuche kommen auch dann in Frage, wenn eine schwere körperliche Behinderung wie ein Herzinfarkt, eine die Bewegungsfähigkeit beeinträchtigende Arthritis oder ein Schlaganfall vorliegt. Der dritte wichtige Anlaß für einen Hausbesuch ist die Weigerung des Patienten, das Haus zu verlassen, sei es aus paranoider Furcht oder anderen Wahnideen oder weil der Patient außer seinen schizophrenen Symptomen auch noch Phobien hat, die ihn daran hindern, die Wohnung zu verlassen.

Wann immer es möglich ist, sollte der Patient veranlaßt werden, auch in einem Notfall eine psychiatrische Einrichtung aufzusuchen. Das Gefühl, daß er die Macht hat, den Psychiater in seine Wohnung zu zitieren, kann bei dem Patienten den Eindruck erwecken, die therapeutische Situation beherrschen zu können, und dieses Gefühl kann die Besserung verzögern.

Anschluß an religiöse Sekten

Eine beträchtliche Zahl von Eltern ehemaliger schizophrener Patienten oder von Kranken, die nur halbwegs geheilt oder chronisch krank sind, ziehen einen Psychiater zu Rate, weil sich ihr Kind einer religiösen Sekte angeschlossen hat. Sie bekommen ihren Sprößling nicht mehr zu Gesicht. In anderen Fällen gestattet ihnen die Sekte, der sie beigetreten sind, zu Hause zu bleiben, aber sie scheinen sich nur für die Praktiken der Sekte zu interessieren und nur über deren Mythologie reden zu wollen. Was können die Eltern tun? Diese Situation ist nicht völlig neu, obwohl sie heute viel häufiger auftritt. Sie hat ihre Wurzeln in ähnlichen Ereignissen, die sich vor der Entstehung der neuen Sekten vollzogen.

Seit dem Beginn meiner psychiatrischen Praxis habe ich es erlebt, daß sich eine bestimmte Zahl von präschizophrenen, schizophrenen und teilweise geheilten schizophrenen Patienten einer neuen Religion anschlossen. Sie haben auf diese Weise mehrere Ziele erreicht: (1) sie rebellierten gegen ihre Eltern; (2) sie haben in der neuen Religion eine Lösung für ihre Probleme gesucht, die sie für unlösbar hielten, solange sich an den Dingen nichts änderte; und (3) sie versuchten verzweifelt, befriedigende persönliche Beziehungen herzustellen, wenn auch in einer sehr ungewöhnliche Form (Kloster, Missionarstätigkeit, mystische Gruppe und so weiter). Der Übertritt vollzog sich im allgemeinen von einer der großen westlichen Religionen zur anderen. Heute hat sich die Situation geändert. Vor allem ist außer den obengenannten Zielen eine ausgeprägtere Unzufriedenheit mit der Gesellschaft festzustellen. Diese Unzufriedenheit manifestiert sich nicht in politischer Weise, wie das bei der Studentenbewegung der 60er Jahre der Fall war, sondern durch die Übernahme neuer mystischer Weltanschauungen. Obwohl einige Sekten weiterhin auf Abwandlungen der jüdisch-christlichen Ideologie oder auf bestimmten politischen Orientierungen basieren, fußt die Mehrzahl auf hinduistischen und anderen östlichen Konzepten. Manche praktizieren Hexerei und merkwürdige Formen von Spiritualismus (bzw. Spiritismus).

Um nicht mißverstanden zu werden, möchte ich einen Punkt klarstellen. Ich behaupte oder impliziere keineswegs, daß alle oder die meisten Mitglieder dieser Gruppen schizophren, geisteskrank oder fehlangepaßt seien. Ich kenne keine Statistiken, die das nachgewiesen hätten. Außerdem weiß ich, daß ideologische Bewegungen, selbst solche, die sich später als segensreich für die Menschheit erwiesen haben, am Anfang eine große Zahl von Menschen anzogen, die nicht nur unzufrieden, sondern mehr oder weniger geistesgestört waren. Was ich in der Lage bin zu behaupten, ist nur, daß eine statistisch signifikante Zahl von Menschen, mit denen ich aus beruflichen Gründen in Kontakt gekommen bin und deren Schwierigkeiten in einer Grauzone zwischen Geisteskrankheit und sozialer Fehlanpassung lagen, Sekten beigetreten sind. Außer ihnen hat sich auch eine beträchtliche Anzahl von Personen, die als Präschizophrene, ehemalige Schizophrene, teilweise geheilte Schizophrene oder chronische Schizophrene klassifiziert werden könnten, diesen Gruppen angeschlossen. Fast alle diese Menschen entstammten Familien der Mittelschicht, der oberen Mittelschicht und der Oberschicht.

Die Psychologin Margaret T. Singer hat einen ausgezeichneten Aufsatz mit dem Titel »Therapie mit ehemaligen Sektenmitgliedern« geschrieben. Sie äußert sich darin eher optimistisch. Sie schreibt, daß »diese Personen ziemliche Aggressionen gegenüber der Sekte empfinden, weil diese sie benutzte und beherrschte. Sie empfinden Aggressionen und Bedauern über verlorene Jahre und Chancen. Sie haben Angst vor der Zukunft und machen sich Sorgen, was geschehen wird, wenn es ihnen nicht gelingt, ihr Leben auf dem Niveau zu führen, das sie sich wünschen.«

Zum Abbau der Konditionierung und Indoktrinierung durch die Sekte bietet Singer eine Menge an Informationen, Unterstützung und Beistand an. Nach ihrer Auffassung ist die »Deprogrammierung« kein Akt seelischer Grausamkeit, wie es von den Sekten gegenüber der Presse dargestellt wird, sondern »nichts weiter als eine Periode verstärkter Aufklärung«. Obwohl ich dessen nicht völlig sicher bin, glaube ich, daß Dr. Margaret Singer mit Personen zu tun hatte, die weniger krank waren als diejenigen, mit denen ich in Berührung gekommen bin, und daß es sich dabei überwiegend nicht um Schizophrene handelte.

Dr. Singer beschreibt sehr gut, was diese Sekten anzubieten haben: »Allzu vereinfachte Antworten« auf die Probleme des Lebens. Sie »versorgen ihre Mitglieder mit gebrauchsfertigen Freunden und gebrauchsfertigen Entscheidungen über Beruf, Liebesbeziehungen, Sex und Heirat sowie den ›Sinn des Lebens‹. Als Gegenleistung fordern sie totalen Gehorsam, den sie durch verschiedene Formen von Gehirnwäsche erzwingen.« Manche Sektenorganisationen haben ihre Mitglieder indoktriniert, auf die Straße hinauszugehen und Geld zu sammeln. Sie dürfen erst dann wieder zurückkommen, wenn sie hundertfünfzig Dollar oder mehr beisammen haben, selbst wenn dies bedeutet, achtzehn oder vierundzwanzig Stunden ohne Pause zu arbeiten.

Den zutreffenden Bemerkungen Dr. Singers möchte ich hinzufügen, daß einer der offensichtlichen Vorzüge der Sekten darin besteht, daß sie die Bedeutung der dyadischen Beziehung eliminieren oder vermindern. Dasselbe gilt auch für manche Wohngemeinschaften. Dyadische Beziehungen existieren zwischen zwei Personen (Mann und Frau, Elternteil und Kind); sie erfordern einen Grad an Intimität, Engagement und Austausch, wie das bei keiner anderen persönlichen Beziehung der Fall ist. Durch die Zugehörigkeit zu einer Sekte ersetzt der oder die Betreffende die dyadische Beziehung durch die Gruppe und die psychologisch einfachere Gruppenbeziehung.

Wie stehe ich zu diesen Sekten? Ich möchte nochmals betonen, daß sich meine Antwort nur auf den schizophrenen Personenkreis bezieht (zu dem auch Präschizophrene, ehemalige Schizophrene, mäßig kranke Schizophrene und chronisch Schizophrene zählen) und nicht auf alle Menschen, von denen in der Untersuchung von Dr. Singer die Rede ist. Mein Eindruck ist, daß es sich um einen sehr bedauernswerten Zustand handelt, wenn ein Mensch seine Individualität, Autonomie und Unabhängigkeit aufgeben und sich einer religiösen Sekte anschließen muß, um sein psychisches Gleichgewicht auch nur halbwegs zu wahren. Dennoch ist dies gegenwärtig bei manchen Menschen der Fall. Ich glaube, daß der Anschluß an diese Gruppen manche Menschen, die keinen besseren Weg der Rehabilitation finden konnten, davor bewahrt hat, vollkommen zu regredieren. Außerdem empfinden manche Patienten die Lebensweise, die ihnen von der Sekte geboten wird, als befriedigender als jene, die von den gegenwärtigen Formen der Rehabilitation offeriert werden. Anscheinend wiegt für diese Menschen das, was sie durch ihren Anschluß an die Gruppe verlieren (Freiheit, Initiative, Spontaneität), weniger schwer als das, was sie bekommen (Schutz und Befreiung von der Notwendigkeit, Entscheidungen zu treffen, und ähnlichen Anforderungen).

Wenn mich Eltern fragen, was sie mit einem Jugendlichen tun sollen, der sich einer Sekte anschließen will oder schon angeschlossen hat, gebe ich ihnen folgende Antwort: Erstens, wenn der Sprößling über achtzehn ist, erinnere ich die Eltern daran, daß es keine juristische Handhabe gibt, wenn sie nicht beweisen können, daß ihr Sohn oder ihre Tochter das Opfer von Grausamkeit, Hunger, Gewalt, Sklaverei, erzwungenem Drogenkonsum oder ähnlichen Praktiken ist. Wenn die Eltern keine Beweise für solche Zustände liefern können, aber einen begründeten Verdacht haben, daß sie existieren, sollten sie die örtlichen Behörden informieren oder mit ihrem Kongreßabgeordneten Kontakt aufnehmen und die Regierung veranlassen, Maßnahmen zu ergreifen, um derartige Mißstände abzuschaffen. Zweitens, wenn der Patient zum schizophrenen Personenkreis gehört, müssen wir abzuwägen versuchen, ob das, was ihm die Rehabilitation zu bieten hat, wirklich besser ist als das, was ihm die Sekte bietet. Drittens, es kann gefährlich sein, einen Schizophrenen zu »deprogrammieren«. Tatsächlich ist es eine große Leistung, einen Schizophrenen zu »programmieren«. Die Deprogrammierung kann den völligen psychischen Zerfall nach sich ziehen. Die Programmierung, wenn sie tatsächlich gelingt, kann das Befinden des Patienten in einer vergleichbaren Weise bessern wie das Münz-Verstärkungsprogramm, das bei stark regredierten Schizophrenen angewandt wird. Nach meiner Ansicht sind die schlimmsten Aspekte der Programmierung und der Sektenindoktrinierung, daß sie solche Patienten, die dem schizophrenen Personenkreis angehören, völlig unzugänglich für Therapie machen.

Vielleicht werde ich meinen Standpunkt revidieren, wenn ich Erfahrungen mit einer größeren Anzahl von Schizophrenen gemacht habe, die ehemalige Sektenmitglieder sind; aber gegenwärtig muß ich sagen, daß ich mit keinem einzigen sehr weit gekommen bin. Die Indoktrinierung war die Barriere zwischen mir und dem Patienten. Diese Barriere schützte den Patienten auch vor der Welt außerhalb seiner Sekte. Aber die Barriere, die ihn von einem reicheren Leben fernhielt, schützte ihn auch vor weiterer Regression.

Für mich ist einer der bedauernswertesten Aspekte dieser ganzen Frage, daß es Sekten gelungen ist, eine große Zahl dieser gestörten Menschen zu erreichen, während wir, die Fachleute auf dem Gebiet der psychischen Gesundheit, dazu nicht in der Lage waren. Ein weiterer bedauerlicher Aspekt der Situation ist, daß wir manchen Menschen (sei es direkt oder durch ihre Eltern) nicht guten Gewissens davon abraten können, sich diesen Gruppen anzuschließen, wenn wir bei unseren gegenwärtigen Methoden zur Rehabilitation der chronisch Kranken über so wenige und so unzulängliche Einrichtungen verfügen; denn daraus resultiert, daß eine beträchtliche Anzahl dieser Menschen ziellos in den Straßen herumirrt, wie ich es auf S. 200 dieses Buches beschrieben habe. Wenn die Gesellschaft größeren Anteil an der Notlage dieser Menschen nähme, dann hätten die Sekten geringeren Zulauf. Vielleicht sollten wir diese Organisationen nicht a priori verdammen, sondern sie in aller Bescheidenheit studieren, damit wir uns das aneignen können, was an ihnen brauchbar und auf andere Gemeinschaften übertragbar ist. Wenn uns das gelingt, und wenn wir gleichzeitig all das beiseite lassen, was uns an diesen Sekten nicht wünschenswert erscheint (wie die Einschränkung der Individualität und der freien Entscheidung), dann könnten wir Ergebnisse erzielen, die bisher für uns unerreichbar waren.

Nachtrag

Wenige Tage nachdem ich dieses Manuskript dem Verleger übergeben hatte, traf die erschütternde Nachricht von dem Massenselbstmord der Anhänger der von James Jones gegründeten Volkskirche (*People's Temple*) ein, der sich in Jonestown, Guiana, ereignete. Obwohl wir niemals den Fehler machen sollten, alle Sekten in einen Topf zu werfen, erscheint es dringend notwendig, daß wir das Sektenphänomen weiter untersuchen und lernen, verschiedene Gruppen voneinander zu unterscheiden – das besonders nach dieser Tragödie, die zum Tod von mehr als 900 Menschen führte. Da Sekten anfänglich Akzeptanz und einfache Lösungen für komplexe Probleme zu bieten scheinen, ziehen sie Personen an, die sich abgelehnt oder von den Schwierigkeiten des Lebens überwältigt fühlen. Darunter sind viele, die dem schizophrenen Personenkreis, wie oben beschrieben, zuzurechnen sind. Mystische Rituale, Indoktrinierung, Schwärmerei für charismatische Führer, Mangel an persönlicher Rückzugsmöglichkeit, Schlafentzug und schlechte Ernährung machen es in manchen Sekten für die einzelnen Mitglieder später sehr schwer, sich von dem Joch zu befreien, das ihnen durch das kollektive System auferlegt wurde. Ich möchte erneut meinem dringenden Wunsch Ausdruck geben, daß die Gesellschaft Mitbürgern, die sich in einer verzweifelten psychischen Notlage befinden, andere Lösungen anbieten möge.

11. Kapitel
Vorbeugung

Für alle, die sich mit Schizophrenie befassen, kann nichts wichtiger sein als Vorbeugung bzw. Prävention. Auf dem Gebiet der Psychiatrie hat die medizinische Vorbeugung in mindestens drei Bereichen enorme Fortschritte erzielt: bei (1) Psychosen durch Pellagra (Maisesserkrankheit, eine multiple Avitaminose), bei (2) paralytischer Demenz und bei (3) Delirium infolge von Infektionskrankheiten.

Man erkannte, daß diese drei Krankheitsbilder ausschließlich auf körperliche Ursachen zurückzuführen sind. Es genügte deshalb, Pellagra durch eine vitaminreiche Diät, paralytische Demenz durch rechtzeitige Syphilisbehandlung und Delirium durch Verabreichung von Sulfonamiden und Antibiotika zu verhindern.

Wie wir im fünften Kapitel gesehen haben, sind die Ursachen der Schizophrenie komplizierter und liegen völlig anders als bei den drei obengenannten Krankheiten. Aufgrund der Komplexität des Problems wurde der Vorbeugung von Schizophrenie bisher nicht die Aufmerksamkeit entgegengebracht, die sie verdient. In letzter Zeit haben sich jedoch in den Vereinigten Staaten die Psychiater und Psychologen in verstärktem Maß der Prävention geistiger und psychischer Erkrankungen im allgemeinen zugewandt. In vielen Groß- und Kleinstädten werden Zentren für genetische Beratung, Familientherapie und erschwingliche Einzel- und Gruppentherapie eingerichtet. Obwohl unsere Bemühungen auf dem Gebiet der Vorbeugung von Schizophrenie sich noch in einem Pionierstadium befinden, verdienen sie bereits Achtung und Anerkennung. Dieses Buch hat demonstriert, daß das Wissen, das wir über die Schizophrenie besitzen, trotz der fraglichen Punkte, was ihre Ursachen betrifft, genügend umfangreich und schlüssig ist, um uns zu befähigen, Maßnahmen zu ergreifen, die geeignet sind, einen wirksamen präventiven Einfluß auszuüben.

Ich werde auf drei Arten der Prävention eingehen. Diese sind:

1. *Grundlegende Prävention*, die auf die Beseitigung sowohl der hereditären, der vererbungsbedingten, als auch der umweltbeding-

ten Voraussetzungen abzielt, die die Bedingungen für Schizophrenie schaffen oder die Anfälligkeit dafür erhöhen.

2. *Langfristige Prävention*, die darauf abzielt, dem Individuum während seines ganzen Lebens – insbesondere während seiner Jugend – zu helfen, jene Umstände, Entwicklungen oder dauerhaften Situationen zu vermeiden, die das Risiko vergrößern, das, was zunächst nur ein Potential oder eine Prädisposition war, in das tatsächliche klinische Auftreten von Schizophrenie zu verwandeln.

3. *Prävention in Krisenfällen*, das ist der Versuch, dem potentiellen Schizophrenen zu helfen, spezifische belastende Ereignisse zu vermeiden, die Schizophrenie auslösen können.

Grundlegende Prävention

Vererbung

Wie wir im fünften Kapitel gesehen haben, besteht beinahe Gewißheit darüber, daß eine Disposition zur Schizophrenie erblich bedingt ist. Es sei jedoch nochmals betont, daß nach unserem heutigen Wissensstand Schizophrenie nicht vererbt wird – nur eine Anfälligkeit bzw. Disposition dafür. Eine absolute Prävention würde somit erfordern, die Weitergabe dieser ererbten Disposition von Generation zu Generation unmöglich zu machen, so daß selbst Individuen, die den stärksten Belastungen und den aufreibendsten psychischen Erfahrungen ausgesetzt sind, die Krankheit nicht bekommen würden. Es ist jedoch sowohl unmöglich als auch gar nicht wünschenswert, diese vorbeugenden Maßnahmen durchzusetzen. Die Schizophrenie versetzt uns in eine Lage, die sich grundlegend von derjenigen unterscheidet, mit der wir in bezug auf bekannte Erbkrankheiten konfrontiert sind. In einer Familie, in der Veitstanz, Muskeldystrophie, Bluterkrankheit und andere unbezweifelbar erbliche Leiden vorhanden sind, kann der Arzt den Familienmitgliedern leicht die Mendelschen Vererbungsgesetze, die Existenz von Genen, die entweder dominant oder rezessiv sind, und die möglichen Risiken für den Nachwuchs erklären. Im Fall der Schizophrenie ist eine ähnlich eindeutige genetische Beratung nicht möglich. Der Berater kann nur sagen, daß das

Risiko für ein Kind, schizophren zu werden, verglichen mit der Gesamtbevölkerung höher ist, wenn ein Elternteil an Schizophrenie leidet, aber daß immer noch eine Wahrscheinlichkeit von 90 bis 95 Prozent besteht, daß das Kind nicht an Schizophrenie erkrankt.

Wenn es nicht möglich ist, Eheschließungen von Menschen zu verhindern, die Träger definitiver Erbkrankheiten sind, so ist es um so schwieriger, dies im Fall von Schizophrenie zu erreichen, da die Literatur über dieses Thema einen Schutz von zumindest 90 Prozent zu garantieren scheint. Mit anderen Worten, wenn jemand schizophren ist oder war, dann besteht eine zehnprozentige Chance, Schizophrenie durch Vererbung zu übertragen. Wenn jemand einen Elternteil hat, der schizophren war, dann besteht für ihn oder sie ebenfalls eine zehnprozentige Wahrscheinlichkeit, schizophren zu werden. *Es ist sogar wahrscheinlich, daß das zehnprozentige Potential nie zur Realität werden wird, wenn andere psychologische vorbeugende Maßnahmen ergriffen werden.* Die Tatsache, daß die Statistiken nicht so überwältigend sind, und die Möglichkeit, daß die Anlagefaktoren durch Umweltfaktoren völlig neutralisiert werden können, veranlaßt Menschen, sich von Liebe und moralischen Erwägungen und nicht vom genetischen Risiko leiten zu lassen. Außerdem kann sich der einzelne in seiner Entschlossenheit bestärkt fühlen, dem Kind eine gute Umwelt zu bieten, und er oder sie kann sich auch einer präventiven Psychotherapie unterziehen. Lebenslange Empfängnisverhütung, freiwillige Sterilisierung oder Abtreibung aufgrund medizinischer Indikation kann angesichts eines relativ so kleinen Risikos nicht uneingeschränkt empfohlen werden. Zu solchen Maßnahmen sollte jedoch geraten werden, wenn beide Ehepartner schizophren sind oder waren, da den Statistiken zufolge das Risiko von Schizophrenie bei den Kindern in diesen Fällen sehr hoch ist (zwischen 50 und 68 Prozent). Folgende Schlußfolgerungen können gezogen werden:

1. Es ist schwierig (und vielleicht nicht gerechtfertigt), Personen, die mögliche Träger einer erblichen Disposition zur Schizophrenie sind, von einer Eheschließung oder zumindest von der Elternschaft abzuraten, wenn kein erhebliches oder großes Risiko vorhanden ist. Das Risiko ist dann groß, wenn beide potentiellen Elternteile an dieser Krankheit litten oder noch leiden.

2. Wenn eine erbliche Disposition zur Schizophrenie vorhanden ist und die Patienten und deren Partner an ihren Heiratsplänen festhal-

ten, sollte die Beratung darauf abzielen, eine günstige familiäre Umgebung zu schaffen und das Risiko der Krankheit zu vermindern.

Umweltbedingungen in der Kindheit

Bei unserem gegenwärtigen Wissensstand scheint es fast sicher, daß einer erblichen Disposition zur Schizophrenie durch gesunde Umweltbedingungen in der Kindheit entgegengewirkt werden kann. Die Prävention der Schizophrenie sollte sich deshalb auf die Beseitigung von Umständen konzentrieren, die geeignet sind, eine psychologisch ungesunde Umgebung zu erzeugen.

Ehe der Eltern. Die unglückliche Ehe der Eltern ist einer der fundamentalsten und häufigsten Faktoren, die zu einer ungesunden Umwelt des Kindes beitragen. Was die Persönlichkeit beider Eltern an Negativem enthält, tendiert dazu, in einer unglücklichen Ehe noch stärker hervorzutreten. Es stimmt zwar, daß es viele unglückliche Ehen gibt und daß wir nur in einem kleinen Prozentsatz davon schizophrene Kinder antreffen. Es müssen ja nicht nur die erbliche Disposition und viele andere Umstände vorhanden sein, sondern die unglückliche Ehe muß auch für die Kinder in einem solchen Maße ungünstig sein, daß sie sie darin hindert, sich mit einem der beiden Elternteile in befriedigender Weise zu identifizieren oder ein Mindestmaß an Sicherheit zu genießen.

Eine Untersuchung der Familien schizophrener Patienten hat ergeben, daß unglückliche Ehen dort häufiger und ausgeprägter sind als in den Familien der übrigen Bevölkerung. Dabei gibt es offensichtlich Ausnahmen. Manchmal bewirkt die Krankheit des Patienten ein Gefühl der Solidarität zwischen den Eltern und verstärkt deren Bindung. Dies sind gewöhnlich spät eintretende Ereignisse, die, wenn sie nicht durch fachkundige Berater untersucht und korrigiert werden, für den Patienten eher schädlich als hilfreich sein können. Eine Ehe, die die Krankheit des Patienten benötigt, um sich selbst zu stabilisieren, hat keine echte, wirklich tragfähige Grundlage. Künftige Ehepartner, die von vornherein wissen, daß sie vom Standpunkt der Vererbung aus risikobehaftete Kinder haben werden, sollten beraten und über die Anforderungen und Verpflichtungen des Ehelebens aufgeklärt werden.

Elternschaft. Unglücklich verheiratete Menschen können eine seelische Befriedigung und Kompensation in der Erziehung von Kindern finden, insbesondere in Kulturen, in denen die Elternschaft als wichtigster Aspekt der Ehe angesehen wird. Unter diesen Umständen sind die Kinder nicht ernsthaft beeinträchtigt. In einer Kultur, in der die Bedeutung oder Wichtigkeit der Elternschaft in den Hintergrund getreten ist oder gegenüber anderen Aspekten der Ehe zurücktritt, sind unglücklich verheiratete Paare in der Regel auch schlechte Eltern. Von der Zeit der industriellen Revolution bis zur Gegenwart und insbesondere, seit sich die technologischen Veränderungen überstürzen, hat sich unsere Kultur und Gesellschaft in einem Stadium des Übergangs befunden. Im Rollenbild der Mutter und des Vaters haben sich Veränderungen vollzogen, die eine Gefahr für die traditionelle Elternschaft darstellen. Wenn diese kulturellen Faktoren durch Persönlichkeitsschwierigkeiten verstärkt werden, kann dies ungünstige Folgen haben.

Die Frau von heute unterzieht viele traditionelle Werte und Funktionen einer Revision. Gleichzeitig wird sie sich ihrer Verärgerung angesichts der Tatsache bewußt, daß sie in einer vorwiegend patriarchalischen Gesellschaft oft als Bürger zweiter Klasse angesehen wurde und nicht dieselben Chancen erhielt wie die Männer – auch wenn sie diese Verärgerung bis in jüngste Zeit nicht offen geäußert hat. In ihrem Streben nach Gleichberechtigung entzieht sie ihrer Funktion als Hausfrau jetzt einen Teil ihrer Energie und widmet sich statt dessen, genau wie der Mann, einer beruflichen Laufbahn. Dazu ist sie zweifellos berechtigt. Aber ebenso, wie die Gesellschaft vorher ein Unrecht an der Frau begangen hat, indem sie sie zur Unterordnung zwang, so versagt sie jetzt der Frau gegenüber, indem sie diese nicht ausreichend auf eine Doppelrolle vorbereitet. Die Aufgabe ist in der Tat schwierig, und Soziologen sollten das Problem angemessener studieren, nicht bloß in theoretischen, sondern in praktischen Zusammenhängen. Verheiratete Frauen müssen ein Gefühl der Erfüllung haben, sonst sind sie frustriert und haben das Bedürfnis, mit ihren Ehemännern zu konkurrieren, mit dem Resultat, daß die ganze Familie unglücklich ist.

Die Funktion, die eine Frau nicht verändern kann, ist die Mutterschaft. Aber um dieser Funktion willen sollte sie nicht gezwungen sein, viele andere wichtige Aspekte des Lebens aufzugeben. Eine beträchtliche Zahl von Müttern hat Schwierigkeiten in der großstädtisch-industriellen Gesellschaft. In dieser Umwelt sind viele junge Frauen nicht ausreichend auf die Mutterschaft vorbereitet worden. Manche von ihnen empfinden die Mutterschaft weder als schön noch als Herausforderung. Es liegt auf der Hand, daß diese Frauen nicht kritisiert oder im Stich gelassen werden sollten, sondern daß man ihnen helfen sollte, ihr Bild von der Mutterschaft zu revidieren und gleichzeitig die Möglichkeit einer beruflichen Laufbahn offenzuhalten. In unserer modernen westlichen Gesellschaft, die auf eine Gleichstellung der beiden Geschlechter abzielt, sollte auch die Rolle des Vaters neu definiert werden, und viele der Funktionen, die ursprünglich ausschließlich Frauen zugewiesen wurden, sollten gerechter verteilt werden.

Die Konzentration auf eine Karriere und die Konkurrenz mit Männern sind nicht die einzigen Gründe, die der Vorbereitung auf die Mutterschaft im Wege stehen. Natalie Shainess hat uns in ihrer Untersuchung der mit der Mutterschaft verbundenen psychischen Probleme an Freuds Hinweis auf die doppelte Geschlechtsrolle der Frau und deren Folgen erinnert: Erstens soll sie einen Mann anziehen und mit diesem eine sexuelle Beziehung unterhalten; zweitens soll sie Kinder gebären und die Aufgabe der Mutterschaft übernehmen. Manche Mütter bewähren sich nur in der erstgenannten Rolle; viele scheitern dagegen in beiden. Sie treten mit großen Erwartungen in die Ehe ein und sind nicht dazu bereit, ihrerseits etwas zu geben. Wenn dann ein Kind zur Welt kommt, empfinden manche dieser Frauen die Mutterschaft als eine Belastung.

Die Gesellschaft sollte jungen Frauen helfen, in der Mutterschaft wieder einen Lebensinhalt zu sehen. Es wäre empfehlenswert, wenn junge Mädchen in der Oberschule und an den Hochschulen beraten und informiert würden. In dieser Zeit des Umbruchs, da die Rolle der Frauen neu definiert wird, haben viele Frauen nicht genügend über Mutterschaft gelernt, beispielsweise indem ihnen ihre eigenen Mütter ermöglichten, sich mit ihnen zu identifizieren. Kurse, theoretischer Unterricht sowie Beratung im Rahmen der Schulen und Hochschulen erscheinen vielleicht als zu wissenschaftliche, artifizielle und rationale Methoden zur Erweckung von Liebe zur Mutterschaft. Das mag durchaus zutreffen. Die gegenwärtige Situation ist jedoch die, daß ein bestimmter Prozentsatz der Frauen aufgrund der sozialen

Umwälzungen die spontane, natürliche Einstellung zur Mutterschaft verloren hat, die früher von Generation zu Generation weitergegeben wurde. Bis den Frauen diese gesellschaftlich bedingte Situation bewußt geworden ist, müssen wir zu jeder Methode greifen, die ihnen helfen kann.

Auch die Vaterschaft ist seit der Zeit der industriellen Revolution zu einer weniger befriedigenden Rolle geworden. Alexander und Margarete Mitscherlich haben »den unsichtbaren Vater« in unserer Gesellschaft beschrieben. Der Vater ist nicht mehr der Lehrer, der erfahrene Handwerksmeister. Er hat an Autorität verloren, nicht nur als Lehrer des Lebens, sondern auch als eine Person, die Disziplin durchsetzt, Beispiele gibt, die nachgeahmt werden können, kurz als jemand, mit dem sich die Kinder identifizieren. Oft ist er auf die Rolle eines Spielkameraden reduziert. Er sieht die Kinder selten, und wenn er sie sieht, will er ihr Kumpel sein, mit ihnen spielen, als auf derselben Stufe stehend akzeptiert werden. Aber durch dieses Verhalten verliert er bald seinen Elternstatus. Zweifellos muß die Vaterschaft in der Umbruchsituation, in der sich unsere Gesellschaft gegenwärtig befindet, eine Wandlung durchmachen. Nicht alle der von den Mitscherlichs beschriebenen Veränderungen sind notwendigerweise negativ. Die Väter von heute haben jedoch ihre neue Rolle noch nicht definiert, und dieser Zustand der Unentschiedenheit kann zu Konflikten und familiärer Instabilität führen. Ebenso wie die Mütter von heute brauchen auch die Väter Hilfe. Diese Hilfe sollte für die künftigen Väter ähnlich aussehen wie die Maßnahmen, die ich für künftige Mütter vorgeschlagen habe.

Fassen wir zusammen: Bei unserem gegenwärtigen Wissensstand ist es wahrscheinlich, daß eine ungünstige psychische Umwelt in der Kindheit durch all jene soziologischen und psychologischen Maßnahmen vermieden werden kann, die geeignet sind, unglückliche Ehen zu verhindern und gute Mutterschaft und Vaterschaft zu fördern.

Langfristige Prävention

Langfristige Prävention zielt darauf ab, die Auswirkungen einer ungünstigen frühkindlichen Umwelt zu mäßigen und auf die sozialen Bedingungen in einer Weise einzuwirken, so daß die wesentlichen Bedürfnisse des Kindes, des Jugendlichen und des jungen Erwachsenen leichter zu erfüllen sind, und daß außergewöhnliche Belastungen nicht die Fähigkeit des Individuums überschreiten, damit fertigzuwerden.

Langfristige Prävention ist oft schwierig, weil die Familie zögert, den Rat von Fachleuten einzuholen, solange die Notwendigkeit nicht offen zutage tritt, und auch weil die Gesellschaft im allgemeinen (sowie ein bestimmter Sektor des medizinischen und pädagogischen Establishments) unsensibel gegenüber psychischen Problemen ist.

Persönlich glaube ich, daß jeder Schüler, zumindest in der Hauptschule und den weiterführenden Schulen, einer psychiatrischen bzw. psychologischen Untersuchung unterzogen werden sollte, und daß man die Eltern über die Resultate informieren sollte. Wenn erste Anzeichen von Anomalien in der Persönlichkeitsentwicklung festgestellt werden, ist für den Schüler eine Einzeltherapie zu empfehlen, für die Eltern Beratung, Familientherapie oder Psychotherapie; manchmal sind es auch Veränderungen in der Umwelt des Kindes, des Jugendlichen, jungen Erwachsenen oder Erwachsenen, die ratsam erscheinen. In manchen Fällen erweist es sich als günstig, den Familienkreis zu erweitern. In der traditionellen Familie war das Kind vielen Einflüssen ausgesetzt: nicht nur den Eltern und einem oder zwei Geschwistern, sondern mehreren Brüdern und Schwestern, Großeltern, Onkeln, Tanten, Cousins und verschiedenen anderen Personen. Heute bestehen die Familien, insbesondere in großen Städten, aus den Eltern und einem oder zwei Kindern. Es besteht keine Möglichkeit der Kompensation für die Kinder, bzw. keine Möglichkeit, sich mit anderen Personen zu identifizieren, wenn die Eltern, aus welchem Grund auch immer, in ihrer Elternfunktion versagen.

In vielen Fällen wird zu empfehlen sein, daß das Kind oder der Jugendliche dem Einfluß weiterer Erwachsener, nicht bloß der Eltern, ausgesetzt wird. Eine Tante, ein Onkel oder ein Freund der Familie kann das Kind auf eine gute psychologische Integration hinsteuern. Eine speziellere Alternative bestünde darin, die Mutterfunktion mit einer nicht verwandten Person zu teilen. Die Erfahrungen in den Kibbuzim in Israel deuten darauf hin, daß es für das Kind günstig sein kann, die Mutterrolle auf mehrere Erwachsene aufzuteilen. Im Kibbuz hat die *Metapelet* die Aufgabe, für die Kinder zu sorgen und die Mutterrolle zu übernehmen, wenn die Mutter abwesend ist. Sie ist im wesentlichen eine Ersatzmutter für die Kinder der Gemeinschaft. Der bekannte Psychologe Bruno Bettelheim* hat Kinder studiert, die in Kibbuzim aufgewachsen sind, und berichtete, daß er unter ihnen keine Fälle von Schizophrenie feststellen konnte. Bettelheim bemerkt, daß die Bedürfnisse nach Sicherheit und Geborgenheit bei einem im Kibbuz aufgewachsenen Kind nicht nur durch seine Mutter und seinen Vater erfüllt werden, sondern auch durch die *Metapelets* und die Gemeinschaft, in der sie leben. Wir können daraus schließen, daß nichtelterliche Einflüsse für das anfällige Kind sehr hilfreich sein können und wärmstens zu empfehlen sind, falls eine Intervention angezeigt ist. Die Entfernung aus dem Elternhaus ist nicht notwendig, falls diese zusätzlichen Einflüsse bereitgestellt werden können.

In manchen Fällen kann jedoch eine Entfernung aus der Familie notwendig werden. Dies ist dann der Fall, wenn die Gefahr offensichtlich und unvermeidlich ist. Bestimmte sorgfältig ausgewählte Internate können sich in solchen Situationen als hilfreich erweisen.

Man hat auch gesellschaftliche Bedingungen, die nicht unmittelbar mit dem Familienleben zusammenhängen, mit einer erhöhten Häufigkeit von Schizophrenie in Verbindung gebracht. Tatsächlich kann man von jedem Faktor, der zum Streß beiträgt, annehmen, daß er für anfällige Personen schädlich ist. Die Forschung hat sich jedoch auf einige spezifische Merkmale konzentriert. So kommt bei Einwanderern in die Vereinigten Staaten Schizophrenie häufiger vor als bei gebürtigen Amerikanern. Unter Unverheirateten ist der Prozentsatz an Erkrankungen größer als unter Verheirateten. Unter Großstädtern tritt Schizophrenie häufiger auf als unter Bewohnern von Kleinstädten. Es ist sehr schwierig, solche Bedingungen zu verändern. Auf der anderen Seite gibt es soziale Bedingungen, die verhindert werden

* B. Bettelheim, *The Children of the Dream* (New York: Macmillan, 1967).

können, wie Armut, unzureichende Wohnverhältnisse, Kriminalität, Vorurteile und Drogenabhängigkeit. Die Beseitigung dieser Bedingungen dürfte eine wunderbare Sache sein, nicht nur um ihrer selbst willen, sondern auch, weil sich dadurch indirekt die Streßfaktoren vermindern, die das Auftreten von Schizophrenie fördern.

Prävention in Krisenfällen

Die Prävention im Krisenfall besteht darin, dem Patienten in Krisen-Situationen zu helfen, wo die Gefahr besteht, daß ein schizophrener Schub ausgelöst wird. Zunächst einmal muß man fragen, ob es überhaupt einen Sinn hat, auf diese Art zu versuchen, einer schizophrenen Krise vorzubeugen. Unter Umständen ist das kritische und möglicherweise auslösende Ereignis vielleicht nur der Tropfen, der das Faß zum Überlaufen bringt; außerdem könnte man die Meinung vertreten, daß wir schließlich nicht durchs Leben gehen und dabei all solchen Stressfaktoren ausweichen oder sie kompensieren können. Wir haben im zweiten Kapitel gesehen, daß dies nicht zutrifft. Es stimmt nicht – selbst wenn der Boden für die Krankheit durch Erbfaktoren, die frühkindliche Umgebung und lange bestehende psychische Reaktionsmuster bereitet ist –, daß jedes belastende Ereignis ein auslösendes Ereignis ist. Auslösende Wirkung haben nur Geschehnisse, die auf intime oder symbolische Weise mit dem psychischen Gesamtbild des Patienten in Beziehung stehen, die ihn an seinen verwundbaren Stellen treffen und sein Selbstbild zutiefst verletzen, wie der Verkehrsunfall des ehemaligen Soldaten, über den im zweiten Kapitel berichtet wird.

Leider ist es in vielen Fällen unmöglich, im voraus die Bedeutung zu kennen, die ein bestimmtes Ereignis für einen bestimmten Menschen haben kann, und sich über die möglichen Folgen im klaren zu sein. Die Prävention im Krisenfall kann somit äußerst schwierig sein. In vielen anderen Fällen wissen wir, daß eine bestimmte Situation eine echte Herausforderung für den Patienten darstellt. Wir wissen auch, daß schwierige Situationen oder sogar Krisen zwar die Kräfte gesunder Menschen mobilisieren und zu deren Reifung beitragen können, daß sie jedoch auf anfällige Personen oft eine desintegrierende Wirkung haben. Und doch sind wir nicht in der Lage, dem Patienten eine solche Situation zu ersparen. Die Handlungsfreiheit des Patienten einzuschränken, würde eine Beeinträchtigung seiner verfassungsmäßig garantierten Rechte bedeuten. Ihn daran zu hindern, bestimmte Schritte zu unternehmen, würde sich so demoralisierend auf ihn auswirken, daß sein Zusammenbruch erst recht beschleunigt würde. Dazu zählt der Weggang von der Familie, um zu studieren oder zu arbeiten; Verlobung bzw. Heirat; Mutterschaft bzw. Vaterschaft; ein Wechsel der Schule oder des Arbeitsplatzes; abenteuerliche Reisen; Beförderungen; die Auflösung einer Verlobung, einer Ehe oder einer lange bestehenden Beziehung; und so weiter. Die psychiatrischen Erfahrungen bestätigen, daß diese Ereignisse in der Tat ein Ungleichgewicht zwischen den Belastungen der neuen Situation und den psychischen Kräften des Individuums auslösen können. Es stimmt, daß die neue Herausforderung den Betreffenden nicht aus dem Gleichgewicht gebracht hätte, wenn der Boden nicht durch erbliche und vorangegangene psychologische Faktoren bereitet worden wäre. Dennoch können wir die Auswirkungen der neuen Situation als solcher nicht leugnen.

In seltenen Fällen kann die Krise auch durch etwas ausgelöst werden, das allgemein als positive Entwicklung gilt, wie etwa eine Beförderung. Der Patient befürchtet jetzt, daß er nicht imstande sein wird, mit den zusätzlichen Anforderungen, die seine neue Position mit sich bringt, fertigzuwerden. Zu scheitern, nachdem man erfolgreich war, ist noch schwerer zu ertragen. Um Lebenskrisen zu verhindern, müssen wir eine persönliche Intervention anbieten, die es dem Betreffenden erleichtert, die neue Situation zu bewältigen, und wir müssen die Risiken soweit es geht mindern.

Im zweiten Kapitel brachten wir Beispiele für solche ersten Anforderungen, indem wir die Situation von Studenten, bzw. Jugendlichen nachzeichneten, die zum ersten Mal die schützende Umgebung ihres Zuhauses verlassen. Es ist kaum möglich, die Risiken und Gefahren für einen Patienten gering zu halten, ohne seine Rechte einzuschränken. Wir sollten ihm klar sagen, wie wir die Situation einschätzen. Aber wenn er darauf besteht, seine Pläne in die Tat umzusetzen, sollten wir ihn nicht vor den Kopf stoßen, sondern ihm helfen, die Risiken, die in seinem Vorhaben stecken, zu verringern. Vielleicht handelt es sich bei seinen Plänen bloß um eine Auslandsreise oder aber um eine etwas bedenklichere Sache wie die Verlobung mit einem unzuverlässigen Menschen.

Wenn die Angehörigen nicht imstande sind, dem oder der Betreffenden in einer Krise oder einer schwierigen Situation zu helfen, dann ist eine fachkundige Intervention angezeigt. Manchmal genügt eine Kurztherapie, um eine Krise zu beheben, die ansonsten ernste Störungen nach sich ziehen würde.

Schwangerschaft und Geburt können starke Belastungen im Leben einer Frau darstellen. Eine Frau, die soeben ein Kind geboren hat, sieht sich vielleicht mit Aspekten des Lebens konfrontiert, die sie nicht vorhersehen konnte oder die ihr erst jetzt negativ erscheinen. Die Frau, die soeben Mutter wurde, muß gewöhnlich sich selbst und das Bild, das andere von ihr haben, einer neuen Bewertung unterziehen. Frauen, die in der Vergangenheit ihre weiblichen Reize betont haben und die jetzt gezwungen sind, ihre Weiblichkeit neu zu bewerten, mögen dies als schweren Rückschlag empfinden. Ihre persönliche Attraktivität, dank der sie in ihren persönlichen Beziehungen so viel Erfolg hatten, wird ihnen bei ihren neuen Aufgaben nicht zustatten kommen. Eine Frau, die an ihrer Befähigung zur Mutterschaft zweifelt, kann von der Angst überwältigt werden, außerstande zu sein, in zufriedenstellender Weise für das Kind zu sorgen; sie kann sich von ihrer Mutterrolle einfach überfordert fühlen. Häufig hat die junge Mutter selbst eine unzulängliche Erziehung durch ihre eigene Mutter genossen. Sie befürchtet deshalb, daß sie ihrem Kind genau das antun wird, was ihre eigene Mutter ihr einst zufügte.

Schwere eheliche Konflikte können sich nach der Geburt eines Kindes verschlimmern. Wegen dieses Kindes kann die Frau das Gefühl haben, nun an ihren Mann gekettet zu sein, ohne jemals wieder freizukommen; die Schuld an dieser Situation schiebt sie womöglich auf die Geburt des Kindes.

Der letzte Konflikt, den wir ansprechen müssen, betrifft die Beziehung der Mutter zu ihrem Kind. Das Kind wird als Eindringling empfunden, der die Mutter daran hindert zu tun, was ihr gefällt und ein unabhängiges Leben zu führen. Sie kann auf die Liebe eifersüchtig sein, die ihr Mann dem Kind entgegenbringt, eine Liebe, die sie eigentlich für sich haben möchte.

Während die meisten Frauen imstande sind, solche Konflikte auf die eine oder andere Art zu lösen, gelingt es manchen psychisch anfälligen Frauen nicht, damit fertig zu werden. Die verschiedenen Arten von Konflikten, über die wir gesprochen haben, nehmen manchmal unvorhersagbare Ausmaße an und lösen bei der Patientin, die ein Kind geboren hat oder kurz davor steht, starke Ängste aus. Sie hat das Gefühl, in einer Zwickmühle zu sein, aus der es kein Entrinnen für sie gibt. Da diese Konflikte oft völlig oder weitgehend unbewußt bleiben, können sie großen Schaden anrichten, bevor das klinische Bild sichtbar wird. Wann immer sich ein Verdacht auf unlösbare Schwierigkeiten ergibt, oder bei den ersten Anzeichen einer psychischen Erkrankung sollte die Schwangere, bzw. die junge Mutter untersucht und von Fachleuten behandelt werden. Dank solcher präventiver Maßnahmen müßte es möglich sein, viele Fälle von Schizophrenie nach Entbindungen zu vermeiden.

12. Kapitel
Was können wir von der Schizophrenie lernen?

Können wir von der Schizophrenie, einer schweren Geisteskrankheit, tatsächlich etwas lernen? Die Antwort lautet: Ja, eine ganze Menge. Diese Antwort bezieht sich nicht auf das, was wir über die Krankheit als solche lernen können. Diese Art von Wissen ist in erster Linie Sache der Medizin bzw. der Psychiatrie. Was wir von der Schizophrenie lernen können, das hat mit dem menschlichen Leben im allgemeinen zu tun und mit der Kategorie des Menschlichen überhaupt.

Kein anderer abnormer Geisteszustand, keine andere Krankheit gestattet uns, das sagte ich bereits, so tief in die menschliche Natur einzudringen. Unser Wissen über die Schizophrenie öffnet uns die Augen für ein ganzes Panorama an Eigenschaften der *Conditio humana*, d. h. für die Grundprobleme des menschlichen Daseins. Dazu gehören Wahrheit und Täuschung, Absonderlichkeit und Kreativität, Selbstüberschätzung, Selbstüberhöhung und Selbstverleugnung, Einsamkeit und Kontaktfähigkeit, unausrottbarer Argwohn und unerschütterlicher Glaube, Immobilität und Bewegungsfreiheit, Hang zur Projektion und zur Selbstbezichtigung, Fähigkeit zur Liebe und zum Haß und Gleichgültigkeit gegenüber diesen Gefühlen. Das schizophrene Panorama konfrontiert uns einmal mit der Möglichkeit, das Leben mittels wissenschaftlicher Methodologie zu erforschen und zu begreifen, mit psychologischer Sensibilität, und zum anderen stellt es uns eine Sichtweise vor, die Realität und Irrealität fast zu einer surrealistischen Vision zu verschmelzen scheint.

Trotz ihrer faszinierenden Geheimnisse und noch unerforschten Möglichkeiten ist die Welt der Schizophrenie dem einzelnen sicher nicht als Ort zu empfehlen, an dem man der Widersprüchlichkeit des menschlichen Daseins entfliehen kann, und auch nicht als Methode, um zu Wahrheit und Weisheit zu gelangen oder seine eigenen spirituellen Bedürfnisse zu verwirklichen. Diese Feststellung ist eine Binsenweisheit, die hier nicht geäußert werden müßte, wenn sie nicht in jüngster Zeit von manchen in Frage gestellt worden wäre, die den Schizophrenen in romantischer Weise idealisieren, so wie der Schwindsüchtige in manchen Romanen und Opern des 19. Jahrhunderts idealisiert wurde. Ich glaube, daß solche Romantisierungen niemandem nützen, am allerwenigsten dem Patienten, der wieder ein Teil der menschlichen Gemeinschaft werden muß. In diesem Kapitel werde ich mich mit drei Fragen auseinandersetzen, zu deren Klärung unsere Erkenntnisse über die Schizophrenie beigetragen haben.

Die Botschaft des Patienten

Der finnische Psychiater Siirala sieht im Schizophrenen ein Opfer und einen Propheten, auf den niemand hört. Er betrachtet den Therapeuten als jemanden, der die Pflicht hat, der Gesellschaft die Prophezeiungen seiner Patienten zu enthüllen. Diese Prophezeiungen bestehen nach seiner Auffassung aus Einsichten in unsere kollektive Krankheit, in die bösen Taten, die wir als Mitglieder der Gesellschaft seit vielen Generationen begangen haben, und die wir tief vergraben haben, damit sie niemand bemerkt. Siirala vertritt die Auffassung, die Schizophrenie gehe aus einer verbreiteten Krankheit hervor, einer Krankheit, von der auch sogenannte Gesunde befallen sind. Mit anderen Worten: die Schizophrenie ist nach seiner Auffassung zumindest von ihrer Entstehung her eine soziale Krankheit.

Warum hat Siirala den Schizophrenen als Propheten bezeichnet? Ich weiß es nicht sicher, aber es scheint mir, daß wir vielleicht manche Ähnlichkeiten (wenn auch keine Identität) zwischen vielen Schizophrenen und den Propheten des Alten Testaments feststellen können. Die biblischen Propheten waren äußerst empfindlich gegenüber dem Bösen oder sie umgebender Feindseligkeit. Sie reagierten auch äußerst empfindlich auf die Gleichgültigkeit der Gesellschaft gegenüber dem Bösen. Viele paranoide Schizophrene denken und verhalten sich, als hätten sie psychische Antennen, die sie befähigen, die Feindseligkeit der Welt viel eher zu entdecken und viel stärker zu registrieren als der Durchschnittsmensch. Sie wollen das Böse nicht mehr leugnen. Sie wollen andere demaskieren, die das tun.

Sollten wir diese Eigenschaften als positive Werte oder als Anzeichen von Krankheit einschätzen? Die Diskussion darüber, ob der Paranoiker ein Wahnsinniger oder ein Prophet sei, ist wie ein Streit darüber, ob ein Traum irrational sei oder die »wirkliche Wirklichkeit« verkörpere. Der Traum ist real als ein Erlebnis und er kann, wie wir von Freud gelernt haben, tatsächlich eine Botschaft enthalten, für die wir im Wachzustand vielleicht kein offenes Ohr haben, aber er vermittelt die Wahrheit in einer verzerrten Weise. Obwohl Feindseligkeit in der Welt vorhanden ist, sind die Vorstellungen des Paranoiden davon abnorm, bzw. sehr stark verfälscht. Obwohl Feindseligkeit eine Rolle unter den komplexen und fernliegenden Ursachen der Schizophrenie spielt, tragen viele andere Faktoren dazu bei, daß sie als Ursache wirksam wird. Obwohl Feindseligkeit ein wichtiger psychologischer Faktor ist, sind auch viele andere psychologische Faktoren im Spiel.

Was ich damit sagen will, ist, daß es zwar stimmt, daß der Patient abnorm auf die Welt reagiert oder diese fehlinterpretiert. Trotzdem sollten wir nicht nur den negativen Aspekt dieses Standpunkts sehen. Wenn wir versuchen, uns tief in ihn einzufühlen, kann uns bewußt werden, daß Normalität (oder was wir Normalität nennen) geistig-psychische Mechanismen und Einstellungen erfordern kann, die nicht gerade gesund sind. Was manchmal von uns verlangt wird, ist Gefühllosigkeit oder bestenfalls Gleichgültigkeit gegenüber schädlichen und verletzenden Einflüssen. Wir schützen uns, indem wir sie leugnen, verbergen, unsensibel werden oder tausend Mittel und Wege finden, sie zu rationalisieren oder uns an sie anzupassen. Wir werden Teil der schweigenden Mehrheit. Durch seine enorme Verletzbarkeit und Sensibilität kann uns der Patient lehren, gegen unsere Dickfelligkeit anzugehen. Indem wir so viel Energie für unsere Anpassung aufwenden, können wir überleben und unseren Fähigkeiten entsprechend leben, aber wir zahlen einen hohen Preis, der zur Verkümmerung eines Teils unserer Persönlichkeit führen kann. Wir werden möglicherweise zu Gefangenen eines Konformismus, eines Zustandes totaler Anpassung.

Wenn der paranoide Schizophrene die Gesellschaft als einen Darwinschen Dschungel erlebt, dann sollten wir uns daran erinnern, daß nicht der Patient, sondern Darwin selbst als erster diesen Vergleich angestellt hat. Nachdem er sich anhand der Schriften von Malthus theoretisch mit der Gesellschaft befaßt hatte, sah Darwin im Dschungel der Galápagos-Inseln ihr Abbild wieder. In beiden Situationen herrschen Ungleichheit, Rivalität, Kampf und Macht. Wenn ihr nicht mit menschlicher Entschlossenheit entgegengetreten wird, siegt die Macht sowohl in der Gesellschaft als auch im Dschungel. Der latente, bzw. manifeste Schizophrene zählt sicher nicht zu den Tauglichsten, in welchem Dschungel auch immer. Wenn seine Krankheit ausbricht, ist er zwar nicht in buchstäblichem Sinne ein Prophet, aber er erinnert uns an die Mächte, die meistens die Oberhand behalten und deren Grundsatz »Wehe den Besiegten!« lautet. Er hat uns etwas zu sagen, aber seine Stimme ist meistens zu bescheiden und zu schwach, und sie hat einen zu geringen Anpassungswert, um gehört zu werden. Alle, denen der Patient etwas bedeutet, müssen sich bemühen, seine Stimme zu vernehmen. Gleichzeitig müssen sie dem Patienten helfen, den Symptomen der Krankheit zu entrinnen, die seine Botschaft deformieren. Dem Philosophen, dem Dissidenten und dem Revolutionär fehlt die Anpassungsfähigkeit bzw. der Anpassungswille genauso wie dem Schizophrenen, aber sie kompensieren dies durch ihre offenkundige Kreativität. Der Schizophrene dagegen nutzt kreative Tendenzen nicht in dieser Form, von wenigen herausragenden Ausnahmen abgesehen. Wenn wir seine eigenständige Stimme hören und seine Botschaft der Welt übermitteln wollen, müssen wir die Hindernisse überwinden, die seine Krankheit aufgerichtet hat.

Was sagt diese Stimme, welchen Wert versucht uns der Schizophrene nahezubringen, bevor die Botschaft durch seine Geistesstörung entstellt wird? Es ist der grundlegende Wert des menschlichen, menschenwürdigen Daseins. Der Schizophrene möchte der Souverän seines Willens sein. Er möchte ganz und gar er selbst sein, aber es gelingt ihm nicht. Er begegnet überall Souveränen, nicht aber in sich selbst. Er schreibt ihnen feindselige Absichten zu und er ist selbst voll Feindseligkeit.

Ob wir sein Therapeut, sein Freund oder sein Verwandter sind, wir sollten bereit sein, seine Botschaft zu empfangen und weiterzugeben. Diese Botschaft könnte möglicherweise künftigen Generationen oder jungen Menschen helfen, die noch im Prozeß des Heranwachsens begriffen sind. Wir müssen auch versuchen, dem Patienten selbst zu helfen. Wir werden in der Lage sein, ihm zu helfen und ihm unsere eigene Botschaft zu übermitteln, wenn er uns als gleichrangig empfindet, als Menschen, die seine Wertvorstellungen teilen.

Wenn er das Gefühl hat, daß manche der wirklichen oder eingebildeten Kräfte, die ihn verstören, auch uns beunruhigen, wird er anfangen, ohne Mißtrauen zu uns in Beziehung zu treten. Indem wir seine Wahrnehmung der Feindseligkeit von einem allgemeinen Standpunkt aus akzeptieren, werden wir später in der Lage sein, die wahnhaften Entstellungen dieser Feindseligkeit auszuräumen bzw. zu demontieren. Allmählich wird es das Hauptziel des Patienten, nicht gegen das Böse anzukämpfen, sondern nach Liebe und Erfüllung zu suchen.

Einer der Punkte, den ich in diesem Kapitel klarstellen möchte, ist, daß wir, indem wir dem Schizophrenen helfen, uns auch selbst helfen können. Wir werden weniger dickfellig gegenüber verschleierter Feindseligkeit, weniger blind gegenüber dem, was wir nicht sehen wollen, bereiter, für etwas einzutreten bzw. gegen etwas zu kämpfen, was wir mißbilligen, fähiger, die Meinung eines Andersdenkenden zu verstehen, selbst wenn sie in unbeholfener oder überspitzter Weise geäußert wird. Wir lernen, einer Botschaft zuzuhören, die wir im allgemeinen eher ignorieren würden, weil sie Quellen entspringt, die uns als irrational, als zu sanftmütig oder übertrieben bescheiden erscheinen.

Schizophrenie und Gesellschaft

Obwohl die zweite Art und Weise, wie wir aus unseren Erkenntnissen über Schizophrenie Nutzen ziehen können, mit der ersten zusammenhängt, ist die Stoßrichtung eine ganz andere. Als wir im fünften Kapitel über die Ursachen der Schizophrenie und im elften Kapitel darüber sprachen, wie man ihr vorbeugen könnte, kamen wir zu dem Ergebnis, daß wir sehr wenig tun können, um zu verhindern, daß die erblichen Anlagen dazu von Generation zu Generation weitergegeben werden. Eine ganze Menge können wir allerdings gegen jene Einflüsse tun, die direkt oder indirekt zu den komplexen Ursachen dieser Geistesstörung beitragen. Aber die Ausmerzung von Umweltfaktoren bedeutet in der Regel, die Gesellschaft zu verbessern und die Zivilisation voranzubringen. Es bedeutet, gegen jene Ungerechtigkeiten und Diskriminierungen zu kämpfen, die es vielen Menschen schwerer machen, gute Eltern zu sein. Es bedeutet, unglückliche

Ehen und abgekapselte oder auf einen Kern reduzierte Familien zu verhindern. Es bedeutet, gutnachbarliche Beziehungen zu fördern, gesunde menschliche Kontakte zu vermehren, in Schulen gute psychologische Betreuung anzubieten und Beratung und Psychotherapie zur Verfügung zu stellen. Es bedeutet, daß wir gelernt haben, einen weiteren und sehr wichtigen Grund zu erkennen, gegen menschliches Leiden zu kämpfen. Menschliches Leiden führt bei Menschen, die durch biologische oder umweltbedingte Einflüsse dafür anfällig sind, häufig genug zu Geisteskrankheit. Wer die schizophrene Symptomatik im Grunde als einen Protest gegen die Gesellschaft versteht, kann anderen helfen zu begreifen, daß die Gesellschaft jene vorbeugenden Maßnahmen, die ich eben erwähnt habe, bisher nur in unzulänglicher und halbherziger Weise verwirklicht hat.

Darüber hinaus kann das, was wir im letzten Teil des neunten Kapitels über den Patientenkreis gesagt haben, dem wir bei unserem gegenwärtigen Wissensstand noch nicht helfen können und der, solange es keine neuen Durchbrüche gibt, vermutlich schwer krank bleiben wird, ein Ansporn sein, eine menschlichere und tolerantere Haltung auch gegenüber anderen Randgruppen der Menschheit einzunehmen.

Schizophrenie und Kreativität

In diesem letzten Kapitel habe ich festgestellt, daß wir sogenannten normalen Menschen im Gegensatz zum Schizophrenen dazu tendieren, Gefangene einer Lebenshaltung der totalen Anpassung zu bleiben, und im ersten Kapitel habe ich erklärt, daß wir dazu neigen, Gefangene der Realität zu bleiben. Der Schizophrene ist das nicht; er ist ein Flüchtling, nicht nur vor der Anpassung, sondern auch vor der Realität. Der Schizophrene ist jedoch nicht das einzige menschliche Individuum, das aus der Realität und der Angepaßtheit entflieht. Es gibt auch andere Menschen, die mit der Welt, so wie sie sie vorgefunden haben, nicht zufrieden sind. Sie wollen deshalb diese Welt verändern, indem sie sie durch ihre Werke der Kunst, Wissenschaft, Literatur und Philosophie schöner, vorhersagbarer, wohnlicher, sicherer und begreifbarer machen. Sie sind die schöpferischen Menschen. Das merkwürdige ist, daß auch diese schöpferischen Menschen bis zu einem gewissen Grad der üblichen Art und Weise, die Welt zu erleben und zu interpretieren, entfliehen, indem sie sich derselben seelischen Mechanismen des Primärprozesses bedienen, die ich im vierten Kapitel beschrieben habe und die auch der Schizophrene benutzt. An einem bestimmten Punkt weichen der Schizophrene und der schöpferische Mensch drastisch voneinander ab. Der Schizophrene ist in seinen eigenen abweichenden Denkweisen gefangen und verliert sich in Wahn oder Zusammenhanglosigkeit. Dem kreativen Menschen gelingt es, primitive und abweichende geistige Prozesse mit den normalen in Einklang zu bringen, und das Ergebnis ist ein schöpferischer Akt oder ein Werk.

Zum Beispiel bedient sich der Schizophrene des von Von Domarus formulierten Prinzips (das ich im vierten Kapitel dargestellt habe), um seine Wahnideen aufrechtzuerhalten, der schöpferische Mensch dagegen, um den kreativen Prozeß voranzutreiben, aber nur in einem bestimmten Stadium dieses Prozesses. Ebenso wie der Schizophrene setzt der schöpferische Mensch offensichtlich grundverschiedene Dinge miteinander in Beziehung. Newton sah beispielsweise eine Entsprechung zwischen einem zu Boden fallenden Apfel und dem Mond. Niemand anderer hatte diese Entsprechung wahrgenommen. Wenn ein Durchschnittsmensch eine Ähnlichkeit dieser Art bemerkt, wird er sie wahrscheinlich ignorieren. Newton nahm dagegen eine Ähnlichkeit wahr zwischen dem, was einen Apfel zu Boden fallen läßt, und was den Mond in seiner Umlaufbahn hält. Was zunächst nichts weiter als eine Analogie war, führte zur Entdeckung der Schwerkraft.

Und aus der Metamorphose in den schizophrenen Wahnvorstellungen wird in der dichterischen Kreativität eine Metapher, ein Sinnbild. Ein Objekt wird wegen eines gemeinsamen Merkmals oder einer gemeinsamen Aussage oder Bedeutung zeitweilig mit einem anderen identifiziert. Zum Beispiel wird eine Frau mit einer Rose verglichen, weil sowohl die Blume als auch diese spezielle Frau zumindest ein Attribut miteinander gemein haben: ihre Schönheit. Manchmal verfügt der Dichter nahezu über denselben Reichtum an Bildern wie der Träumende, und er neigt zu denselben »Orgien der Identifizierung«, die den Schizophrenen kennzeichnen. Auf der Suche nach Vergleichen benutzt der Dichter Bilder, die nicht vorhersagbar sind. Der französische Schriftsteller Victor Hugo findet beispielsweise unzählige für die Sterne, auf die mancher Mensch sicher nie gekommen wäre: Er vergleicht sie mit Diamanten, Juwelen, goldenen Wolken, goldenen Kieselsteinen, Lampen, erleuchteten Tempeln, Blumen eines ewigen Sommers, silbernen Lilien, Augen der Nacht, verschwimmenden Augen der Dämmerung, glühenden Kohlen, Löchern in einer riesigen Kuppel, Bienen, die durch den Himmel schwärmen, Tropfen von Adams Blut und selbst den farbigen Tupfen auf den Schwanzfedern eines Pfaus.

Es würde den Rahmen dieses Buches sprengen, wenn ich darzulegen versuchte, wie der schöpferische Mensch primitives Denken mit hochentwickelten kognitiven Prozessen harmonisiert und auf diese Weise zu Innovationen auf den verschiedenen Gebieten kreativen Schaffens gelangt.* Es ist jedoch wichtig, in diesem Zusammenhang zwei Punkte hervorzuheben: (1) Das Studium der primitiven mentalen Prozesse des Schizophrenen kann uns helfen, den schöpferischen Prozeß des kreativen Menschen zu verstehen. (2) Der Schizophrene verfügt über urtümliche Quellen des Reichtums in seiner Psyche. Wenn er gesund genug wird, hat er die Möglichkeit, sie zusammen mit den normalen geistigen Mechanismen zu benutzen, und auch er hat dann die Chance, ein Erneuerer, ein Pionier in irgendeinem Bereich zu werden.

Abschließende Bemerkungen

Ich hoffe, wir konnten im Laufe dieses Buches zeigen, daß wir lernen können, ein menschliches Individuum, das möglicherweise sehr schwer zu verstehen ist, besser zu verstehen, und daß wir mit ihm in Beziehung treten können, auch wenn es bereit scheint, alle menschlichen Beziehungen abzubrechen. Ich hoffe, daß wir hinter den Masken, die die Krankheit geschaffen hat, einen Menschen erkannt haben, der ähnliche Gefühle und Hoffnungen hat wie wir selbst und

* Eine detailliertere Darstellung dieses Prozesses findet sich in S. Arieti, *Creativity: The Magic Synthesis* (New York: Basic Books 1976).

eine Fähigkeit zu leiden wie wir, einen Menschen, der tatsächlich leidet, weil er nicht imstande ist, seine volle Menschlichkeit zu zeigen und mit anderen zu teilen, einen Menschen, dem wir helfen können, wieder Glück und Freude zu erleben.

Dort, wo sich die heutige Wissenschaft der Psychiatrie und unsere Herzen berühren, ist der Ort, an dem Hilfe für den Schizophrenen zu finden ist und wo die Hoffnung auf weitere Fortschritte entspringt und genährt wird.

Sach- und Personenregister

Sera Anstadt

Alle meine Freunde sind verrückt

Aus dem Leben eines schizophrenen Jungen. Bericht einer Mutter.
Aus dem Niederländischen von Karin Arends-Kailer. 157 Seiten. Kt.

Das Buch beschreibt in ergreifender Weise den geistigen Untergang eines begabten jungen Menschen; gleichzeitig dokumentiert es die Erfahrungen eines psychisch Kranken mit der Welt der Psychiatrie und der Anti-Psychiatrie und seine Stellung in der modernen Gesellschaft. Dem nicht psychiatrisch vorgebildeten Leser vermittelt es wertvolle Einsichten in Wesen und Symptome der immer noch so geheimnisvollen Krankheit Schizophrenie.
»Raf ist jetzt dreißig Jahre alt, ein zurückgezogener, geistig schwer gestörter junger Mann, der manchmal noch mit einem melancholischen Lächeln an früher zurückdenkt.«
So beginnt dieses Buch über die Erfahrungen einer holländischen Mutter mit ihrem schizophrenen Sohn. Mit treffender Direktheit und Einfachheit wird beschrieben, wie sich die Krankheit bei einem begabten Jungen von 15 Jahren allmählich entwickelt, wie er sich in eine Wahnwelt von Träumen und Hirngespinsten verstrickt, aus der er sich nicht mehr lösen kann. Am Anfang irrt er noch durch Amsterdam, auf die Stimmen der Wahnfiguren hörend, die ihm Aufträge erteilen; daß er diesen Stimmen gehorchen muß, bringt ihn unausweichlich in Konflikt mit seiner Umgebung. Die Situation zu Hause wird unhaltbar. Verzweifelt sucht die Mutter Hilfe und verheddert sich im Gestrüpp der Bürokratie.

PIPER

Lili Feldmann

Leben mit der Alzheimer-Krankheit

Eine Therapeutin und Betroffene berichten
Vorwort von Professor Dr. med. Hans Lauter. 174 Seiten. Kt.

An der Alzheimer-Krankheit leiden in der Bundesrepublik 600 000 Menschen; jährlich kommen 50 000 Neuerkrankungen hinzu. Immer mehr und immer jüngere Menschen werden von dieser Krankheit befallen, die das Schicksal eines jeden von uns sein könnte. Noch gibt es keine gültige Theorie ihrer Entstehung, noch hilft kein Mittel. Das Los des Kranken liegt ganz in der Hand derer, die sich seiner annehmen und ihn betreuen.
Aber die Ohnmacht angesichts einer Situation, zu der es außer dem unmittelbar menschlichen Kontakt keinen Zugang gibt, verunsichert, läßt viele in der Pflege scheitern. In erschütternder Weise wird deutlich, wie diese Krankheit die Erfahrungswelt des Betroffenen verändert und wie dies für die Angehörigen über alle konkreten Belastungen hinaus auch eine Infragestellung der eigenen Existenz bedeutet. Es wird eine Entwicklung nachgezeichnet, die in der Regel mit einem verzweifelten Kampf gegen die Krankheit beginnt und manchmal zu einem Akzeptieren der Krankheit und zu einem Leben mit ihr führt.
In den meisten dieser Krankheits- und Lebensgeschichten ist ein neuer Sinn für Solidarität geweckt worden; wie er gelebt wird, mit Humor, Phantasie und der Fähigkeit, das Unannehmbare anzunehmen, dies macht dieses einfühlsame Buch deutlich. Es geht der Autorin darum, die Altersverwirrtheit aus der Abwehr und Ausgrenzung herauszulösen und sie als eine Möglichkeit menschlichen Lebens, als einen Teil unserer Hinfälligkeit zu verstehen. Für die Angehörigen soll dieses Buch mit seinen konkreten Beispielen Ermutigung beim Suchen nach Wegen und beim Akzeptieren der eigenen Unsicherheiten und Grenzen sein.

PIPER